シリーズ生命倫理学
The Japanese Bioethics Series

安楽死・尊厳死

シリーズ生命倫理学編集委員会　編

［編集代表］粟屋　剛
［編集幹事］倉持　武・霜田　求・藤野昭宏・森下直貴

責任編集：甲斐克則・谷田憲俊

執筆者：谷田憲俊　有賀　徹
　　　　飯田亘之　神馬幸一
　　　　土井健司　新谷一朗
　　　　田代俊孝　本田まり
　　　　井形昭弘　金　亮完
　　　　武藤眞朗　劉　建利
　　　　甲斐克則

5

丸善出版

編集委員一覧

編集代表

粟屋　剛　　岡山大学大学院医歯薬学総合研究科 教授

編集幹事

倉持　武　　元松本歯科大学 教授
霜田　求　　京都女子大学現代社会学部 教授
藤野　昭宏　産業医科大学医学部 教授
森下　直貴　浜松医科大学医学部 教授

編集顧問

木村　利人　早稲田大学 名誉教授
島薗　進　　東京大学大学院人文社会系研究科 教授
髙久　史麿　日本医学会 会長

第5巻編集委員

甲斐　克則　早稲田大学大学院法務研究科 教授
谷田　憲俊　社会医療法人北斗 北斗病院・在宅緩和療養センター長

（2012年10月現在　五十音順）

刊行によせて

　この度,『シリーズ生命倫理学』が刊行されました.本シリーズは日本の生命倫理学の現在の到達点を示すべく,シリーズ生命倫理学編集委員会（編集幹事会）によって企画されたものです.具体的には,生命倫理の重要テーマごとに最先端の研究成果の集大成を行うものであり,この分野では日本で初めての企画です.

　生命倫理学は 1960 年代にアメリカで誕生しましたが,それ以来,実践的学問として医学・医療の分野をはじめ,その他の専門分野や,さらには一般社会に至るまで,各方面に多大な影響を与えてきました.本シリーズはそうした歴史的経緯を踏まえ,「医療等の現場ひいては一般社会に影響を与えるだけでなく,それらの場面で実際に役に立つ」ということを基本コンセプトにしています.

　本シリーズの企画の背景には,アメリカの Encyclopedia of Bioethics, 3rd Edition の全訳である『生命倫理百科事典』（全5巻,3374頁,2007年,丸善）があります.この翻訳は,日本の生命倫理学にとって大きな意義をもっただけでなく,医学・医療の分野はもとより,その他の専門分野や一般社会の要請に応えることができたため,高い評価を受けることができました.本シリーズはこの『生命倫理百科事典』の延長線上の企画として位置づけられます.

　本シリーズは,幅広く生命倫理学及び関連分野の研究者や実務家を結集した一大プロジェクトによるものです.プロジェクトは 40 名の編集委員と総勢約 270 名の執筆者からなり,各巻の編集委員には当該分野で顕著な業績を有し,かつ高い見識を備えた研究者が就任しています.執筆者は,新進気鋭の若手からベテランまで網羅されています.本シリーズはこのような編集委員や執筆者の努力により,東日本大震災などの影響によって当初の予定を遅れたものの,比較的短期間のうちに刊行に漕ぎ着けることができました.もちろん,編集の過程では種々の難題が生じましたが,よりよいものをつくる上ではそれらも必要な踏み台となりました.

　本シリーズの読者対象は,①医療関係者（医師,看護師,コメディカルなど）,②介護・福祉関係者,③生命倫理に関心のある人文・社会科学系研究者,法律実

務家，学生などです．これらの方々に幅広く読んでいただき，活用していただくことが期待されます．本シリーズは，専門外の人にもわかるように，極力平易に執筆されています．基本事項や概念をわかりやすく説明した上で高度な事項が述べられています．もちろん，本シリーズは現場で役立つことを目指していますので，具体的な事例なども可能な限り盛り込まれています．

　これまで述べてきたことから明らかなように，本シリーズは日本の生命倫理学において記念碑的意味をもつものと位置づけられます．それと同時に，日本の生命倫理学の発展の一里塚でもあり，さらなる発展のたたき台でもあります．今後，日本の生命倫理学がよりよい日本ひいては世界の構築に寄与することが期待されます．

　最後に，図書館等に配備されるであろう本シリーズの運命を想像してみることにします．それは50年後，図書館の片隅に眠っている本シリーズを手にとった若い研究者が，「あの時代の人たちはこんなことを議論していたのか」と感慨にふけっている姿です．そのとき，本シリーズは手あかまみれになっているのでしょうか？

2012年　1月

編者代表　　粟　屋　　剛
編　集　幹　事　会

緒　　言

　安楽死は，古くから世界的に実践されていたが，キリスト教の広まりとともに禁じられるようになった．日本でも，安楽死は，第二次世界大戦時まであまり問題にされなかった．他方，原初形態の尊厳死は，人々を苦しめる医学の産物で，すでに16世紀には文献に現れている．例えば，"英雄的治療法"と呼ばれた脱血療法は患者を苦しめ，その言葉は人々が医学医療の攻撃性と有害性に気づいていたことを物語る．今日，医学の「攻撃性」は，死さえも医療の対象とした観がある．望まない医療措置の蔓延によって，人々の安楽死と尊厳死（人工延命治療の差控え・中止）に対する関心はかつてないほど高まっている．

　本巻は，上述の内容も含めた安楽死・尊厳死をめぐる生命倫理の課題を総説的に示すことに始まる（1章：谷田憲俊）．次いで，2章（飯田亘之）では，「個人の自由の尊重と，安楽死合法化がもたらす社会への望ましくない影響の排除，この2つの価値のせめぎあいが安楽死論の要」と哲学的観点から論じている．さらに，3章（土井健司）は，「キリスト教が生命を神の創造物，愛の贈り物」と考える視点から，自己能力よりも関係性に重点を置いた安楽死に対する考察を加えている．4章（田代俊孝）の最後で，「仏教は縁起の法に目覚め，有無のとらわれを離れ，空に目覚めていく教え」であり，仏教の歩みはホスピス活動とも言えるとし，安楽死・尊厳死の枠にとらわれない視点から描いている．

　総説的考察に続いて，日本をはじめ欧米と近隣国の安楽死と尊厳死が描かれる．5章（井形昭弘）は，「終末期における延命措置中止等に関する法律案」に至るまでの日本の尊厳死容認運動を紹介している．6章（武藤眞朗）は，積極的安楽死事例を紹介しつつ，同意殺人罪が存在する以上「被害者の承諾」の法理（通常は違法性が阻却され犯罪は不成立）を適用して違法阻却を導くことはできないとするが，氏の「安楽死は処罰されるべきかの議論」は，安楽死事例判決を読み解く上で大切である．7章（甲斐克則）は，人工的延命措置の差控え・中止に関し，「法の役割は限定される．むしろ，医療現場では適正な生命倫理ないし医療倫理を踏まえた対応こそ，患者および患者を支える家族等の支えとなる」と医療界に

大切な視点を提供している．ここで述べられる「人工延命治療の差控えと中止の過剰なまでの区別による弊害」は正鵠を射ているが，区別を主張し続ける人々がいるのも日本生命倫理界の現実である．8 章（有賀徹）では，そういったもどかしい問題状況を医療現場から描いている．日本救急医学会の「救急医療における終末期医療に関する提言（ガイドライン）」について詳述されており，机上の空論からの脱却に有用である．

引き続き，安楽死・尊厳死に関する各国の事情についての紹介が興味深くなされている．9 章（神馬幸一）は，積極的安楽死の一型である医師による自殺幇助（医師介助自殺）について，容認されている国・地域の動向を描いており，安楽死容認まで長い道のりがあったことがわかる．その過程に尊厳死運動もあり，自己決定の理念で語られる「治療拒否権」と「プライバシー権」という主だった視点を含めて世界を先導することになったアメリカの議論が 10 章（新谷一朗）によって描かれている．欧州は尊厳死に関しては解決済みの観があり，ベネルクス 3 国に続き安楽死容認の動きはフランスに及びつつある（11 章：甲斐克則・本田まり）．ただ，ドイツは，ナチスの歴史があって複雑である．一時期は生命至上主義的対応もとられていたが，最近は他の欧米諸国と同じような状況になっている．また，イギリスの議論は，前の 6 章の議論と重ね合わせることができよう．さらに，12 章（甲斐克則）は，安楽死について最も議論と実践が進んでいるオランダの安楽死制度について，立法までの過程，立法内容，法制下での制度運用の実態について述べている．隣の韓国は，「患者の生命に直結する診療行為の中止の許否は，きわめて制限的かつ慎重に判断しなければならない」と尊厳死と安楽死を併せる見方をしていて（13 章：金亮完），日本と同じような議論の水準にある．中国は，安楽死容認法案が全国人民代表大会に提案されるようになって久しいが，中国社会も安楽死容認の傾向にあるという（14 章：劉建利）．尊厳死は，延命措置が一般的でないので問題になることはあまりないが，医療への幻想が広がりつつあるので予断を許さないであろう．

尊厳死については，1976 年のクインラン判決や 1990 年のクルーザン判決などが目立つため米国で議論が続いたような印象を持つ人がいる．しかし，それは患者の意思決定代行の課題であり，尊厳死の容認は患者の自己決定権と連動して早くから認められていた．例えば，1978 年には「安易に無能力者と決めつけることは認めない」というキャンデュラ判決もあり，患者の自己決定は大きく尊重される．すなわち，尊厳死は治療方針の選択に過ぎない．一方，日本は，致死的出

血に対する輸血拒否を容認しておきながら，終末期の医療措置選択の自由（拒否）を認めない．これは，日本独自の死生観に加えて，米国由来の極端な生命至上主義にとらわれるという複次的な事情によると思われる．しかし，2007年の日本救急医学会の提言以来，患者・家族の希望と医学上の判定から延命措置が中止されても問題視されない例が現れてきており，尊厳死について理解が深まりつつある．

　安楽死に関しては，オランダでポストマ医師安楽死事件が起きたのは1971年，安楽死が黙認となったのが1990年，そして世俗主義政権の登場によって2001年に安楽死法が成立した．ベルギーでも2002年，ルクセンブルクでは，やや遅れて2009年に安楽死法が成立した．米国では長い議論の末に，オレゴン州で医師による自殺幇助が住民投票で認められたのは1994年である．宗教の枠組みがある欧米では，安楽死容認の是非は，ある意味で，とても議論しやすい対象である．そのため，総選挙を経ることによって安楽死容認への道が開かれた．そういった宗教と世俗の峻烈なせめぎ合いがなく，総選挙の争点になりにくい政治的仕組みを持つ日本では，安楽死に関しては尽きない議論が続くと予想される．

　いずれにしても，直接的に命に関わる安楽死や尊厳死を語る際には，医学医療への正しい理解こそ必須である．多角的視点から叙述された本巻は，今後の日本における安楽死・尊厳死の議論に大きく寄与すると考えられる．

第5巻編集委員　甲斐　克則
谷田　憲俊

執筆者一覧

谷田 憲俊	社会医療法人北斗 北斗病院・在宅緩和療養センター長
飯田 亘之	千葉大学 名誉教授
土井 健司	関西学院大学神学部 教授
田代 俊孝	同朋大学大学院文学研究科 教授
井形 昭弘	名古屋学芸大学 学長
武藤 眞朗	東洋大学法学部 教授
甲斐 克則	早稲田大学大学院法務研究科 教授
有賀 徹	昭和大学医学部 教授
神馬 幸一	静岡大学人文社会科学部 准教授
新谷 一朗	海上保安大学校 講師
本田 まり	芝浦工業大学工学部 准教授
金 亮完	山梨学院大学法学部 准教授
劉 建利	中国 東南大学法学院 准教授

(2012年10月現在　執筆順)

目　次

第 1 章　安楽死・尊厳死をめぐる生命倫理の問題状況……… 1
　1　概念の整理 …………………………………………………… 1
　2　安楽死に関する生命倫理的課題 …………………………… 5
　3　尊厳死に関する生命倫理的課題 …………………………… 12

第 2 章　哲学的観点から見た安楽死 ………………………… 21
　1　安楽死問題と二極分化的思考 ……………………………… 21
　2　killing と letting die ………………………………………… 24
　3　安楽死 ………………………………………………………… 26
　4　合法化の禁止と患者の放置 ………………………………… 37
　5　安楽死の代替 ………………………………………………… 37

第 3 章　安楽死・尊厳死とキリスト教──その歴史と基本思想 …… 43
　1　16・17 世紀におけるキリスト教と安楽死 ……………… 44
　2　特別手段と通常手段 ………………………………………… 47
　3　20 世紀のカトリック教会と安楽死 ……………………… 50
　4　積極的安楽死の是非 ………………………………………… 56

第 4 章　仏教から見た安楽死・尊厳死 ……………………… 65
　1　仏教の死生観 ………………………………………………… 66
　2　ビハーラ運動 ………………………………………………… 75

第 5 章　わが国における尊厳死運動──日本尊厳死協会の立場から …… 85
　1　わが国の尊厳死運動 ………………………………………… 86
　2　脳死および臓器移植と尊厳死運動 ………………………… 90
　3　安楽死と尊厳死 ……………………………………………… 91

	4 リビング・ウイルの改訂 ………………………………… 93

　　4　リビング・ウイルの改訂 ………………………………………… 93
　　5　尊厳死法制化運動 ………………………………………………… 94
　　6　諸外国のリビング・ウイル ……………………………………… 99
　　7　福祉施設での尊厳死 ……………………………………………… 99
　　8　尊厳死に対する反対論 …………………………………………… 100
　　9　在宅医療と尊厳死 ………………………………………………… 101
　　10　終末期医療のガイドライン ……………………………………… 102
　　11　終末期の看取り …………………………………………………… 102
　　12　終末期治療の裁判による判定 …………………………………… 104

第 6 章　日本における積極的安楽死 ………………………………… 106
　　1　安楽死の分類と刑法上の問題点 ………………………………… 106
　　2　非医療場面における安楽死 ……………………………………… 107
　　3　医療の場面における安楽死 ……………………………………… 111
　　4　積極的安楽死をめぐる学説の状況 ……………………………… 114

第 7 章　日本における人工延命措置の差控え・中止（尊厳死）……… 127
　　1　近年の日本における議論の動向概観 …………………………… 128
　　2　司法の動向 ………………………………………………………… 129
　　3　人工延命措置の差控え・中止（尊厳死）をめぐる法理と倫理 … 137
　　4　尊厳死問題の法的・倫理的ルール化 …………………………… 141

第 8 章　医療現場からみた人工延命措置の差控え・中止 ………… 149
　　1　わが国における延命措置の中止などへの取り組み …………… 150
　　2　「救急医療における終末期医療に関する提言（ガイドライン）」の概略 … 151
　　3　本ガイドラインに関するアンケート調査 ……………………… 155
　　4　医療現場からの考察 ……………………………………………… 160

第 9 章　医師による自殺幇助（医師介助自殺）……………………… 163
　　1　アメリカにおける動向 …………………………………………… 164
　　2　スイスにおける動向 ……………………………………………… 168

3　ドイツにおける動向 …………………………………………… 173
第10章　アメリカにおける尊厳死 …………………………… 180
　1　尊厳死をめぐる議論の前史 …………………………………… 181
　2　延命拒否権 ……………………………………………………… 183
　3　代行判断 ………………………………………………………… 184
　4　事前指示 ………………………………………………………… 187
　5　尊厳死の客観的側面をめぐる諸問題 ………………………… 190
第11章　欧州（イギリス・ドイツ・フランス）における安楽死・尊厳死 … 197
　1　イギリス ………………………………………………………… 197
　2　ドイツ …………………………………………………………… 202
　3　フランス ………………………………………………………… 207
第12章　オランダにおける安楽死・尊厳死 ………………… 218
　1　オランダにおける安楽死法制定までの判例の歴史 ………… 218
　2　オランダにおける安楽死法制定 ……………………………… 223
　3　オランダにおける安楽死等審査法施行後の動向 …………… 227
　4　ベルギーとルクセンブルクへの影響 ………………………… 232
　5　オランダにおける尊厳死 ……………………………………… 233
第13章　延命治療の中止に関する韓国大法院判決について … 238
　1　大法院判決までの経過 ………………………………………… 239
　2　大法院判決 ……………………………………………………… 243
　3　若干の検討 ……………………………………………………… 246
第14章　中国における安楽死の動向 ………………………… 251
　1　中国における安楽死の意義，形態および発展経緯 ………… 252
　2　安楽死に関する刑罰規定 ……………………………………… 253
　3　安楽死に関する判例 …………………………………………… 253
　4　学説の争い ……………………………………………………… 256
　5　安楽死立法化の提案 …………………………………………… 259

6　地方立法機関の意見表明 …………………………………………260
7　中国の現状と今後の動向 …………………………………………260

事項索引 ……………………………………………………………………267
人名索引 ……………………………………………………………………269

第1章

安楽死・尊厳死をめぐる生命倫理の問題状況

谷田憲俊

はじめに

 2008年11月4日,アメリカ大統領選の折りに尊厳死法の可否を問うワシントン州民投票が行われた.結果は58%対42%で,「医師による自殺幇助」を合法化するワシントン州尊厳死法(Washington Death with Dignity Act)が成立した.オレゴン州同様に安楽死(医師による自殺幇助)法なのに尊厳死法を謳うことは,安楽死という言葉への抵抗感を表す.オランダは2001年に安楽死を合法化したが,「特例を認めたのであって安楽死合法化ではない」と断りを入れている.日本でも東海大学病院事件は「安楽死でない」と言われたり,川崎協同病院事件も安楽死として扱われなかったりしている.このようなとらえ方は安楽死・尊厳死議論の妨げとなる.生命倫理とは「ある課題に対する理解を深め,個人がそれぞれの価値観を高めつつ,特定の課題に対して社会に容認され適応される基準を設定する術」と言える.本章では,安楽死と尊厳死について歴史から現状まで眺め,それらの生命倫理的課題を浮かび上がらせる.文献は必要最小限とするので,詳細は本巻他章を参照されたい.

1 概念の整理

1.1 安楽な死

 "安楽死"から連想する内容は異なっても"安楽な死"は人々の願いと言える."安楽な死"はラテン語にいう"euthanatos"で,"eu"は"良い"を意味し,"eu-thanatos"で"良い死"となる.ギリシャ・ローマ文明では「死は退出」を意味し「泰然として死を迎えることが良い」とされ,それを"euthanatos"と

した[1]．死は医療と無関係で，医師は臨終に立ち会わず自死用薬物を処方するだけであった．例えば，プラトンが記録したソクラテスの最期の言葉は「よく効く毒を与えてくれたアスクレピオスに感謝を述べることを許してほしい」である．アスクレピオスは医学医療の主神で，当時は自死用薬物を処方することも医師の役割であった．ローマ皇帝から自死用薬物を求められた主治医もいた．その時代，「エリートと自認する人々は，人間としての機能が十分に果たせなくなった後も生き続けることを恥と考えていた．みずから食を絶って自死を選ぶことを奇異と思わず，また周囲も納得していた」という（『ローマ人の物語』塩野七生著，新潮社）．ヒポクラテス医療に「頼まれても死に導く薬を与えず，その効果をほのめかさない」とあるのは，後世にクリスチャンが「ヒポクラテスの誓い」を改竄した結果である．死は退出を意味するのは日本も同じで，記紀には神々が退出する様が描かれ，ローマ知識人の最期は空海の即身成仏を彷彿とさせる．東西ともに文明発祥の地は古代オリエントなので，"安楽な死"への思いが同じなのも当然である．

いずれにしても，"安楽な死"とは自然死であった．近代医学の父，ウィリアム・オスラーは「肺炎は老いの友達」とした．終末期肺炎は症状がなく安らかな死を迎える最良の手段であり，20世紀初頭は過剰な医療が戒められていた．今日，終末期が望ましい姿でないために，終末期医療や尊厳死，安楽死が話題になる．その問題は，医学の発展とそれに続いて"死の医療化"が加わったこと，および人々の医学への期待が過剰で幻想にまで増幅されたことによる．

このように，"安楽な死"は今日の尊厳死に相当する．一方，「"安楽死"は人為的な生命短縮行為」なので"殺人"である．ただし，「安楽死は殺人である」とはいえ，必ずしも"悪"を意味しない．極端な例は戦争であるが，"殺人も善"であることも多い．「どの殺人が悪か」を決めるのは社会の規範・法律である．「安楽死ではない．殺人である」という見方は論理的に成立しない．

ここまでの記述で既に安楽死と尊厳死に複数の意味合いが生じている．その理由は，"安楽死"と"尊厳死"という言葉から想起する内容が人により，また文脈によって異なるからである．そこで，まず安楽死と尊厳死の定義を紹介する．

1.2 安楽死の定義と分類

安楽死を定義すれば，「人為的な生命短縮行為」となる．複数の意味合いが内包されていることから分類法にも複数ある．そのうち，患者と施行者双方の立場

表1-1 安楽死の分類

生命倫理的分類（患者と施行者双方の立場を考慮している）
　　患者の意思（自発的，非自発的，反意的）×施行手段（積極的，消極的）
　　1) 自発的積極的安楽死・自発的消極的安楽死
　　2) 非自発的積極的安楽死・非自発的消極的安楽死
　　3) 反意的積極的安楽死・反意的消極的安楽死

臨床的安楽死分類（臨床課題を考慮している）
　　1) 積極的安楽死
　　2) 医師による自殺幇助
　　3) 間接的安楽死
　　4) 消極的安楽死

を考慮した生命倫理的分類と許容性を加味した臨床的分類が適切である（表1-1）．以降，安楽死はこれらの定義に基づくが，単に"安楽死"と表すときは主として積極的安楽死を指す．

1.2.1　生命倫理的安楽死分類

患者の意思を第一義的に考慮し，自発的（患者が望む），非自発的（患者は意思表示できない），および反意的（患者の意思に反する，または表明できるが表明していない）に分ける．医師側の施行手段は積極的と消極的に分けられるので，計6種の組合せがある．

積極的安楽死が一般に言う安楽死で，患者の依頼がある場合で致死的薬物や行為で死なせることを自発的積極的安楽死と表す．消極的安楽死とは「延命医療の不開始または中止」である．病気の進行により自然の経過で自発呼吸が停止した患者から人工呼吸器を外すことは，既に死亡した患者なので生命の短縮行為にならず安楽死に相当しない．反意的安楽死は「意に反して死なせる」もので，現実には死刑がある．「死を希望していない」は人間社会の存立基盤なので，意思を表明していない場合は反意的とみなす．

具体的には，「塩化カリウムで心臓を停止させる」あるいは「筋弛緩薬で呼吸を停止させる」という積極的手段を用いて，意思を表明できない（していなかった）昏睡患者の死期を早めた東海大学病院事件と川崎協同病院事件は"非自発的積極的安楽死"に該当する．水分栄養補給をしないことが昏睡患者の生命の短縮につながる場合，患者が意思を表明していたなら自発的消極的安楽死，患者の意思が不明であったなら非自発的消極的安楽死に相当する．

なお，慈悲殺とは「死を免れない人を哀れに思って死期を早めて安楽な死を迎えさせること」である．施行者の意志によって実行されるので，対象者からの依頼のない状況では反意的安楽死に相当する．死にいく人の依頼があれば自発的積極的安楽死に，既に意識が消失していれば非自発的積極的安楽死に相当する．

1.2.2 臨床的安楽死分類

生命倫理的分類は適切とはいえ複雑なので，臨床では生命倫理的分類に許容性を加味して分ける[2]．すなわち，①積極的安楽死，②「医師による自殺幇助」（医師が自死用の薬物や方策を提供し，患者自身が命を絶つ），③間接的安楽死，④消極的安楽死，という4種類である．間接的安楽死とは「緩和ケア用薬物が意図せず結果的に生命を短縮する行為」とされ終末期にみられる．これらのうち，多くの国では消極的安楽死と間接的安楽死は臨床上適切な行為として問題にされない．また，消極的安楽死と間接的安楽死は尊厳死と同義語なので，安楽死の範疇に入れないという考えも強い．

議論になるのは積極的安楽死と「医師による自殺幇助」で，「安楽死法制化」の目的はそれらの合法化である．両者は最終施行者が異なるだけで，それらの目的と施行者・補助者の意図は同じである．すなわち，生命倫理的には区別できないので，安楽死分類上は積極的安楽死の範疇に入れられる．ただし，臨床の様相が異なるので，臨床的には分けた方がわかりやすい．次に尊厳死の定義を紹介して，それぞれの生命倫理的課題について展望する．

1.3 尊厳死の定義

1994年，日本学術会議の「死と医療特別委員会」は，尊厳死を「助かる見込みがない患者に延命治療を実施することを止め，人間としての尊厳を保ちつつ死を迎えさせる」こととした．そして，「過剰な延命医療の不開始・中止」であって，「自殺でもなければ，医師の手による殺人でもない」ので，「延命医療の中止は一定の要件のもとに許容しうる」とした．

「延命医療の不開始・中止」という手段から，消極的安楽死に相当することがわかる（議論になる点は後述）．"延命医療"には意味あるかの如き印象があるので，"延命措置"と表す方が適当である．また，「医師による自殺幇助」容認法を尊厳死法と表すことからわかるように，尊厳死という言葉は誤解を招きやすい．そのため，本来の意味合いを正確に示す"自然死"という言葉が望ましいが，本

章では表題に合わせ尊厳死を用いていく．

2 安楽死に関する生命倫理的課題

2.1 歴史から現在まで

2.1.1 安楽死の歴史

古代ギリシャ，ローマ時代，安楽死を含めた"安楽な死"は善であった．歴史を通じ世俗界は安楽死に寛容で，功利主義者も T. モアや F. ベーコン，S.D. ウイリアムスといった近世の著名思想家は安楽死に賛成であった[2]．1936年に英国貴族院が安楽死反対を決議したのは，反ナチズムという政治的意図からである．

一方，多くの宗教は死を自然現象ととらえ，それを引き延ばすことも短縮することも善としない．安楽死を善としていたローマ帝国が安楽死否定に転換したのは，4世紀以降にキリスト教が広まったためである．それが一般的となったのはかなり遅く，「致死薬を与えない」ヒポクラテス医療が欧州で主流になったのは12～15世紀とされる[2]．オランダの例からわかるように，安楽死容認は世俗主義に基づく．

2.1.2 日本の安楽死の流れ

日本も歴史的に慈悲殺，自死幇助をはじめ安楽死に寛容であった．その典型は切腹における介錯で，1970年の三島由紀夫切腹事件は記憶に残る．医療現場で話題になり出したのは1991年の東海大学病院事件が契機であろう．以来，京北病院事件（1996年）や川崎協同病院事件（1998年）と続く．いずれも非自発的積極的安楽死で，東海大学病院事件は心停止薬，後二者は筋弛緩（呼吸停止）薬で死亡させた．

安楽死はそれまでも存在したと推測されるが，表出しなければ知られない．医療現場で安楽死が発覚したのは，日本も海外も看護師の告発による．これらの安楽死事例が厳しい視線に晒されるのは，キリスト教文化がここ数十年間に浸透したことによる．日本における安楽死に対する見方の変遷は，「善であったことが新規文化の導入や時代の変遷で悪になる」という生命倫理観変遷の典型である．

しかし，一般社会の風潮が全体として変わるには長い年月を要する．各種調査結果は人々が安楽死に寛容であることを示し，その文化の反映と考えられるのが名古屋高裁判決（1962年）と横浜地裁判決（1994年）で「条件さえ整えば安楽

死は可」というのが裁判官の見解である．医師会生命倫理懇談会も安楽死を定義しないままであるが，1992年に「特別の事情がある場合に個別的に例外として安楽死を認めるという現状を維持する」と容認を提言した．日本安楽死協会が設立されたのは1976年で，1983年に尊厳死協会へと改名している．

2.1.3 オランダの安楽死容認までの動き

オランダで安楽死論議が広がったのは，1971年のポストマ医師事件を契機とする．脳出血で不自由になった彼女の母は，ポストマ医師に重ねて安楽死を要請した．自死を試みるまでの母を見て，彼女はモルヒネとクラーレで死亡させた．それまでと異なったのは，彼女が母の入所施設に届け出たことである．こうして，彼女はオランダ刑法293条（直接的自殺幇助罰則）により訴追された（同294条は「医師による自殺幇助」などが該当する間接的自殺幇助の禁止）．ポストマ医師は，1973年に執行猶予付き1週間の懲役刑となった．

ポストマ医師への判決があった年，オランダに自発的安楽死協会が設立された．一方，ポストマ医師判決に不満の医師は「あなたの祖母を殺す権利」と称するパンフレットを配布した．キリスト教界は「生命の不可侵」を改めて宣言したが，「条件が整った場合は，安楽死も人道的な死に方である」と表明するプロテスタント教派も現れた．

オランダ医師会は1974年の「間接的安楽死容認」判決を受けて，「殺人（安楽死）は罪である．しかし，間接的安楽死と無益な治療の否定は容認される」と宣言した．そして，1984年の安楽死5要件，すなわち①自発的な，②熟慮された，③持続性を持つ要請で，④受容できない苦痛を伴い，⑤同僚医も同意すれば安楽死も容認される，の提言に至る．1984年の最高裁判決は，「一般に安楽死は罰しうる．しかし，尊厳ある中で死にたいという患者の要請を尊重してそれに応える医師の義務が刑法の形式と一致しないことがある．それに対して医師が正当防衛を主張できるかは職業倫理に背かない医学的決定をしたかどうかによる」とし，その根拠に刑法40条「防衛に必要な行為は免責される」を挙げて法的に安楽死容認への道を開いた．1985年には「法務省の要件に沿った安楽死は訴追されない」となり，1990年の埋葬法解釈による安楽死黙認となった．

そして，1994年の連立政権誕生から2001年の「要請による安楽死と自殺幇助事例検討法」，いわゆるオランダ安楽死法の成立となった．要件を満たした医師の行為は免責されることを刑法に組み入れて，実質的に医師による安楽死容認

を明文化する内容である．

2.1.4 他の欧米の状況

2002年にはベルギーが，2009年にはルクセンブルクがオランダに続いて積極的安楽死を合法化した．フランスでは，同様の安楽死法策定を公約した社会党が2012年大統領選を勝利した．一方，2010年スコットランド議会委員会は，医師による自殺幇助を認める議員提案の「死ぬ権利」法案を否決した．

アメリカでも安楽死容認の動きは以前からあったが，尊厳死容認を確認した法制化が1975年カリフォルニア州自然死法（Natural Death Act）の成立である．同法は内実を表す医療決定法（Health Care Decisions Law）に移行している（2000年発効）．「医師による自殺幇助」は，1994年のオレゴン州民投票で"尊厳死法"という名で採択された．その後，反対派の裁判闘争があって二転三転したが1997年に確定し，1998年に最初の「医師による自殺幇助」が行われた．

世界で初めて医師による積極的安楽死（自殺幇助も含む）を合法化したのはオーストラリア北部準州で，北部準州末期患者権利法が成立したのは1995年である．1996年に初めて合法的な医師による積極的安楽死が行われた．しかし，1997年3月に連邦上院にて4票差で葬り去られた．その際，連邦の強権発動に反対票を投じた北部準州議員は積極的安楽死に反対であった．最近は，西オーストラリア州で積極的安楽死法が毎年提案されている．

自殺幇助は違法という国が多い中，スイスでは"合法的"に自殺幇助が行われている．2006年，スイス連邦裁判所は欧州人権条約に関連する判断において，「自分の命を終わらせる手段を自己決定することは自己決定権の一部として保証されなければならない」とした．スイスの法律では「自己の利益という動機によって自殺を幇助した者のみを自殺幇助として訴追する」とあり，無償なら合法として自殺幇助を行う組織がある．ドイツにはその支部もあり，外国からの依頼者も多く，議論になっている．

2.2 安楽死の生命倫理的課題

2.2.1 死ぬ権利について

積極的安楽死が容認される背景に「死ぬ権利」という概念がある．自分の命は自分のものという自律や自己決定の考えから当然の権利主張になる．実際，「死ぬ権利」を主張して安楽死を求める人々が存在する．しかし，オランダや他の地

域も「死ぬ権利」を認めて安楽死を容認したわけではない．「死ぬ権利」が患者にあるなら，医師に「死なせる義務」が生じてしまう．「命を尊重する」のは現代社会の存立基盤であり，自分の命といえども例外ではない．したがって，「死ぬ権利」の制限あるいは自死の抑止に取り組むことは社会として正当性がある．また，宗教法的に「死ぬ権利」を否定することも理にかなう．世俗的には大多数が認容する法を作成して「死ぬ権利」を制限・規制すること（自殺幇助の禁止など）が生命倫理にかなう手段である．

実践においても「死ぬ権利」と「現在容認されている安楽死法」の間には決定的な違いが存在する．現行の安楽死法に「死なせる義務」はないため，医師と病院に安楽死を断ることが認められ，オランダではキリスト教系病院は軒並み断っている．ただ，オランダ安楽死法は「安楽死を認めない医師にも安楽死を相談できるよう紹介する義務」を定めている．安楽死に反対の医師は希望する患者に必要な情報を提供すれば十分で，安楽死実行を強制されない．ちなみに，1997年アメリカ連邦最高裁は「患者に医師による自殺幇助を要求する権利はない」と，「死ぬ権利」を明確に否定した[3]．

スイスの「人生の終わりの手段を決める権利」も死ぬ権利と同列ではない．「死ぬ権利」を認めるには，「要請があれば断られない」ことを規定する積極的安楽死容認法が必要になる．一方，死ぬ権利を認めて実行したのがアメリカのケボルキアン医師である．法規制のない州で100人以上を安楽死させたが，第二級殺人罪で1999年から10～25年の不定期刑に処せられた．2007年に巧みな弁論のお陰で仮釈放となり，2010年『You Don't Know Jack』としてテレビドラマ化された．

2.2.2 安楽死対象者について

オランダにおける安楽死の対象者には抑鬱患者や家庭内暴力被害者，中枢神経・身体合併奇形新生児，精神疾患患者なども含まれ，安楽死要件を満たさないと問題になったりした．また，未成年者も安楽死を要請できるが，彼らに死の選択権まで与えるのは問題とも指摘される．

安楽死を望む理由に「絶えられない苦痛」が挙げられる．しかし，オランダもオレゴン州も苦痛は理由になっていない．オレゴン州で自殺幇助を選んだ最も多い理由は「死にまつわることは自分で決めたい」であった．次いで「死の準備ができている」「家で死にたい」で，「抑鬱，他の精神的原因」などは少数であっ

た[4]．また，安楽死を選択した家族の方が自然病死選択家族に比して，悲嘆の程度も心的外傷後ストレス障害（PTSD）にかかる頻度も低かった[5]．これは安楽死というさらなる課題を選択するにあたり，より深く患者と家族が医療方針決定に参画したためと考えられる．

2.2.3 "滑り坂論法（slippery slope theory）"について

　安楽死が選択肢の一つと認定されれば，インフォームド・コンセント手続きの一つに入れなければならない．ときには，末期患者や苦痛にある患者が安楽死を要請しないことを正当化しなければならなくなるとも言われる．終末期ケアや緩和ケアへの影響は大きく，その貢献に対して否定的になりかねない．臨床的には，苦痛をどうとらえるかで安楽死要件の拡大につながる懸念もある．認知症では，家族などから医師へ安楽死遂行の圧力が増すことも考えられる．さらに，医療費削減への圧力が安楽死への圧力を増すことにつながりかねない．

　それらの圧力によって「一度歯止めを外すと際限なく拡大する」という"滑り坂論法"どおりに，徐々に安楽死への規準が緩くなることが懸念される．「命に関しては恐怖を覚えなくてすむ」というのは社会の基盤であり，そのことは"滑り坂論法"に基づく安楽死反対に生命倫理面から正当な理由を与える．そのため，安楽死の合法化以来，オランダもオレゴン州も定期的に状況を報告している．オランダの例をみると，頻度では安楽死型によって微増減を示すが，全体では"滑り坂"現象は認められなかった[6]．2000年オランダでは安楽死要件から外れた施行例が訴追されたこともあったが，ほとんどは基準どおり施行されている．なお，日本は他人様に迷惑をかけないという考えがあるので"滑り坂現象"の懸念は大きいとされるが，それは根拠のない選民意識にすぎない．

2.2.4 間接的安楽死の位置づけ

　一般に，終末期医療に携わる医療従事者は間接的安楽死を安楽死とはみなさず，患者を直接看取らない立場の人々はそれを安楽死とみなす傾向にある．しかし，終末期鎮静（セデーション）に関する意見で，「緩和ケア用薬物の投与で患者にも家族にも負担になる時間を引き延ばす（間接的安楽死）より，積極的安楽死で無為な時間を短くする方が人道的」という意見の存在は[7]，間接的安楽死と積極的安楽死は明確に異なることを示す．さらに，アメリカ連邦最高裁が「患者に医師による自殺幇助（積極的安楽死）を要求する権利はないが，あらゆる緩和

ケア（間接的安楽死を含む）を要求する権利はある」としたことも，間接的安楽死は積極的安楽死とは異なるという明快な答になっている[3]．

間接的安楽死は古くから臨床上許され，キリスト教界においても容認される．その根拠は 17 世紀にかけて確立された宗教法にある"二重効果"原則，「道徳的に善いことをする場合に道徳的に悪い副作用が生じても，その悪い副作用を意図していないなら（予想されていた場合も）倫理的に許される」という考えによる[8]．

臨床的に「どれだけの期間，死が早められるか」は「わからない」が答である．定義上「意図せずに結果的に生命を短縮する行為」とあるが，鎮静によってストレスから解放されたりモルヒネによって激痛から解放されたりすれば，全身状態は良くなり生命は延長する蓋然性が高い．間接的安楽死によって生命が短縮されたというデータは存在しないし，間接的安楽死とは概念上の存在で真に存在するかも疑わしい．ちなみに，消極的安楽死も害反応を伴う措置を行わない分だけ生命が延長される例も存在する．間接的安楽死と消極的安楽死が積極的安楽死と異なる所以である．

2.2.5 生命至上主義について

「生命の不可侵」を唱え，いかなる犠牲を払っても 1 秒でも延命させることが善という生命至上主義がある．生命延長主義はベーコンやデカルト以来の「医学の役割は生命延長」思想に根ざし，アメリカが主導する現代医療に引き継がれた．レーガン大統領時代，「障害新生児に栄養を与えなかったり，ケアしなかったりするのは連邦法で禁じられる」というポスターが全連邦関連病院の新生児室に貼られ，密告によって"突撃隊"が新生児室を襲撃してあらゆる延命措置を強要した．1983 年は 1633 件あったが，得られるものがなく急速に下火になった．

一方，オレゴン州尊厳死法では，連邦最高裁の合憲判決を受け裁判を経る手段を失った反対派は，共和党が政権を取るごとに無効にしようと画策を続ける．薬物や薬剤師への規制を介して尊厳死法を実質無効にしようという介入であったが，いずれも裁判で否認された．その後，ブッシュ政権の巧妙な搦手作戦，2009 年 1 月に滑り込みで成立させた連邦良心的忌避法（Federal Conscience Law）修正の提供者良心規則（Provider Conscience Regulation）追加に成功した．様々な領域で良心的忌避が認められるが，緊急避妊薬など代替手段のない状況では自己の道徳観を理由に患者の要請を拒否することは違法であった（差別禁

止から).実際に,緊急避妊薬の処方箋の受付を拒否した薬剤師が処罰された.そういった薬剤師が罰せられないよう連邦法を修正したわけである.

ブッシュによる修正は,「医療者,施設,団体,組織,雇用者,被雇用者,他いかなる人も道徳的・宗教的信念に反する医療行為を求められない」「良心的忌避を理由の業務差別は許さない」「反対を理由に業務から外せない」「良心的忌避に説明責任はない(表明するだけでよい)」,そして「緊急性を問わない(母胎危機にも拒否してよい)」とした.元々は中絶規制強化の一環であるが,対象は全ての医療行為である.(意図を隠して)「医師による自殺幇助」を行う医療施設に勤務して受付に座れば,患者の受付を停止させることができる.受付を複数置いて対抗できるが,何が起こるか関係者は見守っている[9].

2.2.6 日本の情勢

日本人の安楽死に対する調査は数多く,一般人の 40 ～ 70%,医療従事者の 15 ～ 30% が賛意を示す[10].医療・介護・福祉従事者を対象に具体的事例を提示して安楽死に対する考えを調べた結果では,間接的安楽死に 71%,自発的積極的安楽死には 21% が賛成した[11].また,患者の意思を尊重する人は尊重しない人に比して,終末期における自発的消極的安楽死と慈悲殺を含む非終末期における安楽死に統計学的に有意に寛容な傾向を示した.日本の全包括宗教法人を対象に同様の調査をしたところ,平均で間接的安楽死と消極的安楽死には 70% 前後,積極的安楽死には 20% 弱が賛意を示した[10].キリスト教界は神道と仏教界に比して安楽死全体に否定的であり,神道と仏教界は"最期は自然に"と勧めていた.他方,一般人は自律概念からの安楽死賛成ではなく慈悲殺から賛意を示していた[10].

日本医師会生命倫理懇談会は安楽死が存在するとしたが,実態調査は一つしかない.匿名性を保証して緩和医療界を対象とした調査によると,54 ～ 53% の医師と看護師が死期を早めるように患者から依頼された経験があり,そのうち医師の 5% が積極的な手段を講じて患者の依頼に応えたという[12].同報告では,33% と 23% の医師と看護師が自発的積極的安楽死は倫理的に許されるとし,合法化されればそれぞれ 22% と 15% が実行すると答えていた.以上,医療関係者は自律を重んじる姿勢から自発的安楽死へ理解を示すが,一般人は自律概念ではなく慈悲殺の文化から安楽死容認の姿勢を有していることがわかる.

2.2.7 安楽死反対論のまとめ

安楽死反対論では，生命至上主義もプロテスタント系が主という背景まで含めて，各宗教観に基づく反対論理は説明を要しない．世俗的にも，患者の意思（特に小児で）はどこまで認められるか，安楽死要件の拡大につながる懸念も含めて議論になる．選択肢の一つなら説明しなければインフォームド・コンセント違反になるし，その際の見えない圧力への配慮も必要となる．オランダの例をみても，安楽死検討委員会の役割と業務に対する監視も必要になる．

安楽死の合法化自体に関する課題も大きい．安楽死容認の明文化は，積極的生命短縮行為が市民の生命を守るという法律の趣旨そのものに法理的に反する．同じく，医師の役割に死をもたらすことが加わると，社会に培われてきた聖職としての医師の役割や義務の否定につながる可能性がある．「死ぬ権利は認められない」ことと関連することであり，安楽死法制化の世俗的反対論として最も重い課題である．

一般報道には，「安楽死は緩和ケアが不十分だから」とか「ナチス思想に近いから安楽死に寛容」などの言いがかりも絶えない．「命に関しては恐怖を覚えなくてすむ」のは社会の存立基盤なので，一般紙が安楽死を扇情的に扱うことを頭から否定するわけにいかない．とくに，日本は慈悲殺の視点から容認論が多く，自律（自立）のない状況では外からの圧力が及びやすいという側面もある．終末期をどう生きたいかは個人的な道徳問題であり，開かれた議論が必須である．

3 尊厳死に関する生命倫理的課題

3.1 歴史から現在まで
3.1.1 尊厳死の歴史

尊厳死の歴史も"安楽な死"，"euthanatos（良い死）"まで遡られる．文献的には，16世紀のカソリック理論家ドミニク・バニェスの「患者は通常の方法（栄養，衣服，薬）で生命が延長されるのは当然である．しかし，生の質に分不相応な痛み，苦痛，施術を命のために負わされるのを道徳として強制されない」という見解が尊厳死に相当する[8]．当時，既に「命のため」を名目に患者が苦しめられていたことがわかる．

一方，1957年にはローマ教皇ピアス12世が国際麻酔科学会で，「瀕死者も命と健康を保持する全てを受ける権利と義務がある．それは，個人，場所，時，文

化に規定される"通常の方法"による."法外な治療"を医師も患者も強制されない."法外な治療"をせずに死に至っても，意図的に誘導した安楽死には相当しない」と説教した[8]．そして，「医師は患者の明示的または暗黙の許可の下にのみ行動できる．家族は"法外な治療"を法的に中止させることができ，医師は法的に応じることができる」とした．

カソリックは「"法外な治療"とは何かは社会が決める」としていたが，水分栄養補給に関しては"法外な医療"に相当するか否かで意見が真っ二つに分かれていた．しかし，2004年にヨハネ・パウロ2世は「水分栄養補給は通常の医療であり，遷延性植物状態患者には行え」と説教した．2005年に死亡したテリー・シャイボ事件では，最終決定が出るまでフロリダ州政府・議会，州および連邦裁判所を巻き込み大きな騒動になった．最終的には生命倫理・司法判断どおりとなって栄養チューブを抜くことが認められたが，欧米では教皇声明が重く受け止められ，患者や家族がそれを拒否しにくくなりつつある．

3.1.2 尊厳死が語られる背景

1984年3月23日，マサチューセッツ総合病院を取材したニューヨーク・ポスト紙は，末期でその適応にない患者に心肺蘇生術を行わないことを「医師が勝手に患者の命を選択している」と非難した．人々は「医師が助かる患者を見殺しにしている」と怒り狂い，以来，病気の進行による自然死を迎えた患者に無益な心肺蘇生術が世界に蔓延することとなった．マスコミは扇情的に扱うことが善なので理にかなうが，それによって要らぬことを強制された医師と末期の心肺蘇生術に意味があると惑わされた人々こそいい迷惑である．

著者は，1997年に勤務先大学病院で癌末期による通常の経過を辿った患者の死に臨んで心肺蘇生術を行わなかった医師を名指しして「心肺蘇生という医師の義務を果たさなかった．そんな医師と一緒に仕事できない」と糾弾した看護師をみている．末期で呼吸停止した患者への心肺蘇生術が有効であった例は存在しない．したがって，そういった患者に行う心肺蘇生術は「良質の医療を提供する」医療の義務に違反する．

いずれにしても，無益な心肺蘇生術を要求する患者や家族は，予測される死を否定するためか，現代医療の奇蹟を魔法のように信じているか，マスコミの喧伝に惑わされているかである．そういった状況で心肺蘇生術を提案する医師・看護師は，いかなる説明をしても，全く無益な心肺蘇生術に意味があると提案してい

ることになる.それは患者・家族を惑わすことに他ならず,患者の自律の行使を妨げる行為となる[13].

　実際,一般人は教育レベルが低いほど,医学生では学業成績が低いほど延命措置を望む[14].一言で「医療の提供者と受給者双方の医療への誤解と幻想が意味のない延命措置につながった」と表せる.「信仰の篤い人ほど延命措置を望む」という姿は[15],その傾向を信仰という面から示したものであろう.理由は何であれ,患者家族として一般の人々の方が先に,その非合理性,非人間性に気づいた.人々がそのような終末は迎えたくないと望むのも当然で,人間の尊厳が失われているとして尊厳死を求めるようになった.

3.2　尊厳死の生命倫理的課題
3.2.1　「治療行為の中止が許容される要件」

　東海大学病院事件横浜地裁判決の「治療行為の中止が許容される要件」には,「対象措置として,薬物投与,化学療法,人工透析,人工呼吸器,輸血,栄養・水分補給など,疾病を治療するための治療措置及び対症療法である治療措置,さらには生命維持のための治療措置など全てが対象となってよい」とある.それらが延命措置の範疇に入ることは当然で,他の状況において有効・有用な医療が末期状態の患者にも有用であろうと期待されて(実際には惰性で)行われてきたからである.終末期には透析や人工栄養,補液なども控えられ,心肺蘇生や人工呼吸,気管切開などは行わないという医科学的コンセンサスがある[16].日本においても,例えば「終末期の輸液は特定の適応となる病態以外では投与しないのが適切」とする日本緩和医療学会の指針もある.いずれにしても,インフォームド・コンセントの原則に基づいて,患者あるいは患者の意思決定代行者は患者の権利として自由に治療方針を選択できる.医療界のコンセンサスや指針は,患者が自己決定する際に参照先として機能する.

　延命措置は行わない方針が適切という例に,ニューヨーク・ポスト紙が問題にした癌末期患者に対する心肺蘇生術がある.転移癌で入院中の患者に心肺蘇生術が有効であった試しはなく,心肺蘇生術は無益で無駄なので医師は心肺蘇生術をすべきでない.患者の権利に関するリスボン宣言の第1条は「良質の医療を受ける権利」である.癌末期の心肺蘇生術は「良質の医療」に反する措置であり,それを提供しなければならない義務は医療側にない.無益な治療を患者に提供しないことは自律と無関係であり,患者にはそれを医師に要求する権利はない[13].

"有益性が期待される延命医療"の是非は，アメリカではかつて裁判になったり臨床倫理委員会で検討されたりと社会問題になった．しかし，現在は，医療方針は患者本人の意思によるというインフォームド・コンセントの理念に基づいている．個人の意思に反すると，「自己決定法」違反で法的責任を問われ，医師免許の剥奪にまで至ることもある．「治療行為の中止が許容される要件」は20世紀の遺物であり，現在はインフォームド・コンセントの理念に基づいて患者の自己決定に従いそれらの医療を進めることが適切である．

3.2.2 容認される消極的安楽死

このように消極的安楽死は治療方針の選択（その一つの治療拒否）で患者の固有の権利であって，容認される云々の問題ではない[13]．加うるに，積極的安楽死は結果として死を生じる特定の意図があって死に至る何らかの積極的な手段を講じる必要がある．それに対し，消極的安楽死という治療拒否は，患者は死にたがっているのではなく，意味のない措置を望まないだけである．その決定の結果として死があるかもしれないが，得体の知れない措置を受けるより自然に任せたい（死を受け入れたい）と思っている．患者はそうすることによって死を引き起こす病気や病状を自ら発生させることはないから，死に至るための積極的な手段を講じているわけではない[13]．消極的安楽死の多くは自死を選択していることとは異なることを理解しなければならない．

人工呼吸器停止が自殺幇助に該当しない理由は（議論になる点は後述），簡単な論理で「患者は病気のために死亡した」のである．「病気のために死亡した」のでなければ，人工呼吸器を止めても他の延命措置を止めても生存していたはずである．これを自殺幇助と考える根拠は「心肺停止は死ではない」という日本文化のためで，消極的安楽死が自殺幇助に該当すると考えるのは脳死を受け入れない思想と同根である．さらには，特定の状況（麻酔下など）では人工呼吸が必須の医療技術であることを，既に呼吸停止した（死亡した）患者にも有用と誤って考える知性の問題でもある．

一方，自己決定権が昏睡患者にないのは，昏睡という最も弱い立場にある人に対する差別であり法の下の平等に反する[13]．したがって，（消極的安楽死が適応になる状況において）患者または患者の意思決定代行者が，医療方針を決定できる仕組みを作ることは社会の義務である．国と社会がその義務を果たしていない（特定の措置がない）状況においては歴史的に家族がその役割を果たしてきたの

で，(代行意思決定者がとくに指名されていない限り) 家族がその役割果たす以外の論理は存在しない．医師の独断による延命措置継続は人権侵害であり許されない．その許されないことが日常的である結果として後述のような悲劇が生じる．

3.2.3 行為の不開始と中止

ある行為をしないこと（不開始）と中止することには，医療従事者の行為に違いがある．欧米でも尊厳死が話題になった当初は，生命倫理的に別の課題として扱われた．しかし，今では生命倫理的にも法的にも違いはないとされる．ただ，当初の考えが世界に広まり，アメリカに影響を受けた国などでは両者を区別しているところもある．例えば，トルコではいったん導入した医療を中止することはできないとされる．ユダヤの戒律でも開始するか否かは個人の自由であるが，中止することはできないとされる[8]．ただし，「中止できる」と考えるラビ（ユダヤ教聖職者）もいて複雑である．

「行為の不開始と中止は異なる」という意見は，医療提供者側の視点に基づく．行為自体に違いがあるとはいえ，患者側からみると「（その行為を）されない」という点で同じであり，区別することに意味はない．すなわち，「中止する」という行為は「開始をするか否か」の出発点に戻ることである．したがって，現行の考え「両者に生命倫理的にも法的にも差違はない」とするのが適切である．ただし，医療従事者にとって行為が異なるので「生命短縮につながるのではないか」という懸念から終末期ケア従事者に大きなストレスがかかる．そのため，患者・家族に配慮すると同時に，終末期ケア従事者への心遣いも必須である．

3.2.4 尊厳死と安楽死の間

今まで，意味のない延命措置について主にみてきた．例えば，認知症患者に対して経皮内視鏡的胃瘻造設術（PEG）による水分栄養補給が流行している．その有効性は疑問視され，とくに進行例での有効性は示されないので，欧州静脈経腸栄養学会指針にあるように進行認知症に PEG は適応とならない[17]．したがって，進行認知症患者が PEG を導入せず死に至るのは尊厳死に該当する．

一方，無益と言えない医療，例えば急性重症出血患者や呼吸機能のみが失われた患者を想定してみる．それぞれには輸血と人工呼吸器が奏功し，それらの治療法は対照試験が実施できないが有効性に疑問はない．ただし，緊急輸血と人工呼

吸は状況が異なる．輸血拒否は信仰に基づくことが多く，自死を願って輸血拒否するわけではなく，患者は「他の治療法によって回復すること」を願っている．医療に100％はないので，急性重症出血で輸血しなくても助かる患者は存在する．したがって，輸血拒否は治療方針の自己決定の一部であり，今日の義務論に基づけば自殺（幇助）に該当しない．一方，致死的疾患ではないが自発呼吸が停止した患者で人工呼吸を停止すれば，治療の拒否＝自死となる．この場合は，「人工呼吸停止」の時点で結果はみえているので，治療の拒否が直接的な"命の短縮行為"となり，自殺幇助に相当する臨床状況も存在する．さらに，呼吸機能を補助することで生の質を保ちつつ生存できる場合に，その機能だけを問題にして「無能」と判定することは「能力で人を差別すること」になるので今日の道徳倫理的価値観から外れてしまう．

　アメリカではそういったときも自己決定が全てなので，緊急輸血や人工呼吸の拒否も尊厳死に相当するので問題にされない（成人の場合）．しかし，アメリカ以外では医学的判断（緊急輸血方針）が認められるのが実情である．日本は，2000年の最高裁判決で輸血拒否にもインフォームド・コンセントの原則が適応されることになった．しかし，その事例は輸血が有用と思えなかった．致死的な出血に対する患者の輸血拒否は，2007年に大阪医科大学病院でみられ輸血されずに患者は死亡した．とくに深刻に採りあげられなかったところをみると，輸血拒否に関しては日本もアメリカ並みになったと言える．人工呼吸に関しては，一方に治療法の自己決定という理念があるものの，他方には「呼吸停止は死ではない」という日本文化があって複雑である．狭義の尊厳死に該当するとは必ずしも言えない消極的安楽死の存在を見据えて議論を要するが，患者・家族の視点を置き忘れてはならないと思う．

3.2.5　日本の特殊事情

　多くの延命措置は，とくに患者本人に拒否の意思がある場合，実施しないのが良質の医療である．しかし，終末期における自発的，非自発的消極的安楽死，および間接的安楽死には，それぞれ54％，62％と71％の医療・介護関係者が賛成したにすぎない[11]．医療従事者の消極的安楽死と間接的安楽死への反対は，良質の医療に反する行為が多いことを示す．

　かつて，死とは「魂が遊離し，意識を失い，呼吸が止まり，その後に死亡する」，すなわち「呼吸停止」と「死亡」は別の段階と考えられていた．そこで，

殯宮（もがりのみや）を造成して，遊離した魂に身体に戻るよう願う「招魂（たまよばい）」という祭祀を行っていた．人が心肺停止するとその家族は屋根に上り，あるいは庭に出てその人の名を大声で呼び，生き返りを願う祈りを行うことが昭和のはじめまで一般的であった[18]．昭和天皇にも殯宮は造られたし（1989年），日本人の「心肺停止は死ではない」という考えは現在進行形である．脳死を人の死と認めない人々が多いのも当然である．

　このことから自然死した患者から人工呼吸器を外すことを「安楽死させた」と考える日本人が多い理由がわかる．その実例は，2004年の北海道羽幌病院事件，2006年の富山県射水市民病院事件，2007年の和歌山県立大学病院紀北分院事件に現れている（いずれも報道年）．2009年末までに，殺人罪に問われた医師はすべて不起訴で終了しているが，羽幌病院事件は「初の消極的安楽死を殺人罪で立件した」と話題にされた．厚生労働省研究班の調査結果（「終末期医療に関する調査」結果について，平成22年）では，10.3％の一般人は致死的疾患末期で心肺停止したとき「心肺蘇生術を望む」とし，「心肺蘇生術は望まない」と「どちらかというと望まない」としたのはそれぞれ45.7％と28.0％であった．すなわち，いまだ自然死を受け入れられない人が多いことがわかる．このように「人工呼吸器停止は殺人である」という考えは日本文化に根ざしており，マスコミはそれを代弁しているだけであろう．ただし，2009年の福岡大学病院救命救急センターで人工心肺装置を止めた事例（西日本新聞，2009年2月26日）は，扇情的に扱われなかった．社会が変わりつつある証しかもしれない．

　他方，同種の一般社会の事件は悲劇に終わっている．2009年10月12日，相模原市のS氏夫妻は心中を試みた．成功せずに，S氏（66歳）は妻（65歳）を殺して自首した．その5年前にS氏の妻は人工呼吸器を装着していた筋萎縮性側索硬化症の息子を殺害したとして懲役3年（執行猶予5年）の判決を受けていた．そのとき釈放されて以来，妻は抑鬱になり自死を夫に願い続けていた．2010年4月23日には，人工呼吸器を装着していた息子を殺害したとして我孫子市の67歳女性が東京地裁で懲役3年（執行猶予5年）の判決を受けた．前者は余命が残されていたので人工呼吸器停止は自発的消極的安楽死に相当し，後者は良質の医療に反する人工呼吸器継続という行為を医師が止めなかったために生じた．後者は刺殺なので行為自体は裁かれるが，前者の相模原事件は自発的消極的安楽死であるし，疾患の特性から救助義務にも違反せず，人工呼吸器を停止させたことも在宅という状況で医師法違反になるか疑問であり，欧米であれば無罪

第1章　安楽死・尊厳死をめぐる生命倫理の問題状況

になった事例であろう．これらは日本の医療界と法曹界が創り出した悲劇である．

おわりに

日本は歴史的に安楽死に寛容であったし，今でも多くの人が容認の姿勢を示し，かつ安楽死容認判決や医師会生命倫理懇談会の安楽死容認の提言がある．それにもかかわらず東海大学病院事件や川崎協同病院事件などの積極的安楽死事例に遭遇すると，生命至上主義論が主流となって議論は封じ込められてしまう実情がある．「臭いものに蓋をする」ではなく，文化や歴史も視野に入れ道徳・倫理観に基づいて安楽死を考える必要がある．尊厳死については，現在，「延命措置の中止は問題である」と考える人が多いようであるが，そもそも「延命措置を行うことが不適切である」ことに気づいていない．心肺停止を死と考えない人が多い社会にあって無益な延命措置をしないためには，医学の幻想などの問題をよく理解する必要がある．そのうえで，厚生労働省や学会指針など公の指針を用いて透明性を保ち専門職として「自然死には心肺蘇生術などは施行しない」という良質の医療を提供していくことが医療界に求められる．加えて，患者（および患者の意思決定代行者）の権利が尊重され，インフォームド・コンセントの理念に基づいて医療が実践されるようになれば，尊厳死論議は収束に向かうと考えられる．

最後に，ときに人間家族より大切にされる動物の安楽死について付記する．ペットの寿命はヒトよりはるかに短いため，飼主は愛するペットの死に遭遇する．日本では寝たきりペットが多いが，欧米では安楽死させる飼主が多い．この大きな違いは実に人間社会の縮図であり，まさに死生観が問われている．

［社会医療法人北斗 北斗病院・在宅緩和療養センター長］

【参考文献・引用文献】

[1] Van Hooff, A. J., 2004, "Ancient euthanasia: 'good death' and the doctor in the graeco-Roman world," *Social Science & Medicine*, vol.58, no.5, pp.975-985.
[2] Emanuel, E. J., 1994, "Euthanasia. Historical, ethical, and empiric perspectives," *Archives of Internal Medicine*, vol.154, no.17, pp.1890-1901.
[3] Burt, R. A., 1997, "The Supreme Court speaks. Not assisted suicide but a Constitutional right to palliative care," *New England Journal of Medicine*, vol.337, no.17, pp.1234-1236.

[4]　Ganzini, L. et al., 2002, "Experiences of Oregon nurses and social workers with hospice patients who requested assistance with suicide," *New England Journal of Medicine*, vol.347, no.8, pp.582-588.

[5]　Swarte, N. B. et al., 2003, "Effects of euthanasia on the bereaved family and friends: a cross sectional study," *BMJ*, vol.327, no.7408, p.189.

[6]　Rietjens, J. A. et al., 2009, "Two decades of research on euthanasia from the Netherlands. What have we learnt and what questions remain?" *Journal of Bioethical Inquiry*, vol.6, no.3, pp.271-283.

[7]　Klotzko, A. J., 1997, "What kind of life? What kind of death? An interview with Dr. Henk Prins," *Bioethics*, vol.11, no.1, pp.24-42.

[8]　Gillon, R., 1986, "Ordinary and extraordinary means," *British Medical Journal*, vol.292, no.6515, pp.259-261.

[9]　Cantor, J. D., 2009, "Conscientious objection gone awry—Restoring selfless professionalism in medicine," *New England Journal of Medicine*, vol.360, no.15, pp.1484-1485.

[10]　Tanida, N., 2000, "The view of religions toward euthanasia and extraordinary treatments in Japan," *Journal of Religion and Health*, vol.39, no.4, pp.339-354.

[11]　黒田裕子ほか，1998「仮定の安楽死事例に対する意識調査結果」『ホスピスケアと在宅ケア』6巻3号，254-265頁．

[12]　Asai, A. et al., 2001, "Doctors' and nurses' attitudes toward and experiences of voluntary euthanasia in Japan," *Journal of Medical Ethics*, vol.27, no.5, pp.324-330.

[13]　アナス，G. J.，谷田憲俊監訳，2006『患者の権利』明石書店．

[14]　谷田憲俊ほか，2002「第1学年医学生への「医の倫理」教育と終末期医療への態様」第7回日本緩和医療学会，6月28日，松山．

[15]　Phelps, A.C. et al., 2009, "Religious coping and use of intensive life-prolonging care near death in patients with advanced cancer," *JAMA*, vol.301, no.11, pp.1140-1147.

[16]　Brody, H. et al., 1997, "Withdrawing intensive life-sustaining treatment -recommendations for compassionate clinical management," *New England Journal of Medicine*, vol.336, no.9, pp.652-657.

[17]　Loeser, C. et al., 2005, "ESPEN guidelines on artificial enteral nutrition—Percutaneous endoscopic gastrostomy (PEG)," *Clinical Nutrition*, vol.24, pp.848-861.

[18]　中西進，2006『日本語の力』集英社．

第2章

哲学的観点から見た安楽死

飯田亘之

はじめに

　本章では，安楽死，とりわけ積極的安楽死を社会の中にどのように位置づけるべきかということを論じる．
　激しい痛みに苛まれるというような問題状況への対処の仕方の一つとして積極的安楽死が考えられる．その安楽死にみる killing の因果的効果が，いわゆる消極的安楽死の letting die と同じである場合，多くの人は後者を望ましいとして選択するだろう．そうした極ありふれた受け止め方に立って議論を展開するが，積極的安楽死を，端的に悪とするかのような議論とは一線を画している．そこで先ず，積極的安楽死は悪であるとする考え方の道筋にみられる混乱を整理するところからこの議論に着手する．

1　安楽死問題と二極分化的思考

　終末期の意思決定の一つに，生命の短縮が起こりうる鎮痛や鎮静による「症状緩和の処置」の選択がある．そしてその鎮静は"安楽死の意図は患者の死亡，鎮静の意図は苦痛緩和"というように安楽死と対比して語られることがある[*1]．鎮静は苦痛緩和を意図するが，安楽死は患者の死を意図する，つまり，安楽死は殺しを目的とするから問題含みだが，鎮静は緩和を目的とするので安楽死や自殺幇助の類とは違う，というわけである．果たしてそう言い切れるものなのだろうか．
　鎮静同様，安楽死（積極的安楽死）の目指すところもまた，患者の苦痛の緩和あるいは除去であり，死は鎮静と同じように目的ではなく手段の一つに過ぎない．"安楽死の意図は患者の死亡，鎮静の意図は苦痛緩和"というこの対句的表

現の前者は，緩和という目的実現のための介入手段の一つを具体的に記したものであり，後者はそうした手段が目指す目的そのものを語っているだけのことである．その表現には手段と目的の混乱が見られる[*2]．

　真意はしばしば混乱の中に現れる．

　"安楽死の意図は患者の死亡，鎮静の意図は苦痛緩和"という文言は，鎮静行為一般の意図するところを安楽死とは全く別のもの，即ち，一方が緩和を目指す善なら他方は殺しを目指す悪，という意味を言外に含んではいないだろうか．

　その発言が生の質を享受できる浅い鎮静を念頭に置くのであればその意味するところを理解できないことはないし狙いの一端も支持できる．しかし持続的な深い鎮静になると事情は変わってくる．浅い鎮静では意識も生命も状況を一変させるような決定的な影響を受けることなく，痛みの和らいだ生を享受することもできるだろうが，意識レベルを下げて痛みを感じさせないという深い鎮静は，当人にとっては意識を落とされた知らない自分を他人の支配下に長く置く状況をつくることである．それを，人としての尊厳に触れるとして拒否する人もいれば，自律を侵す問題であるとの信念から，耐え難いとする人もいるだろう[*3]．

　深い鎮静では安楽死同様苦痛からの開放が期待できるが，それを享受する意識活動は奪われる．つまり，深い鎮静は患者を苦痛から解放するが，それを享受する当人の意識活動は奪われるから，意識活動をもって生の意味を見出そうとする人にとっては生を絶つ安楽死と同様であるとの見方もできるわけである．同じ鎮静とはいえ，「浅い」と「深い」とでは全く違った状況を作り出していることに注意をはらわなければならない．

　緩和あるいは緩和的介入とは，病気そのものにアプローチするというよりは，病気が引き起こす苦痛の症状等を軽減したり除去したりすることである．last resort（最後の避けどころ）としての，困難な状況への緩和的介入とは，生命を奪わずに意識レベルを維持するといった程度の浅い鎮静だけではない[*4]．意識レベルを下げ，苦痛を感じさせない状態をつくりだすことをはじめとする，終末期の様々な状況に応じた様々な方策を指す．極言すれば死による苦痛からの解放を含む処置もまた緩和的介入とする解釈が既に始まっているのである．したがって，持続的な深い鎮静はもとより，治療中止，自殺幇助，安楽死等々のすべてが，苦痛の軽減もしくは苦痛からの解放という共通の目的に基づいて緩和的介入の選択肢を構成しているという前提で物事を見据えなければならない[*5]．

　"安楽死の意図は患者の死亡，鎮静の意図は苦痛緩和"という表現には，悪な

る安楽死に対する善なる鎮静という2分法が垣間見えるが，その表現を記した『苦痛緩和のための鎮静に関するガイドライン』には治療中止に関する否定的な評価は書かれていない．鎮静に先行するのか同時かはともあれ，治療の中止は因果的効力という観点からは，死の十分条件を構成する要因たり得るものである．ところがガイドラインには治療中止に対する否定的な道徳的評価は全く記されておらず安楽死のみがその対象となっている．letting die，患者をいわば死にゆだねる消極的安楽死の行為である治療中止に対しては，それに先立つ鎮静の処置や，治療中止と平行してとられる鎮静の処置があるという事実を承知の上で，つまり，消極的安楽死は論外にして鎮静の道徳性に言及している．こうした事実から推測すると，死にゆだねる letting die の行為である治療中止一般は，killing という悪なる積極的安楽死とは別のものであって，道徳上は概ね善なる鎮静の側に属するのだとする思考の道筋が見えてくる．

わが国では，薬物等で患者の命を取る行為を無媒介に肯定する人はおそらく極めて少ないだろうが，さりとて，深い持続的鎮静や治療中止を悪なる積極的安楽死の対極に置く人もそう多くはないだろう．意識レベルを下げられたまま長時間，自己の身体を他人にゆだねた末の死や，治療中止の選択による末期患者の人工透析中止を悪ではないと言い得る根拠は何か．死に逝く本人にとってそれがどのような意味を持つかということからしても，深い持続的鎮静や治療中止を道徳的倫理的観点からの評価なしに積極的安楽死と比較することは簡単にはできないはずである．

積極的安楽死の killing に対しては拒否反応を示したとしても，鎮静や病状いかんで治療を中止することに対して，一般論としては賛成する人が多くなってきているというのが今の日本の現状である[*6]．しかし，積極的安楽死の枠外においたはずの深い鎮静が，直接の関係者にとっては，大きな情緒的負担を伴うものになっているとの調査結果もある[*7]．医学的適応のある患者への水分や栄養補給の中止がなされる場合，それは，死を導くというさらに大きな負担を伴うものであろう．症状緩和のための鎮静も深い持続的鎮静の段階に移行すると，水分や栄養の補給を行わないことがあるので，この問題は治療中止という，消極的安楽死の観点からも当然検討すべき課題ではある．

ともあれ，安楽死，とりわけ積極的安楽死の道徳問題を論じる本論では，まず killing と，killing との対で語られることの多い letting die とを因果的効果の観点から捉えることにする．

2　killing と letting die

2.1　killing と letting die の本章での暫定的定義

killing の記述的定義は，死の原因を積極的につくる，あるいは死に至る過程を新たな形で始動させ，それを完遂させること，としておく．塩化カリウム等を用いて患者の命を絶つことはその典型例である．医療現場ではないが，元気な子供を鍵のかかった部屋に閉じ込めて食事を与えずに放置し，死なせること，これも killing とみなすことができる．即ち，それらはいずれも，死という結果を積極的に引き起こす行為である[*8]．また，letting die は，患者が死のプロセスに踏み出してからの，いわゆる生を維持する手段への支援を差し控えるか打ち切ることで，死が訪れるままにすること，即ち死にゆく人への治療中止をさすこととする．

2.2　死をもたらす killing と letting die の因果的効果

一般に，死を引き起こす原因となりうるものはしばしば複数で，複合的である．肺炎の患者に抗生剤投与の処置を差し控えて患者が死亡した場合，その死は，肺炎菌の勢力と患者の基礎体力等の複合作用の結果である．抗生剤の使用は死の発生を妨げる要因となることが多いが，抗生剤の投与を差し控えても肺炎で死なない患者もいる．

死の発生の条件を検討するにあたり，ここで特定の出来事の発生の条件について述べた H・クーゼ（Kuhse）の考え方を紹介する．

> ある場所で電気のショートによって火事が起きたとする．さて，ショートはこの火事の必要条件だろうか．そうとはいえないだろう．なぜなら，火のついた石油ストーブをひっくり返しても火事は起きるからである．同様に，このショートが火事の十分条件だとも言えない．なぜなら，その近くに燃えるものがなかったなら火事は起きなかったであろうから．
>
> ただ，ショートはこの火事の"必要ではないが十分な条件のうちの不十分だがどうでもよいものではない部分" an insufficient but non-redundant part of an unnecessary but sufficient condition[*9] であるが故に，電気のショートが火事を引き起こしたと言うことは出来よう．
>
> 仮に，ショートの発生 A が，ある「タイプの出来事の状況」をあらわし，

可燃物があるというBと，スプリンクラーがないというC，つまり他の積極的及び消極的条件をB，Cがあらわすなら，ABCの連言は火事が生じるための「最小限の十分条件」をなすといえる[*10]．

　肺炎の患者に抗生剤を投与し，幸いその患者は死ななかったという事例があるとする．その例に関して，抗生剤の使用を差し控えることで，死が生じるとするならば，その差し控えの行為は，死の発生に寄与するもの，即ち，それ単独では不十分であるにしても，non-redundant part，どうでもよいものではないものとしての意味をもつ，その死の発生の十分条件を構成する一つの要因でありうる．

　一般に，治療を差し控えて患者が死んだとすればその差し控えが因果的効力の点で一定の働きをしていたとみなされる．治療中止の因果的効力は状況いかんでは致死薬による死の因果的効力と同じものとなりうる．ところが，多くのものは，仮に何らかの因果的効果があったとしても，死をもたらす効力の特定が難しいゆえに，結果への貢献がどの程度あったのか，差し控えや打ち切りが実質的な意味を持っていたのかいなかったのか不確かであるとの対応に終わるかもしれない．

　しかし，自発呼吸の能力のなくなったALS患者の人工呼吸器の撤去は，ほぼそのことだけで患者の死をもたらす．即ち因果的効果という意味で，単独で，ただそれだけでほぼ決定的ともいえる死の条件を構成する．薬剤によるkillingの因果的効果も同じように確かであるとみなすことが可能である．死を引き起こす因果的効力という点からkillingとletting dieを比較すると，一般にkillingに比して，letting dieのケースでは死をもたらす効果そのものを簡単には同定しがたいものが多いが，因果的効果でみれば両者の差を見つけることがむずかしいものもある．

　死を引き起こす因果的効果が同等である場合には，状況いかんでは同等の因果的責任が当事者に帰属させられることになる．

2.3　killingとletting dieの道徳的評価

　死を引き起こす因果的効力については2，3のものを除きletting dieはkillingよりおとる．したがって死を引き起こす因果的効果から見ればletting dieのほうが，一般的には受け入れやすいであろう．

しかし，死を引き起こす因果的効果では明らかに上である killing をむしろ積極的に評価すべき場合もありうる．終末期に起こりうる対応困難な苦痛に直面したA，Bのケースをみてみよう．終末期鎮静等による対応はここでは対象外とする．

A：耐えがたい苦しみのため安楽死を求めたが援助が得られず苦しんだ末，5日後に死亡．
B：耐えがたい苦しみのため安楽死を求め，その希望がかなえられて死を迎える．

本人の利益（苦痛の回避）の尊重に問題を限定するならば，Aの評価はBより低くなるだろう．状況は異なるが，H・クーゼの論文に参考となるケースが紹介されている．それはスウェーデンの裁判所に出されたものだという．

事故を起こしたトラックに運転手が閉じ込められた．火災が発生したがどのようにしても運転席に閉じ込められた運転手を助け出すことが出来ない．運転手の切なる願いを受けいれて助手は荷台に積んであったライフルで運転手を射殺した[*11]．

助手の行為は，迫り来る火の中で時間をかけてジリジリと死なせるよりは一気に死なせてあげたほうが良いと考えた末の結果である．killing と letting die は，死を引き起こす因果的効力や，効果の差でその道徳的善悪の評価が定まるわけではない．つまり，積極的な手段で直ちに死を与えるか，消極的な死ぬに任せる手段をとったかで道徳的善悪を決めることはできない．その行為の善悪は，両者がもつ様々な特質，その置かれた文脈や目的，社会的影響等によって，評価されるべきものなのである．

3 安楽死

3.1 安楽死問題の核心

われわれの問題は終末期の苦しみ等への対応である．

われわれには自分の生き方を可能な限り自分自身で決定することが許されている．自らの死の過程についてもまた，可能な限り自己の思いを通したい，自分のことは自分で決めたいとする人がいても不思議ではない．止むに止まれぬ状況か

ら生じた安楽死の依頼を十分な理由を提示せずに拒むことは難しい．

最近の医療では，かなり難しいケースであっても，症状緩和ができるといわれてきているが，それでも100％ではない．神経因性疼痛（neuropathic pain）に対しては40〜60％の患者に対して部分的緩和がもたらされるだけであるという報告もある[*12]．対応の難しいある種の苦痛は，深い持続的鎮静で意識レベルをさげて対応することになろうが，意識を落として何も感じない世界に生きることを良しとしない人もいる．他人の管理下でただ生きているだけの命を尊厳のある生とは言えないとする人がいても不思議ではないだろう．

終末期の苦痛とは種類が異なるものの，ハンチントン病等の病状進行時の苦しみも尋常ではないといわれている．生命の終わりがみえない人への深い持続的鎮静はもとより不適切であるとされるべきなのかもしれないが，調査によればおよそ4人に1人が自殺を試み，5.7〜10％の人が自殺で死亡している[*13]．

尊厳をもって生きること，自由を望む人の安楽死の依頼を無視することはそう簡単ではあるまい．ただ反対論にも傾聴に値するものがある．特定個人にとっての安楽死がベストであるとしてもそれを合法化することによって社会一般に望ましくないものをもたらすのだとすれば，それは熟慮すべきである．

危害の少ない死を選ぶ自由の尊重と，安楽死合法化がもたらす，社会への望ましくない影響の排除，この2つの価値のせめぎあい，妥協点の模索が，安楽死論の要となる[*14]．

3.2 安楽死反対論者の主張

反対論者の主張は，"命を救う医師が死をもたらすのはもってのほか"という医師の使命や，"（無垢の）人を殺すことは本来的に悪である"という考え方，あるいは滑り坂論等に依拠するものが多い．紙面の関係で重要であると思われる事項2点に限って検討する．

3.2.1 "（無垢の）人を殺すことは本来的に悪である"という考え方

① 今日，大方の承認を得ている，いわゆる間接的安楽死の考え方がこの議論に直接関係してくる．それは，医師は，苦痛の緩和のために，症状軽減効果のみならず死を早めることが予見される薬剤を用いることがあるが，症状軽減の効果のみならず死をももたらすこと（2重の効果）が予見される薬剤を用いる意図は苦痛の軽減であって，死は単なる予見にすぎないというもので

ある.

　いわゆる間接的安楽死に該当する処置では苦痛緩和に用いる薬剤が状況次第では死をもたらすことを医師は熟知していると見なされている．死をもたらすことが予見される薬剤を用いる際，その正当化の要件に，行為者は良い結果のみを意図し，悪い結果を意図してはならないという一項がある．そもそもいかなる意図が見込まれるのかについては多様な解釈がなされ得ることが語られているが，R・M・チザム（Chisholm）に，「理性を備えた人がある事態Pを引き起こす意図をもって行為し，かつ，Pを引き起こすことによってPとQという連言的な事態も引き起こすだろうと考えている場合，彼は，PとQという連言的な事態を引き起こす意図をもって行為している」[*15]という主張がある．間接的安楽死論者はこの主張に十分な反論を用意できまい．

② 国により対応は異なるが，終末期の患者や植物状態の患者に対して，もう少し長く生きられるという見込みがあるにもかかわらず，人工呼吸器の使用や人工透析等の特定の処置を，患者等の依頼や回りの人々の判断で中止することが許容され，実施しているところがある[*16]．言うまでもなく，治療中止はその結果を十分予想して行われるものである．抗がん剤の投与の中止などとは異なり人工呼吸器の使用や人工透析の中止等は，消極的な手段ではあれ，それが死をもたらす因果的効果については積極的安楽死に匹敵する．また，医学的適応によるわけではないのに，深い持続的鎮静時の患者に栄養と水分補給を中止する場合もある[*17]．これもまた見方しだいでは殺しに分類しなければならないケースである．因果的責任は当然ある．安楽死反対論にはこうした問題が潜在するのである．

3.2.2　滑り坂

安楽死問題の最も重要なものの一つは安楽死の乱用，滑り坂の問題である．

　これから問題とする滑り坂論法とは，ある前提を支持したり，ある行為をする，あるいは，ある政策を採用すると，一般的に悪いもしくは間違っていると判断される特定の帰結に至る，という主張である．

　滑り坂論法の分類の仕方は一様ではないが，ウイルブレン・バン・デル・ブルク（Wilbren van der Burg）[*18]に従って，それを二つのバージョンからなる論

理的滑り坂論法と，経験的滑り坂論法に分け，それらを論じた後，現実の法制度の中に安楽死が持ち込まれた場合いかなる事態が生じうるかを検討する．以下，滑り坂論法は本論に関係するものに限って取り上げる．

ここでは世界で数少ない安楽死合法化の国の一つ，オランダに主たる焦点を定めて検討するが，オランダの合法化は，苦痛の除去，緩和のためにほかに代替手段がない場合には生命短縮の選択も許されるという緊急避難の法理に基づいていることも予めお断りしておく[*19]．

(1) **論理的滑り坂論法**

論理的滑り坂論法の二つのバージョン：

1) AとBの間には実際的な重要性のあるいかなる概念上の違いもない，あるいはAの正当化はBにも当てはまる，それゆえAを受け入れることはBを受け入れることを論理的に意味する．
2) AとBの間には相違がある．しかし，Aとm，mとn，…yとz，zとBの間にはそのような違いはない，それゆえAを認めることは結局Bを受け入れることを意味する[*20]．

ウイルブレン・バン・デル・ブルクの二つの区分けのうち，論じられる頻度の高い第二のバージョンから先に検討する．

これは禿げ男のパラドックスとか砂山のパラドックスとして知られているものである．

禿げ男のパラドックス：

前提1　髪の毛が一本の人は禿げである．
前提2　髪の毛が一本の人が禿げならば，髪の毛が2本の人は禿げである．
前提3　髪の毛が二本の人が禿げならば，髪の毛が3本の人は禿げである．
前提4　髪の毛が三本の人が禿げならば，髪の毛が4本の人は禿げである．
　　……

前提10万
　　髪の毛が99,999本の人が禿げならば，髪の毛が10万本の人は禿げである．
結　論　髪の毛が10万本の人は禿げである[*21]．

前提1は真．それ以降の各前提も真のようにみえる．髪の毛一本分の違いは我々には小さすぎて前件と後件の間に真偽の差をもたらさない．

そしてもし「髪の毛が一本の人は禿げである」なら，「髪の毛が2本の人は禿

げである」という推論にも問題はないように思われる．このもっともらしい前提と疑問の余地のない推論形式から偽の結論が導かれているのである．

このパラドックスの前で立ち止まってしまったままなら，この種の論理的滑り坂論法を主張する人は挙証責任を果たせないことになる[*22]．しかしパラドックスが解けたとして，果たしてどうか．

このパラドックス解決の試みは近年多くなされているが，この「禿げ」のようなあいまいな述語にまつわるパラドックスは，論証での前提2以降を正しくないとして拒否するか，推論そのものが正しくないとして拒否することによって解決されるとしている．通常論じられているのは前者である．今述べた前提2以降を正しくないとして拒否することとは，即ち前提2以降のどこかを否定することであり，そのことで，あいまいな述語の適用に「鮮明で一意的」な境目を引くことになる[*23]．

この連続体では任意ではないカットオフポイントがないということが問題であるが，グレイゾーンの本質は禿か禿げでないかを見分けるための決定的な理由がないということであるから，グレイの中ならどこに線を引いてもOKなのである．

"坂の上の行為"を許す理由が"坂の下の行為"を許す理由を論理的に含まないなら，坂上から坂下への下降は論理的に必然ではない．

論理的滑り坂論法のこのバージョンはその正当性を主張することができないのは明らかである．

ウイルブレン・バン・デル・ブルクの区分けになるもう一つのバージョンは通常のテキストに出てくることは少ない．

イギリスのJ・キオウン（Keown）の，安楽死合法化あるいは擁護論の批判に対するH・リルハマー（Lillehammer）の論評を簡単に追うことで安楽死関連のこのバージョンの議論を瞥見する．

いったん自発的な安楽死を認めるとそれは非自発的なものを認めることになってしまうというキオウンの主張を簡単に述べる．

キオウンの結論への端緒は次の文章に表れている．

「自発的積極的安楽死の，……現実の正当化の事由は患者の自律的な依頼ではなく，**死が患者の益になるがゆえにその依頼は正しいとされるという医**

師の判断である．確かに，……，現在なされている提案では，患者による，前もっての自律的依頼なしにはこの判断はなされないだろう．しかし，このような提案の下においてさえ自律的依頼は決定的なものではない．それは依頼の価値についての医師の判断を誘発する役割を演じるに過ぎない，……患者は propose し医師が dispose する」[*24]．

安楽死を道徳的に擁護するファクターは，
① 安楽死の，患者による自律的な依頼
② 死が患者の益になるという医師の正当な資格に基づく判断
にあると見た上でのキオウンの考え方はおよそ次のようになる．

リルハマーの明快な要約を参考にすれば，それは，患者の依頼の道徳的効力は，医師がその依頼を正当な権限で否定的に評価すれば無効になり，医師がその依頼を正当な権限で肯定的に評価すれば許容可能になるということから，②の医師の判断が安楽死の道徳行為を完遂せしめるものである．

もしこのような事情なら①はつけたし（redundant）で，安楽死の許容可能性は②に依拠することになる[*25]．安楽死の許容可能性が②に完全に依存するなら自発的安楽死と非自発的安楽死の道徳的意味の違いはなく，自発的安楽死が許容可能なら非自発的のものも同様であることになる．我々は直ちに滑り坂の下に落ちることになる[*26]．

リルハマーのコメントによれば，キオウンは患者の依頼の評価にあたり医師の役割を取り違えた．「医師が決定の資格を道徳的に与えられているすべては，死が患者を益するかもしれないかどうかではなく，その依頼の願望が真に自律的かどうかであると考えうるかもしれない．もしそうなら，患者の依頼のあるなしはどうでもよいものではない[*27]」．リルハマーによれば，"自発的安楽死を擁護する者は，①と②の双方に道徳的重要性があるとしなければならない．①と②，それぞれは自発的安楽死許容にとって必要条件で，合体して十分条件となる"[*28]．冒頭に掲げたキオウンの主張は②単独で十分条件となるという考え方をしていたことになる．

以上，両者の主張の対立点をここに紹介した．

(2) 経験的滑り坂論法
経験的なものに依拠して安楽死の合法化に反対する者は少なくとも次の2点

を主張できなければならないであろう[*29].
1) 自発的安楽死の合法化に続いて非自発的安楽死の比率の増加があり，その増加は自発的安楽死の合法化により引き起こされたものであるということ．
2) 安楽死を合法化した国の非自発的安楽死が，他の国の比率より高いこと．

第一について

 経験的なものに即して滑り坂を主張するものは，少なくとも，安楽死の合法化によって依頼なしの生命の終結が増えたということを示さなければならないが，現時点では，信頼に値するこの種の情報はオランダの法的状況と安楽死の実態等に関する全国調査に頼らざるを得ない．しかし今のところそこにはこの主張を支持するにたるエビデンスはない．

 仮に合法化の起点をオランダ最高裁の安楽死判決が下りた1984年[*30]とすると，オランダでの全国調査は1990年からスタートしており，それ以前のデータはなく，1993年の埋葬法，2002年の審査手続法のいずれかを安楽死合法化の起点とした場合，非自発的安楽死は，1990年が全死亡数の0.8%，1995年が0.7%，2000年は0.7%，2005年は0.4%であって，法案成立後に増加したということは全くない．2005年の0.4%という低率については，終末期鎮静の割合が増えていることの影響と考えられるが[*31]，いずれにせよ，安楽死合法化が非自発的安楽死を増加させたという事実はデータ上には現れてきていない．

第二について

 オランダの非自発的安楽死が他の国の比率より高いのであれば，安楽死合法化がこの事態を引き起こしたと間接的にはいえるかもしれないが，その証拠はない．ヨーロッパ6カ国の調査では患者の明白な依頼なしの生命の終結はベルギー1.50%，デンマーク0.67%，イタリア0.06%，オランダ0.60%，スウェーデン0.23%，スイス0.42%[*32]．オーストラリアは3.5%[*33]，イギリスでは0.33%[*34]となっている．

(3) 法の文脈での滑り坂

 (1)で検討した論理的滑り坂論法は現実の法体制を離れた，言うなれば純粋に哲

学論議に属するものである．しかし現実の法体制の下では別の要因が働く．緊急避難の法理によるにしろ権利に基づくにしろ，安楽死が合法化されるとその法体制下では論理的には「滑り坂」を避け得ない状況となりうる[*35]．

(a) 緊急避難の法理による合法化

医師は，患者が絶えがたい苦しみに苛まれていると判断する．

問題は，安楽死の依頼を受けた医師がこの状況認識にたち，緊急の際の唯一の道としてやむをえず生命という法益を排除して安楽死を実施した場合に，それを法システムがしかるべき理由により正当なものとして受け入れることである．苦の現実から患者を解放するには，生命という法益を排除する以外に方法がなく，残された唯一の解決策として安楽死を実施し，それをオランダのように，緊急避難の事由で正当であるとした場合，緊急避難の法理がその法体制下での，新たな道筋を用意してしまう結果になる．

安楽死以外に，その耐え難い苦痛を除去できないという状況認識に立つ医師が，生命尊重との葛藤の末やむをえず依頼された安楽死をほどこした場合，オランダでは緊急避難の事由によりその行為を正当とし，罪に問わない．ところで，この緊急避難による生命終結（termination）の合法化は，法的責任能力のない人に対する，依頼に拠らない生命終結をも，法的に正当とせざるを得ないという状況をもたらす．つまり，法的責任能力のある人の依頼による安楽死を認める理由が，法的責任能力のない人の場合と，耐えがたい苦痛の存在が共通，生命救助と苦痛排除の義務とその葛藤も共通，苦痛排除の緊急性も共通であって，他に取りうる方法がない場合（補充性の原則）は，前者の判決理由が法的責任能力のない人に対する，依頼によらない生命終結にも適用されることになり得るということである．なぜなら，依頼のあるほうが望ましいとしても，緊急避難の法理は被行為者の同意を必ずしも要件とはしないからである．

積極的安楽死を許可する判決が下ると，このことが法規範の新たな要因を構成することになる．依頼による生命の終結のケースに緊急避難の法理を適用すれば，その緊急避難の法理を法的無能力者の生命終結にも適用せざるを得なくなる．緊急避難に関するこの考え方はわが国の刑法学者荘子邦雄氏らの著作に見られる．荘子氏は避難意思（救助意思）を最初に置き，避難行為は，現在の危難を回避する意思（避難意思），または，他人の現在の危難を救助する意思（救助意思）に基づくものでなければならない，とした上で，次のような説明をしている．「避難行為は，緊急状態を他人に転化して他人の法益を犠牲にする行為であ

る．したがって，正当防衛の場合と異なり，避難行為には，他人の法益を犠牲に供する以外に他に執るべき手段方法が存在しなかったという唯一性の原則＊の支配が必要である．……他人のための緊急救助行為に際しては，原則として，被救助者の意思に反しないことが要求される．しかし，被救助者の意思はもとより，保護者・配偶者などの同意を得る余裕のない緊急状況のもとで被救助者の意思に反する結果が生じたとしても，客観的に唯一性の原則を充たす限り，緊急救助行為の違法性は阻却される[36]」．

そもそも緊急避難では「責任能力ある人本人の依頼は合法性の決定要因ではない[37]」．

「緊急避難が違法性阻却事由である以上，本人の意思に反するかどうか問うべきでない[38]」とすら述べられている．

実際，過去10数年のオランダの判決例には，緊急避難の法理により処罰しないものが重度障害新生児に2件，成人に1件あった．

重度障害新生児の生命終結を行った婦人科医プリンス（Prins）(1995)，一般開業医カダイク（Kadijk）(1996) という二人の医師は緊急避難の正当化事由により無罪となる[39]．また1997年から2004年の間に22件ほど生命終結実施の報告があるが，いずれも訴追されていない[40]．

また，成人で責任能力を失った末期がん患者に対して，モルヒネを多量に使用したものの痛みは治まらず，鎮静を試みるがこれもまたうまくいかず，やむをえずその命を終わらせた医師が緊急避難の事由で殺人罪を免れている（1997）[41]．

司法における「同意なしの生命終結」の容認という事実が，いかなることをその社会にもたらしているのか，あるいはもたらすのか，様々な側面から検討し，注意深く見極めていく必要がある．

日本とオランダの安楽死関連の，現時点で知りうる限りの調査結果を参考資料の一部として挙げておく．言うまでもないことであるが，データの一人歩きには十分警戒をしなければならないであろう．

日本の場合：
- 一般の人は約85％が積極的な安楽死に反対である[42]．

オランダの場合：
- 一般の人は85％が自発的積極的安楽死に賛成である．
- コミュニケーションが不可能な状態に陥った，痛みに苛まれる，不治の病気の患者に対する積極的な生命の終結には，

一般人の63％，医師の36％が賛成である[*43]．

　滑り坂は2点間の勾配がどの程度かによってその坂の評価も異なる．文化あるいは人々の心の有り様がその坂の勾配を定めることになるのかもしれない．
　以上，緊急避難の法理に基づいて安楽死を正当化するという法体制下のオランダを主たる対象として滑り坂問題を検討した．
　横浜地裁の安楽死判決の傍論には，緊急避難の法理に加え患者の自己決定権を主要な柱の一つとする考え方が提示されている[*44]．
　権利に基づいて安楽死の合法化を認める場合，滑り坂はあるのか．権利に基づく議論の組み立てには，法的無能力者に関する代理決定権が無視できないものとして登場する．

(b) 権利に基づく合法化と問題

　代理決定の制度が全くない場合は別として，特定の法システムの下で安楽死という方法で死ぬ権利が認められた場合，代理人による安楽死の決定が想定できる．
　クインラン事件以来アメリカでは沢山の州の法制度の中に生命維持治療を拒む患者の権利が組みこまれ，責任能力喪失時は代理人の決定に委ねられるものが多く見られる．わが国の厚労省の終末期医療のガイドラインも法の形式こそとらないものの代理決定を大幅に認めている．即ち責任能力ある人の直接の依頼の受理から事前指示，代理人による同意あるいは本人の最善の利益の推定等へと，承認されるものの範囲が拡大してきている．
　患者の依頼による積極的安楽死是認が前提となって，ついには責任能力のない人の，依頼によらない生命終結もまた治療中止と同様の展開をたどらないとは言い切れない．
　米国のローレヴューに「もし，その人に責任能力がなく，しかもその意思がわからない時に，生命維持装置を中止して死ぬという，責任能力のある人と変わらぬ憲法上の権利，即ち責任能力がなく本人の意思もわからない場合，第三者による代理判断で行使される権利をもつとすれば，同じように自殺によって死ぬという権利が承認されていれば，その権利は責任能力がなくなっても生きており，第三者が彼らのためにその権利を行使する権限を与えられていると論理的にいえるだろう．別の言い方をするなら，もし現在の判例法で認められている'死ぬ権

利'が'自殺する権利'をも包み込むとみなされるなら無能力者の代理判断の自殺 —憲法上妥当とされる積極的,非自発的安楽死— が論理的帰結だろう」*45 との論評がある.

もし自殺が権利として認められるなら,代理判断の原理により,責任能力のないひとのために代理人がこの権利を主張するのも許さざるを得ないだろう.

アメリカの巡回裁判所の判決文には「我々は死ぬ権利のケースの重大な境界線は個人の生命の自発的な終結と非自発的な終結の間にあると見ている.第一のケース —意志(決断)による死(volitional death)—の場合,医師は自由に基づく関心事を行使しようとする患者を支援あるいは幇助している.そして他の場合 —非自発的死—,患者自身のため,あるいは,社会のために行為する人が,この人はこれ以上生き続けるべきではないという決定をしている」*46,と記され,脚注には,「正当な手続きで指名された代理決定者の決定は……患者自身の決定であるということをはっきりとさせるべきである」*47 とある.

この文を記載している 判決そのものは,終末期の,責任能力がある患者が,自殺幇助等自らの死に方を決める自由を禁止するのは個人の権利の侵害に当たると言う趣旨のものであるが,最高裁判所で無効とされている.しかし,同趣旨の発言は法学者の論評*48 にもある.

別の法学者は次のようにも述べている.

> 「死ぬ権利(right to be killed)がひとたび生み出されると,等しくその権利を保護するという考え方に基づいて法廷はこの恩恵を非常に障害の重い人にも,広げるかもしれない」*49.

代理決定制度のもとで安楽死の権利を認めるなら,そのことが前件となり非自発的安楽死の合法化を排除できないだろう.我々は,権利に基づいて安楽死を法制化する場合も,滑り坂に足を乗せているという認識を持たねばならない.

そもそも死ぬ権利を認める以上,それを終末期患者に限定するのは不平等である.自殺の権利が認められるのであれば万人に等しく認めるべきであり,自己決定権を重視するのであれば,終末期の苦痛のみを意思決定のための条件とするという限定は取り払うべきだ,との主張も成り立つ.もしそうであるとすれば,その権利の行使も然りである*50.

横浜地裁の「判決」は「緊急避難の法理」と「自己決定権の理論」を機軸に置くとしている.これらの問題をどのように処するのか.

以上(b)に関してはP・ルイス(P.Lewis)*35pp.43-75, 139-144 等参照.

4　合法化の禁止と患者の放置

「安楽死の合法化」は法的無能力者の生命終結の是認をもたらしかねないとすれば，それは自発的積極的安楽死合法化禁止を主張する理由の一つとなる．制限能力者の生命終結をも肯定するとすれば別問題であるが，筆者の考えはそこには至らない[*51]．

ところで，安楽死を合法化しない場合，「激しい苦痛や呼吸苦を回避できない」，あるいは「尊厳喪失が恐ろしい」などの理由で安楽死を依頼する患者の願いはことごとく拒絶される．ここに"安楽死を望まざるを得ない患者の救済" vs. "法的無能力者の生命終結許容"，もしくは，"法的無能力者の生命終結阻止" vs. "安楽死を望まざるを得ない患者の救済断念"といったジレンマが発生するのである．

5　安楽死の代替——自殺幇助と持続的な深い鎮静

安楽死の代替案としては自殺幇助と，持続的な深い鎮静が挙げられるだろう．

5.1　自殺幇助

自殺幇助に関してはオレゴン等で話題となる，主に尊厳やセルフコントロールの喪失を恐れる患者[*52]に該当事例をみるであろう．ある種の激しい苦痛に苛まれる患者の依頼もそれに該当するかもしれない．

自殺幇助容認については，「自殺幇助の合法化は安楽死容認」につながるのではないかといった見方もありうるが，患者の権利に基づいて承認するのではない限り根拠は乏しいであろう[*53]．自殺幇助は，権利として承認するのではなく，本人の止むに止まれぬ依頼を，他に方法がない場合に限り社会がやむを得ず受け入れる，ということがその仕組みに取りこまれなければなるまい．

何もかも人の手に委ねなければ生きていけない人が，死ぬことを望む場合，僅かに残された手段は，自ら栄養や水分を断つことしかないのかもしれない．

日本では心中以外は自殺を犯罪として罰した歴史はなく，自殺はそれほど「異質」なものとして扱われていないという文化的背景があり[*54]，安楽死の周辺にある，代替手段のない耐え難い苦しみからの解放という捉え方を憐憫や共感の延長上におくことにあまり違和感がないかもしれない．現在，社会の話題となって

いる生活苦などに起因する自殺の問題とは当然，全く別の取扱いがなされねばなるまい．

5.2 持続的な深い鎮静

　安楽死のもう一つの代替案である持続的な深い鎮静の対象は主に痛みや呼吸苦に悩む患者となるであろうが[*55]，それは利点と欠点を併せ持つ．

　持続的な深い鎮静の利点は生命を絶つ行為に直接にはつながらないこと，違法の範疇に属さないことである．欠点は生の質を享受するための条件である意識レベルを極端に低下させることでその目的を達するのであるが，それは安楽死同様，生の質の尊重という点からみれば逆説的状況をもたらすことでもある．

　持続的な深い鎮静は苦痛を感知しないように限りなく意識レベルをさげ，その状態に続いて死が訪れるに任せるという点では，薬物を用いて生命断絶を図る安楽死と手段は異なる．だが，苦痛を感じる意識を薬剤によって排除し，苦痛を感じさせることなく死の到来を待つという方法はそこに費やす時間の長短を除けばまさに安楽死と類似する手段であり，安楽死の代替物となり得る所以である[*56]．

　医学的には栄養や水分補給の適応であるのにそうした処置をとらずに意識レベルを下げるということは殺しと同じであるとの見方に対しては，生命維持に必要な最低限の栄養や水分の補給を続ける対応をとることで反論できる．それでは，生命維持にあたって，水分や栄養の補給が必要であるにもかかわらず持続的な深い鎮静の導入と同時にそれらを絶つ場合はいかなる評価ができるか．

　緩和が難しい神経因性疼痛[*57]に苛まれる患者に，生命の終わりが見えていないのにも関わらず，持続的鎮静が施され栄養や水分補給が中止されたとする．それが死の発生に対する十分条件を構成する要因となる蓋然性は高い．したがって，その因果性が確かめられれば，そのケースは見方しだいでは殺しに分類しなければならないかもしれない．この種の終末期鎮静に対しては以前から言われていた Slow euthanasia の呼称がふさわしいかもしれない[*58]．

　緩和できない耐え難い苦痛等から解き放たれたい思いは，時に自殺や自殺幇助への切望に導かれるであろう．病を得てむごたらしい姿を晒したくないとの思いを強くもつ患者が意識を落とされ他人の支配下に置かれることは自己の尊厳を損なうことになるとして，持続的な深い鎮静を拒絶し，自殺幇助を依頼するかもしれない．そのような選択肢を閉じてしまうことは望ましいことではあるまい[*59]．

おわりに

　私は，個人の自由な関心事を可能な限り実現することそれ自身は肯定され，可能な限り支援されるのはごく常識的なことだと考えている．積極的安楽死が特定の人の特定の状況下で最も望ましい last resort にかぞえられ，かつ，他の社会的価値を否定するものでなければ拒まれるべきではないのかもしれない．人によっては，深い持続的鎮静を自ら望む人もいるだろう．ファーストチョイスで自殺幇助を求める人もいれば，セカンドベストとして自殺幇助を代替手段として考えることもあろう．積極的安楽死を強く望みながら現実には深い持続的鎮静しか選択できない場合もあろうが，われわれの生存も自由も元々限られているものなのである．

［千葉大学名誉教授］

謝辞

　本章作成過程で，坂井昭宏，水野俊誠，小野谷加奈恵の3氏に貴重な助言，コメントをいただいた．また資料収集，閲覧に関しては石川悦久氏と千葉大学付属図書館司書の方々のご好意，親切なご教示に与った．心より御礼を申し上げます．

お断り

　本章にある滑り坂論は科研関連文献，富山大学『生命倫理研究資料集Ⅴ』（平成23年3月）13-28頁（飯田著）からその重要部分を転載させていただいた．

【注】
- ＊1　『苦痛緩和のための鎮静に関するガイドライン』2004年．
- ＊2　拙論「『安楽死の意図は患者の死亡，鎮静の意図は苦痛緩和』という二極分化的思考の問題点」飯田・甲斐編『終末期医療と生命倫理』太陽出版，2008参照．
- ＊3　J. A. C. Rietjens et al., 2006, *Arch Intern Med*. 166, pp.749-753.
  A. E. Chin et al., 1999, *N Engl J Med*, 340, pp.577-583.
  T. Morita et al., 2002, *J Palliat Med*. Jun; 5 (3), pp. 375-385.
  F. D. Ferris et al. (eds.), 2001, *Module 4: Palliative Care, A Comprehensive Guide for the Care of Persons with HIV Disease* (electric edition), Mount Sinai Hospital and Casey House Hospice, Toronto, p.16.
- ＊4　T. E. Quill et al., 2000, *Annals of Internal Medicine*, 132, pp.488-493.
- ＊5　詳しくは＊4 T. E. Quill et al 及び＊2拙論等参照．

*6 終末期で痛み等が激しい場合治療中止に74％の一般人は賛成．
(厚労省『終末期医療に関する調査等検討会報告書』目次Ⅲ, 2「終末期医療のあり方」平成16年)
*7 T. Morita et al., 2004, *Palliative Med*, 18, pp.550-557.
*8 B. Steinbock, "Introduction" in B. Steinbock and A. Norcross (eds.), *Killing and Letting Die* 2nd ed. New York: Fordham University Press, pp.44-45.
*9 H. Kuhse, 1987, *The Sanctity-of-Life Doctrine in Medicine*, Oxford, p.62.
*10 ibid. p.62.
*11 H. Kuhse, 1998, *Cambridge Quarterly of Healthcare Ethics* 7:4, p.373.
*12 R. H. Dworkin et al., 2007, *Pain*; 132, pp.237-251.
*13 L. A. Farrer, 1986, *Am J Med Genet* Jun; 24 (2), pp.305-311.
L. D. Maio et al., 1993, *J Med Genet* 30, pp.293-225.
L. Baliko, 2004, *Neuroepidemology*; 23, pp.258-260.
*14 M. P. Battin, 2003, "Euthanasia and Physician-Assisted Suicide", in H. LaFollette (ed.), *The Oxford Handbook of Practical Ethics*, Oxford Univ. Press, pp.673-704. 以下3.2.1については, 同論文並びに前掲拙論参照.
*15 R. M. Chisholm, 1970, "The Structure of Intention", *The Journal of Philosophy*, 67, p.636.
*16 G. Bosshard et al., 2005, *Arch Intern Med*. Feb 28; 165 (4), pp.401-407.
*17 J. A. Rietjens et al., 2004, *Ann Intern Med*; 141, pp.178-185.
*18 Wibren van der Burg, 1991, "The Slippery Argument", *Ethics* 102, pp.44-65.
*19 The Dutch Penal Code, Article 40.
J. Griffiths et al., 1998, *Euthanasia and Law in the Netherlands*, Amsterdam: Amsterdam Univ. Press, pp.61-63, 326-328.
P. Lewis, 2007, *Assisted Dying and Legal Change*, Oxford Univ. Press, pp.76-83 他.
*20 Wibren van der Burg, op.cit., p.44.
*21 吉満昭宏, 2005「ソリテス・パラドックス」飯田隆編『論理の哲学』講談社, 60-61頁.
*22 Govert den Hartough, 1998, "The slippery slope argument", H.Kuhse & P.Singer (eds.), *A Companion to Bioethics*, Blackwell.
*23 吉満昭宏前掲*21, 67-79頁.
*24 J. Keown, 2002, *Euthanasia, Ethics and Public Policy*, Cambridge Univ. Press, p.77.
*25 H. Lillehammer, 2002, "Voluntary Euthanasia and the Logical Slippery Argument" *Camb. L. J*, 61(3), p.546.
*26 議論の後半でキオウンは, もし医師の役割が, 患者による自律的決定が行われているかどうかの確定に限定されるなら安楽死が許容されうるかどうか決めるに際してなされるべきことは患者が自律的決定をしたかどうかであり, 死が患者の益になるかどうかの判断には道徳上の重みはない. もしそうであるなら死が医師の判断で患者の益になるものであろうがあるまいが安楽死を依頼する患者の願望をこそ尊重しなければならないものとなり, 患者の健康状態とは関係なく全ての患者にこのことは適用されなければならなくなる, と問題含みの帰結となることを示唆している.
　「もし自発的積極的安楽死の正当化の核心となるものが, 患者の自律性の尊重にあるとされるなら, このことは, 患者が耐え難い苦痛にあえいでいるとか, 苦痛は耐えられる限度であるとか, あるいは, 少しも苦しんでいないといった要件とは, 確かに論理的に

つじつまが合わない」(Keown, op.cit.,p.79)

* 27　op.cit., p.547.
* 28　op.cit., p.548.
* 29　P. Lewis, 2007, "The Empirical Slippery Slope from Voluntary to Non-Voluntary Euthanasia", *The Journal of Law, Medicine & Ethics*, 35(1), pp.197-210.
* 30　J. Griffiths et al., op.cit., p.63.
* 31　A. van der Heide et al., 2007, *N Engl J Med*. May 10; 356 (19), pp.1957-1965.
* 32　A. van der Heide et al., 2003, *The Lancet*, 362, pp.345-350.
* 33　H. Kuhse et al., 1997, *MJA*; 166, pp.191-196.
* 34　C. Seale, 2006, *Palliative Medicine* Jan; 20(1), pp.3-10.
* 35　P. Lewis, 2007, *Assisted Dying and Legal Change*, Oxford Univ. Press (pp.166-169) 等参照.
* 36　荘子邦雄，1996『刑法総論（第3版）』青林書院，263-264頁．引用文内＊印は本章筆者挿入：引用文内「唯一性の原則」とは「補充性の原則」の意.
* 37　P. Lewis, op.cit. p.169.
* 38　大塚仁，2008『刑法概説 総論』（第4版），有斐閣，404頁.
　　　福田平，2004『全訂刑法総論』（第4版），有斐閣，167頁も参照.
* 39　J. Griffiths et al., op.cit., pp.73-86, 341-351.
* 40　Jozef H. H. M. Dorscheidt, 2005, "Assessment Procedures Regarding End-of-Life Decisions in Neonatology in the Netherlands", *Med & L* 24. pp.803-829.
* 41　J. Griffiths et al., op. cit., pp.132-133.
* 42　厚労省，2004『終末期医療に関する調査等検討会報告書』.
* 43　J. A. C. Rietjens et al., 2005, "A comparison of attitudes towards end-of-life decisions: Survey among the Dutch general public and physicians", *Social Science & Medicine* 61, pp.1727-32.
* 44　横浜地判平成7・3・28判時1530・28.
* 45　T. J. Marzen et al., 1996, "Suicide, A Constitutional Right? Reflections Eleven Years Later", 35, *Duq, L. Rev*, 261, pp.283-284.
* 46　*Compassion in Dying v. Washington* (1996) 79 F.3D 790, 832 (9th Cit. en banc).
* 47　Footnote 120.
* 48　T. J. Marzen et al., op.cit., pp.277-278.
* 49　Michael McGonnigal, 1997, "This is who will die when doctors are allowed to kill their patients" 31, *J. Marshall L. Rev*. 95, pp.99-100.
* 50　*Compassion in Dying v. Washington* (1995) 49 F.3d 586, 595-6 (9th Cir.).
　　　J. Keown, op. cit., p.70-80 他.
* 51　筆者は以前，積極的安楽死も個別の問題としては許容されるべきではないかという趣旨のことを述べた後，「積極的安楽死の承認の利点と問題点等を，……，個人の自己決定と生命の尊重，社会的安定といった共同体の価値等，多面多層の包括的な議論の基礎的資料として議論して行かねばなるまい」（前掲拙論）と記したが，法の分野に「滑り坂」の問題がこのような形で忍び込んでいることを，P・ルイス等の著作に触れるまでは知らなかった．本稿はP・ルイスの労作，P. Lewis, 2007, *Assisted Dying and Legal Change*, Oxford Univ. Press から多くの示唆を得ている．とりわけ「法の文脈での滑り坂」の問題に関する項の議論は本著作の示唆なしにはあり得なかった.

合法化について，慎重な考えを示すわが国の刑法学者の論述にも同様に多くの示唆に富むものがある（井田良『刑法総論の理論構造』成文堂2005年他参照）．
個別の事案として積極的安楽死に肯定的考えを表明する刑法学者はわが国には多い．
　（大谷實，2009『刑法講義総論』新版第3版，成文堂，269頁．大塚仁，2008『刑法概説（総論）』第4版，有斐閣，425頁．団藤重光，1994『刑法綱要総論』第3版，226頁．他）

*52　オレゴンでの自殺幇助依頼の理由については，L. Ganzini & E. Dahl, "physician-Assisted Suicide in Oregon", D. Birnbacher & E. Dahl (eds.), 2008, *Giving Death a Helping Hand*, Springer, pp.67-76 等参照．

*53　B. D. Onwuteaka-Philipsen et al., 2003, *Lancet*, 362, pp.395-99.
　　　Penny Lewis, 前掲論文 p.197. 他．

*54　モーリス・パンゲ，1986『自死の日本史』竹内信夫訳は筑摩書房．
　　　加藤周一他，1977『日本人の死生観』（下），岩波書店，209頁．

*55　J. A. C. Rietjens et al., 2006, *Arch intern Med*, 166, pp.749-573.

*56　J. A. C. Rietjens et al., 2009, *Palliative Medicine*; 23, pp.410-417.

*57　医学の進歩は遠からずこの件に関して適切な医学的処置の方法を確立することであろう．しかし患者を苛むという点では後れをとらない病気は他にもあるだろう．

*58　J. A. Billings, S. D. Block, 1996, *J. Palliative Care* 12, pp.21-30.

*59　F. D. Ferris et al., op. cit. 等参照．

第3章

安楽死・尊厳死とキリスト教
―― その歴史と基本思想

土井健司

はじめに

　人間だれしも死を迎えねばならない．だとすれば，せめて，できるだけ穏やかな死を迎えたいと願うものであろう．エウタナシアとは元来そのような死と願望を意味した[*1]．もちろん現代でも安らかな死を意味することに変わりはない．しかし，いささか特殊，特定の文脈で使われることになる．それは医療の文脈である．終末期の延命はどこまで行わねばならないのか，また，場合によっては薬剤によって致死させても許されるのか．視点を変えるなら，患者の立場に置かれた人が，無意味な治療の結果，治癒の見込みがないにもかかわらず，ひたすら有機的生命体として生かされる状態，あるいは苦痛に満ちた状態を強いられることに対して，安らかに人間らしく死にたいと願う，そのような文脈で安楽死が問題となる．したがって今日安楽死を問題することは，たんに個人が一般に安らかな死を望むというだけでなく，医療という文脈を考慮せねばならない．

　キリスト教と安楽死というテーマで思い出されるものの一つは，カレン・クインラン事件であろう．実はクインラン家は熱心なカトリック教会の信者であった．植物状態になったカレンのことでその母親の相談相手になったのはトーマス・トラパッソという名前の神父であった．彼はカレンの状況を神学的に考察して，そのような場合生命維持装置の使用は「特別手段」に該当するものと見なし，その使用の道徳的責務はないと両親に助言したという[*2]．また教区のケーシー司教も「カレン・アン・クインランの生命維持のために特別手段を使用することについて」という声明を発表している[*3]．ここで神父や司教が述べる「特別手段」とはカトリック教会に伝統的な医療倫理の概念であって，「通常手段」と

対比して用いられる．終末期に人は，いのちを尊ぶ必要から通常手段に該当する医療を受ける義務を負うが，特別手段に該当するものについては義務を負わないというわけである．

キリスト教は何百年も前から教会の公的見解，あるいは神学者の見解など安楽死問題について様々に発言してきた．そこで，キリスト教が安楽死とどのように関わってきたのか，その歴史，基本思想について論じることを本章の目的としたい．

1　16・17世紀におけるキリスト教と安楽死

キリスト教という宗教が安楽死問題に関わってきた歴史は，聖書からはじまるものではない．もちろん安楽死を自死・自殺と同一視するなら聖書あるいは古代教父の著作にその源泉を見出すことができる[*4]．事実安楽死の歴史を扱う文献では，古代ならびに中世に関しては自死・自殺論が扱われる[*5]．しかし医療問題としての安楽死となると，ルネサンス，宗教改革のあった16世紀よりその歴史がはじまると言ってよく，われわれはここから考察をはじめたい．

カトリック教会と比べるとプロテスタント諸教会が医療倫理の分野で積極的に発言するのはかなり後になってからだと言える．ある論考のなかでチャールズ・カランは「なぜローマ・カトリック教会は1960年以前に医療倫理にかくも関心を抱いていたのか」という節を設けて，その理由を論じている．カランによるとそれは，カトリック教会が秘蹟としての悔悛を行う必要性から「よき業」への関心を強くもったからだという．その結果15世紀にフィレンツェ大司教アントニヌスは医師の業務を含めて様々な職業においてなすべき業を論じた『スンマ』を著した．さらにその後17世紀になるとパオロ・ズッキアが『法医学の諸問題』（Quaestiones medico-legales）を著し，法医学という分野を切り開くとともに，カトリック教会の医療倫理のモデルを構築したという[*6]．ここでカランが悔悛とよき業を指摘する点は考慮に値する．一般にプロテスタントは恩恵に救済の根拠を定めるので善行には無関心であると思われているからである．

しかし，たとえばマックス・ウェーバーが『プロテスタントの倫理と資本主義の精神』で論じた17世紀のイギリスの牧師リチャード・バクスターはその『キリスト教指針』（A Christian Directory）のなかで，決疑論的な議論をしてキリスト者としての詳細な行動指針を論じている．確かに救済の根拠にはならない

が、だからと言って不道徳に生きてよいわけではなく、むしろ救済にふさわしく生きることが求められる。それゆえカランに対しては、カトリック教会のみならず、プロテスタント諸教会の間でも「よき業」への関心は強いと反論することができよう。そこで「魂の医師」[*7]とも言われたバクスターに対して、医療に関しても決疑論的な行動指針を期待したいところである。ところが、そのような指針にはなっていないのである。医療に関してバクスターは、同書第4部5章で「医師の義務」を論じつつも、冒頭で次のように述べる。

> この誉れある職業につく教養高い人々に私がその医術の神秘あるいは事柄に干渉しているという機会を与えるのが、私の意図ではない。私は神と良心とが彼らに期待することに限って、しかも簡潔に述べるに止めよう[*8]。

つまりここでバクスターは一般的な指針を述べるに止め、積極的かつ具体的に医学・医療に介入し論じることを避けている。たとえば第1指針は「人の生命と健康を救うこと、あなた自身の収益や名誉に先立って、まずこれがあなたの意図の第一にして主たるものであること」と記されている。最後の第6指針では「人の身体と同様に、その魂に対してあなたの同情と愛とをはたらかせよ。そして患者にむかってその変化への準備ができるような言葉を語ること」と述べられる。極めて一般的な指針を短く述べるに止めるのである。

結局よき業への関心が強いとしても、プロテスタント諸教会では悔悛が秘蹟から外されることによって告解との関係で具体的に罪とは何かを論じる必要がなくなり、罪が個人の良心の問題となることで、教職者たちは積極的に医師の業務に発言しなくなったのではないか。加えてプロテスタント神学にみられる倫理学の体系を構築することを拒否する傾向も拍車をかけ、何か体系化された、あるいは原則をもちいた医療倫理を形成しなかったと考えられる[*9]。これに対してカトリック教会では、1215年に第4ラテラノ教会会議で最低一年に一度の告解を信者の義務としたことが決定的な影響を与え、さまざまな議論が展開していく。すなわち何が罪で、何を告解する必要があるのかへとカトリック信者の関心が向かい、倫理神学において職業に応じた罪が列挙されることになる。従ってカトリックの医療倫理は、とくに本章が主題とする安楽死に関しては主として医師の行為が問題とされるのが特徴だと言える。

ではカトリック神学において医療倫理、とりわけ安楽死についてどのような議

論が展開されているのか.アムンゼンによると[*10],いわゆる消極的安楽死は回復の見込みのない患者のケアの問題として論じられているが[*11],積極的安楽死については,患者側については自殺,医師側については殺害に当たるものとして倫理的にその罪は明白であるので,とくに議論されることはなかったという[*12].この点『生命倫理百科事典』(丸善出版)の「医療倫理の歴史」の項目の中でも同じアムンゼンは次のように指摘する.

> 医療倫理の二つのトピック,妊娠中絶と安楽死についての記述を中世後期の医療文献に求めたが,ほとんど無駄であった.だからといって,このことから神学者と医師のどちらも,医師が妊娠中絶や安楽死の処置を行うことを倫理にかなっていると考えていたと結論づけることはできない.実際,推定されるのは全く反対のことである.神学者や医師は一様に,どちらも罪深いものとすることを当然と考えていたので,その罪深さについてわざわざ明示的に触れるに及ばなかったのである.(331頁)

この点についてアムンゼンが挙げるのは次のテクストであった.「ナバルス博士」として名高いマルティノ・アスピルクエタは『聴罪師と悔悛者の手引き』(1588年)の中で,「医師は,たとえ憐れみの心から患者を喜ばせるためであったとしても,害があると分かっている薬を投与することは罪である」と記して,致死薬を投与する積極的安楽死を罪だと医師に対して明言したという[*13].どうやらこれがアムンゼンの見出した唯一のテクストのようだが,カトリック教会全体として安楽死を否定する傾向にあったことを示しているという.またアムンゼンによれば,宗教改革においてもこの点に大きな変化はないという[*14].

なおプロテスタントに関して一つ興味深いエピソードに触れておきたい.いくつかの箇所でマルティン・ルターは重篤な障害児についてそのような子どもは悪魔の産物であるので,魂はなく,むしろその内面は魂の代わりに悪魔そのものである可能性があるので殺してもよいと述べている[*15].これはもはや殺傷・殺害の次元のこととなっているが,障害児の安楽死と関連してルターがこれを肯定したと捉えることができよう.しかし,このような障害児が悪魔の産物であるという見解はルター特有のものではなく同時代の外科医パレなどにも認められるもので,一般的な見解としてあったようである.この見解は,神学者としてルターが真面目に取り組んで論じたというよりも,「おそらくドイツ農民の態度を表現し

ている」ものと解すべきだろう*16．また，その後ルター派が障害児の安楽死を認めることはなく，このルターの見解が踏襲されていくことはなかった．

2　特別手段と通常手段

　カトリック教会の伝統のなかには延命に関する議論の鍵となる対概念が生み出されていった．この対概念は現代でもしばしば用いられるもので，安楽死問題を論じるうえで不可欠といってよいだろう．すなわち，「はじめに」で言及した「特別手段（media extraordinalia）」と「通常手段（media ordinalia）」である．これらの区別は16世紀に遡るものである*17．元来はトマス・アクィナスの『神学大全』第2部の2第64問第5項の自殺論における自己保存の義務の解釈が基礎にある．そこでトマスは自己，社会，神との関係で自殺を否定する．その最初は，人は誰しも自己を保存し自己を愛さねばならないという自己保存と自己愛の義務のことである．この二つに反するがゆえに自殺は大罪（peccatum mortale）であるという．件の両手段についての議論は，このトマスの思想を解釈する過程で生じていく*18．自己保存の義務は絶対のものか．あらゆる手段を用いて自己保存を図らねばならないのか．それともなんらかの制限は許されるのか．こうした問題である．この概念の歴史的発展については何よりもクロニンが包括的で信頼できる研究を公にしている．クロニンの研究を参考にして，小論ではまず16世紀の3人の神学者の議論を確認したい．

　最初に注目すべきはドミニコ会士ヴィトリア（Vitoria：1546年没）である．ヴィトリアによると，まず何らかの精神疾患のため食事が摂れない人はそのために自己保存の義務に反したわけではなく，大罪から免れている．では薬の場合はどうか．たしかにもし薬を服用することで健康になり服用しない場合に死ぬのであれば，その薬を服用しないことだけでなく，他者にそれを与えないことも大罪を犯したことになる．しかし健康になる保証は滅多に確実ではない．それゆえ薬の服用を絶対に拒否しても大罪を犯したことにはならない．したがって「もし自分の全財産を投げ出さなければ求められないような高価な薬を病人がもたなかったとしても，その人にそのような義務があると私は考えない」*19と言われる．さらに健康のため，自己保存のために最善の食，最善の土地を求めないとしても大罪を犯したことにはならないとする．そしてまた「たとえば熱を下げたりするために何年にも渡って薬を服用するとか，それに類することなど，人は，た

とえ死の危険が予測されるところでも，延命のための薬を用いなければならない義務はない」[*20] とも述べる．「特別手段」といった概念こそ使わないが，トマスの言う自己保存の義務について免責に当たる場合を様々に論じ，後代に影響を与えていくことになる．

次に挙げられるのは同じドミニコ会士のソト（Soto：1560 年没）である．ソトは自殺論をトマスに従って論じ，続けて自己保存の義務との関係から肢体切断の義務の有無について議論する．そこでソトは患者が適切に受け入れることのできる処置は受ける義務があるが，「しかし誰も四肢切断あるいは肉体への挿入における恐ろしく激しい苦痛をもたらすものを強要することはできない．なぜなら誰もこのような拷問のうちに生命を保存する義務はないし，またそうしたからといって自己殺害とは見なされない」[*21] と記す．マッカートニーによれば[*22]，ソトがこの区別を立てたのは，未だ麻酔術が発達しておらず，すべての外科的手術が主観的にも（苦痛として），客観的にも（外見上）「苛酷な試練」であった時期のことであった．外科的手術がしばしば拷問部屋と比べられていたという[*23]．麻酔なしの外科手術，また衛生面も不十分で予後も決して安定しない時代，激痛を耐えなければ自己保存の義務を犯し，その大罪のため地獄の責め苦に苛まれるとなっていたとすれば，どれほど残酷なことか想像に難くない．

そして「特別手段」の概念に最初に言及したのは，ドミニク・バニェス（Banez：1604 年没）である．いささか長いが当該箇所を引用しよう．

そして次のように思われる．そのために指定された適切な手段をつかって生命を保持する義務がある．しかるに肢体の切断は生命に仕えるための適切な手段である．それゆえ切断を忍耐する義務がある．このように答えられるし，またこれが第一の結論となろう．しかしながら絶対的に語るとすれば，そのような義務はない．それは次のような理由による．人間は自己の生命を保持する義務があるが，特別な手段を通して（per media extraordinaria）ではなく，普通の食事や衣服，普通の薬や何か普通で通常の苦痛を通してである．何か特別の恐ろしい苦痛を通してではなく，さらには多額の費用を通してでもなく，その人自身の地位に応じた仕方でのことである．それゆえ，もし普通の市民がもしある薬に 3,000 ドゥカットを支払うと救われることが確実であるとしても，彼には支払う義務はない．以上から次の結論が明らかになる．このような手段は正しい理性を通して適切なものであり，従って許

されたものではあるのだが，しかし特別なものなのである[*24]．

バニェスがこれを記したのが1595年とされるので，16世紀末にこの概念が誕生したといえる．ここには普通の食事，衣服，薬のほかに普通の苦痛，また法外な費用の否定や地位に応じたことなど両手段の区別の特徴となるものが列挙されている．その後この両手段について詳細な議論を展開したのは，次の世紀のイエズス会士の枢機卿ホアン・デ・ルゴ（Juan de Lugo, S. J.）であるが，今は確認する暇がない[*25]．結局これらの手段を区別することは，自己保存の義務を絶対化せず，延命の義務に制限を設けることを意味する．ではそれはどのような制限であるのか．どのような場合に「特別手段」となり，また「通常手段」の特徴とは何か．

クロニンの研究はヴィトリアから1950年代のJ・ケリーに至る48名の見解を論じた後でそこに見られる特徴を抽出して一覧表にまとめている[*26]．様々な思想家の使う概念をもとに「特別手段」については9項目，「通常手段」については5項目が挙げられているが，いくつかは類似するので，結局クロニンは次のように「特別手段」としては5項目，「通常手段」については4項目にまとめてその概要を論じていく．今はそれぞれの特徴を列挙してみよう．

特別手段：①何らかの不可能（quaedam impossibilitas），②極度の労力，はなはだしい難儀（summus labor, nimis dura），③何からの拷問状態，激しい苦痛（quidam cruciatus, ingens dolor），④法外な費用，高価な手段，えりすぐりの手段（sumptus extraordinarius, media pretiosa, media exquisita），⑤激しい恐怖（vehemens horror）

通常手段：①救済への希望（spes salutis），②普通の手段（media communia），③地位にふさわしいこと（secundum proportionem status），④困難でない手段（media non difficilia）

以上が歴史的に考察した結果得られる「特別手段」「通常手段」それぞれの特徴ということになる．患者にとって，行おうとしてもできないこと，あるいは極度の労力を要し，はなはだしく難儀して得られるもの，激しい苦痛を覚えるもの，極端な費用を要するもの，あるいは患者自身が大変な恐怖心を抱くもの，これら一つひとつが「特別手段」に該当する．反対に「通常手段」と呼ばれるものは，それを使うことで救済・健康への希望をもつことができ，普通に共通して用いられるものであって，各人の地位・財産にふさわしい範囲内で手にいられ，あ

るいはとくに困難なものではないものということになる[*27]. そこでクロニンは次のように定義する[*28].

> 　生命保持のための通常手段は次のように定義することができる. それは, 与えられた環境下で普通に使用される手段であり, 特定の個人が現在の身体的, 心理的, 経済的状況の中で適切な利益への特定の希望をもって理性的に採択できるもののことである.
> 　生命保持のための特別手段は次のように定義することができる. それは, 与えられた環境下で普通に使用されない, あるいは普通に使用できる手段であり, 特定の個人が現在の身体的, 心理的, 経済的状況の中で理性的に採択することができないか, あるいはできても適切な利益への特定の希望を与えることのないもののことである.

これらは両手段について歴史的経緯を踏まえた総合的な定義になっていて, 基本的な定義と見なすことができる. ただし個々の要素について検討の余地はあろう. たとえば「適切な利益への特定の希望をもって」という点に功利主義的な計算を認めて批判される場合もある[*29].「適切な利益」というものが身体的次元での回復であるなら, 治癒に直結しないものはすべて特別手段になってしまう. また次節で考察するバチカン教理聖省の出した「安楽死声明」では, 医学の進歩のおかげで昨日の「特別手段」が今日は違うということがあると指摘される. 医学の進歩を考慮すると, また両概念が外見ほど明瞭でないことは難点にとどまる. それでも延命措置に何らかの歯止めと制限を設けることを可能にしようというその意図は, 今日においてなおカトリック教会において評価される所以であろう.

3　20世紀のカトリック教会と安楽死——「安楽死声明」(80年)を中心に

ここでは18, 19世紀に触れる余裕はないので, 20世紀に考察の場を移したいが, 20世紀のカトリック教会は安楽死問題について様々に発言してきた. ここでそれらを網羅することも到底望めない. ここでは80年に出された「安楽死声明」を中心に考察していきたい.

歴代教皇の中でも教皇ピウス12世（1939年〜1958年在位）は医療倫理の問題に数多くの発言を残したことで有名である. いまピウス12世の発言の一つひ

とつを確認する暇はないが、1957年11月24日の国際麻酔医大会参加者の謁見に際してなされた公式談話は重要かつ有名であり、一瞥しておく必要がある*30. なお教皇はこの学会に先立って同年2月24日にイタリア麻酔学会第9回大会から出された3つの質問に答える談話を発表し、その3番目の質問であった生命短縮の可能性を秘めた麻酔の使用は許されるのかについて、二重結果の原則をもとに苦痛の軽減が直ちに生命の短縮なるという意味での直接の因果関係がなく、また死の危険と麻酔使用による苦痛の緩和との間に釣り合いが取れている場合は許されるとしている*31.

さて国際麻酔医学会での談話において教皇はまず、重病のとき人間は医療を受ける権利と義務があるが、それは「通常手段」にのみ該当し、それ以上の処置の義務はないこと、さらに死の裁定は医師、麻酔医の事柄であり、断定できないときは生命の現存を想定すべきであることを確認する。その上で3つの質問に答えていく。第1の質問は、深い昏睡状態にあり回復の可能性がないと判断される患者に対して麻酔医は、その家族の意志に反しても、人工呼吸器を付ける権利と義務をもつのか、というものである。これに対して教皇は一般的には付ける義務があるが、人工呼吸器のような医療は特別なものなのでその義務はなく、付けなくとも道徳的に問題はないとする。さらに第2の質問は、人工呼吸器を装着したが昏睡状態は変わらず、また外すと血液の循環が止まると予測されるときに人工呼吸器を外しても許されるのかというものである。これは第1の質問をもとに、外しても倫理上問題はないとされる。そして第3は、「中枢神経麻痺のため深い昏睡状態にあるが人工呼吸器によって生命が維持されている場合」、しかも数日して改善が見られない場合にその人はすでに死んでいるのかどうか、という質問である。これに対して、それは教会の判断することではなく、医学の判断することであると答えている。

なお以上の教皇の談話については一つ注意が必要であろう。すなわち50年代というと人工呼吸器が出来たばかりで、まだ一般的医療と見なされてはいない時期であった。確かにカレン・クインラン事件のときにはこの談話が引き合いに出されたとしても、今日遷延性植物状態にある患者の生命維持装置を外してよいとはならず、むしろ外すことに反対するのがカトリック教会の立場である。ピウス12世の時代とは異なって、今日人工呼吸器は特別手段とは見なされ得ず、その点を注意しておかねばならない。

1980年6月26日にバチカンの「オッセルバトーレ・ロマーノ」紙は教理聖

省の「安楽死声明」(Declaratio de Euthanasia: Jura et bona: 以下「声明」と記す)の全文を掲載した．これはヨハネ・パウロ2世のもと教理聖省が時代の要請を受けて安楽死に関するカトリック教会の公式見解を教皇の裁可のもと発表したものであった．文書の日付は同年5月5日となっている．それ以前にも，また以後にもカトリック教会からは様々な安楽死の関する文書，言明が出ているが，基本的にこの「声明」と同調するものであって，この声明を考察することで現代のカトリック教会の基本的な見解を知ることができる[*32]．

全体は序論と結びの他，四つの部分に分かれている．Ⅰ.人間の生命の価値，Ⅱ.安楽死，Ⅲ.キリスト者にとっての苦しみの意味ならびに鎮痛剤の使用，Ⅳ.医療手段の使用における均衡，以上である．序論ではこの「声明」の中心的な関心が現代社会において蔑ろにされつつある生命の尊厳の尊重にあること，ならびに時代状況を鑑み，また各地からの要請を受けて「声明」を発表した理由，そして「声明」は信徒に向けたものであるが，それだけでなく「すべての善意の人」に向けたものであると述べる．

第1章にあたる「人間の生命の価値」では次のように語られる．

まず人間の生命の神聖さは多くの人の共有する感覚であるが，とくにキリスト者の場合それは「神の愛の贈り物」として受けて実り豊かなものとするよう求められていると述べる．そして第一に無垢な者，すなわち「死に値する罪のない者」の殺害を絶対に禁止する．生命はそれぞれが価値あるものとして神から各人にゆだねられたものであって，来世の完成に向けてこの世でも実りあるものとせねばならない．また，それゆえ自殺は許されない罪だと言う．ただ心理的要因のため責任がない場合は罪から除かれる．また隣人への奉仕など「高邁な目的のため」の自己犠牲も自殺から区別されている．

第2章の「安楽死」では次のように展開する．

冒頭，安楽死の意味がこれまでの経緯を踏まえて3つ述べられる．1つは，苦しみのない安らかな死であるが，現代ではこの語は単純にそのような意味に使われることはない．第2は，鎮痛の医療行為と結びつく致死としての安楽死であって，鎮痛剤のため死期が早まることもあるという．第3は「慈悲に基づき殺すこと」を指し，「極度に激しい身体的痛みを」取り除くため，あるいは「異常新生児や不治の病人や精神異常者」を対象に実施されるものである．これらのなかで「声明」は安楽死という言葉を第3の意味で捉え（いわゆる積極的安楽死）[*33]，それが許されないことを述べる．

第3章 安楽死・尊厳死とキリスト教

　ここでは安楽死という言葉を，あらゆる身体的苦痛から救う目的で為される，その本性からして，またはその行為者の意向によって，死をひきおこすような行為，あるいは不作為，という意味で用いる．ゆえに，ある行為がここに言う安楽死であるか否かをきめるのは意図がどうかということと，とられている方法がどうかということである[*34]．

　このように安楽死を規定した上で「声明」は，安楽死は決して許されるものではないと断ずる．それは「神の掟を犯す行為，人格の尊厳を踏みにじる行為，声明に対する犯罪，人間性の敵対行為」だからだという．耐え難い苦痛に苛まれる人間を前にすると安楽死を考えるのは善意からのこともあるが，それは誤りで「それ自体としては常に拒否されるべき倫理的逸脱の行為」である．また病者自身が殺害を求めることもあるが，「これは安楽死を本心から願っていると解すべきではない．実際それはほとんどの場合，苦しみの中からの，助けと愛を求めての切実な懇願に他ならない」．そして次のようにつづく．「病人の必要としているのは医療的配慮だけでなく，愛，すなわち人間味にあふれ，かつ超自然的動機に基づく心の暖かさである」．安楽死に傾く気持ちは理解されるとしても，末期の病者に本当に必要なものは安楽死ではなく，愛であって，適切なケアであるという．

　第3章にあたる「キリスト者にとっての苦しみの意味ならびに鎮痛剤の使用」では次のように議論が進む．

　人間の臨終一般について述べられ，場合によって激しい身体的苦痛に苛まれ，その除去の願望も生じると述べ，続いてキリストを致死させた彼の十字架の苦へ言及される．それはキリスト教的な仕方での苦の意味づけであって，それによって「キリストの受難に自覚的に自己を与らせよう」とする人もいるという．しかしもちろんこのような「英雄的な道」を一般原則とすることは賢明ではないとして，むしろ人々は鎮痛剤の使用を望んでいるとする．ここで鎮痛剤の使用が認められ，推奨される．

　ここで「声明」はピウス12世に言及して，鎮痛剤の使用について致死を予測しても可かどうかを問題とする．その答えは二重結果の原則に基づくものであって，死そのものを目的とするのではなく，結果として死が予測されるだけで，あくまでも目的は苦痛緩和にある以上その使用は構わないという．ただできるだけ意識的に死を迎える（キリスト者の場合はキリストとの「出会い」を自覚する）ことができるよう意識を完全に失わせないように配慮すべきだという．

第4章の「医療手段の使用における均衡」では，終末期に医療手段としてどのような考えに基づいて選択すべきかを語る．

まずすべてを医療技術によって解決しようとするのは間違った考え方であり，むしろそうした技術を前にしてある種の「死ぬ権利」（自殺や積極的安楽死の意味でではない），すなわち「人間としての，またキリスト者としての尊厳をもって平安のうちに死ぬ権利」を認めることは正しいという．その点で医療手段の中には問題となるものもあり，最終的には患者本人あるいは患者を正当に代理する者が決定すべきである．また医療従事者は病人に適切な処置をせねばならないが，しかしあらゆる手段を用いることができるわけではない．ここで「声明」は「特別手段」に言及し，原理としてその正しさを認めつつも，表現が曖昧であり，また医療の急速進歩のため明瞭でないという．そこで「適切な」(proportionata)，「過度な」(non proportionata) という表現がとられる場合もあるとして，結局患者の状態，副作用，可能性などを考えて「比較考量」することによってもっとも「ふさわしい手段・方法」を決めること可能だという．ここでは手段選択のためにいくつか重要なことが述べられている．第1には，すべての手段を使う必要はないこと．第2は，「特別手段」という概念は原理的に正しいが現在では曖昧になっていること．第3は，比較考量の原則，つまり宮川のいう「小悪選択の原理」「つり合いの原理」というものである．

さらに，いくつかのことが附加される．まず治験について犠牲心に富んだ行為を含めて肯定される．また延命についても比較考量して過剰と判断される場合は，医師が患者とその家族と相談して打ち切ることも許されるという．そして過剰医療を拒否することがあっても，それは自殺にはあたらない．そしていよいよ最期が近いとなると延命処置を止めることも問題はなく，医師はそのために患者を見捨てたのではないかという良心の呵責を感じる必要もないとされる．この点，一方で生命の尊厳を強調しつつ，他方でとにかく「生きている」ことが大事であるという医療側に見られる「生命至上主義」(vitalism) は否定するのがカトリック教会の立場である[*35]．

最後の「結び」は次のような内容をもつ．人間に必要なことは，死が避けられないものである以上，「死の時をいろいろな方法で人為的に早めるということなしに，死を自己の責任の完全な自覚のうちに，また尊厳にみちて迎えることができる」ことである．こうして死に備えるように「声明」は説く．そして最後，医療従事者にむかって医療技術の提供は必要不可欠ではあっても，同時に大切なこ

とは「病人や死にゆく者に惜しみない親切と真心からの愛という慰めを与える」ことだという．そしてマタイ福音書25章40節の引用とともに，患者への奉仕はキリストへの奉仕になることを説き，「声明」が閉じられる．

結局「声明」では次のような見解が表明されている．まず人間の生命の尊厳が守られねばならないことから，安楽死（積極的安楽死）が拒否される．そして苦痛の緩和については，致死が予測される場合でも二重結果の原則からできる限りの緩和（ただし意識を消失させないように配慮が必要）を行うべきだとする．また医療手段についてその限界を認め，過剰な医療を施さないこと，あるいは過剰であることが判明した場合は中止することが主張されているのである．つまり（1）積極的安楽死の否定，（2）緩和ケアの推奨，（3）過剰医療の否定と中止，「声明」を通して見られるカトリック教会の見解は，この3点に集約できる[*36]．そしてこの（3）の意味において尊厳死の概念も肯定されるものとみなされる．

これらのうち緩和ケアの推奨は，二重結果の原則という倫理原則に基づいて致死の可能性を視野に入れることも容認されていた．では，過剰医療の否定と中止は何に拠って判断されるのだろうか．それは「つりあいの原理」「小悪選択の原理」とされるのだが，では，何に拠って小悪と大悪とを区別するのか，また何に拠ってつりあわせるのか，その根本原理について「声明」は述べてはいない．

神学者のホアン・マシアは，延命の中止を決断するときに「この人には生命の価値がもはやない」とか「人格的存在ではないから死んでもよい」「この患者はすでに死んだも同然だから人工呼吸器を外してもよい」といった判断をもとに実施すべきではないと述べ，反対に患者の生命を尊重するからこそ，これ以上無理に延命措置を続けるべきではないと判断すべきだという．では尊重するからこそ，そのように決断するのは何に拠ってなのか．マシアは，（1）「患者自身が持ちうる関心や将来の展望」，（2）「患者が他の人と持ちうる関わりあい」，（3）「患者が生命の源である神と持ちうる関わりあい」の3点を考慮して考えることができるという[*37]．換言すれば，患者自身の自己との関係（自己愛），他者との関係（他者愛），神との関係（神愛）ということであって，人格的関係性というものが軸になっていると言える．これを軸に末期状態の患者の生命が関係性を発展，構築できないと判断される時点で，患者の生命を尊重することから延命を中止してもよいという．こうした関係性の視点は，自己との関係性は含意されていないようだが，リチャード・マコーミックも指摘していたところであった．ピウス12世の言葉をもとにマコーミックは，人間は愛という価値実現のために生き

ているのであるから，他者（神，人間）との関係性の有無が重度の障害をもった新生児の致死可能の判断基準になるとしていた[*38]．カトリック教会の公的見解とは言えないとしても，関係性あるいは愛という概念が根本にあるということは，一定の共通理解と言ってよいように思われる．

4　積極的安楽死の是非――フレッチャーの挑戦

　現代のプロテスタント諸教会は安楽死について様々な立場をとっており，決して一貫しているわけではない．たとえばマンニングの文献では，現代アメリカのプロテスタント諸教会は安楽死について保守派による反対意見と自由主義的プロテスタントによる賛成意見とに分かれるとし，後者についてフレッチャーを挙げていた[*39]．プロテスタントという一つの名称を共有するとはいえ，教派，教会のなかには安楽死問題についてカトリック教会の見解に近いものもあり，決して「プロテスタント」という枠ではまとめて議論できない[*40]．そこで小論では最後にフレッチャーの挑戦的な議論を取り上げ，これまでのカトリック教会の議論と対比しつつ，小論の主題を深めていきたい．

　フレッチャーの『道徳と医学』（Morals and Medicine）[*41]の第6章「安楽死：死を選ぶわれわれの権利」[*42]では，安楽死について挑発的で戦略的な議論が展開されている．彼は医療行為として積極的安楽死の実施を主張するのである．この点で同じキリスト教とはいえ，これまで考察してきたカトリック教会の見解とは真っ向から対立している[*43]．ところがフレッチャーの議論をよく読んでみると，あるところまで両者の見解は共通する．人が致命的な病気に罹り，酷い苦痛に喘いでいる．患者本人はこの苦痛からの解放を望み，また医師はなんとか助けたいと思う．その援助の方法として，釣り合わない延命処置の義務を免除してもよいとする点はフレッチャーも認めるであろう．しかし彼はさらにその先，すなわち積極的安楽死の可能性を議論するのである．

　第6章は，「死よ，おまえのとげは，どこにあるのか」「触れてはいけないこと」「法律と犯意」「賛成と反対」「植えるに時あり，抜くに時あり」の五つの節から成り立っている．ここでは議論の順を追って内容を考察する余裕はない．本質的と思われるものに絞って考察を試みたい．

　さて両者の相違はそれぞれが主張する苦からの解放の方法にある．フレッチャーは安楽死論の冒頭で安楽死を規定しつつ，述べている．

安楽死，苦痛に満ちた致死的な病に苦しむ患者を慎重に死の中へと安らげること，これは長い間医療において良心を悩ませる問題となっている[*44]．

「苦痛に満ちた致死的な病に苦しむ患者を慎重に死の中へと安らげること」は戦略的に練って述べられている印象が強い．苦痛，致死的な病の二つに対して「安らげる」と「死の中へ」とが対応する．致死的な病を患うのであるから「死の中へ」もたらされることは単なる時間の問題であって，大きな問題とはならない．そして患者は苦痛から「安らぎ」へともたらされるという．おそらくこの患者を「安らかにする」（ease）と言う点では積極的安楽死に反対するキリスト者も同意するだろう．しかしなぜ死をもたらすのかと反対者は問うであろう．これに対しては，では，なぜ死を除外するのかと問い返されよう．死を除外することの内に患者本人のこと以外のものが意図されているのではないか．患者のことを考えるのであれば，あらゆる手段が選択肢に加えられるはずなのに，なぜ死が除外されるのか．そこには何か患者自身の安らかさとは異なる別のもの，例えば教義や道徳が入り込むから除外されるのではないか．もし患者の安らかさを望むのであれば，余計なものを入れずに，場合によって致死こそが必要なことではないのか．おそらくフレッチャーの議論を突き詰めればこの問に至るであろう．

80年の「声明」もそうであったが，ほかに例えば阿南成一はその著『安楽死』のなかで，患者の殺してくれという叫びは文字通り殺してほしいと述べているのではなく，助けてほしいということであって，むしろ緩和ケアこそ必要なことだと論じている[*45]．それゆえ阿南は積極的安楽死には反対の立場を取り，その法制化にも慎重な態度を保つ．必要なことは致死薬の投与ではなく，緩和ケア，終末期医療であるという．宮川俊行も同様に『安楽死と宗教』のなかでカトリック教会の安楽死論を掘り下げながら，最後に死に行く者への緩和ケアを論じ，積極的安楽死ではなく，苦痛の緩和こそ必要な課題であると述べていた．しかし問題の一つは，はたして緩和ケアによって完全にすべての患者の苦痛が取り去られるのかどうかであろう．フレッチャーは第6章の最初にモルヒネを使った苦痛の除去の限界を指摘し，緩和ケアに限界があるという所から議論をはじめている．20世紀中頃のフレッチャーの時代と比べると現代は随分と緩和ケアも進歩している．それでも，もし一例でも苦痛を取り去ることができないケースがでてくるならば，その場合その患者のことを考えて「安らかにする」ために致死薬の投与もやむを得ないこととなるのではないか．一人ひとりの患者に向き合うならば，一例でも緩和ケアで安らかにできないものがあれば，積極的安楽死もぎりぎりの

選択肢として許される可能性が残されているのではないか．

　こうして患者の安らかさを求めて場合によって致死を認めること，フレッチャーによるとそれは「憐れみ」（mercy）だという．ただしフレッチャーはここであくまでも任意の安楽死，患者自身が懇願する安楽死に限定して議論するとする．そうした他者に対する憐れみはとくにキリスト教的（プロテスタント的）な思想であるとフレッチャーは意識している．マタイ福音書のイエスの言葉「憐れみ深い人は幸いである」を引用し，自然と恩寵の区別をもとに，同態復讐法（目には目を，歯には歯を）に対して憐れみこそが自然を越える恩寵の領域のものだと論じるからである（とくに邦訳199頁以下を参照）．こうして苦痛に喘ぐ患者一人ひとりに向き合い，憐れみを感じるのであれば，苦痛の除去を願って致死が施されても許されるはずだと言う．

　ところで基本的な価値観として見れば，既に見たように，カトリック教会の倫理にはあらゆる手段を用いても生命を持続させねばならないという考え方を「生命至上主義」（vitalism）として退ける思想がある．カトリック教会はこれをもとに延命の義務を相対化していた．フレッチャーも同様にこの点を繰り返し議論するのであって，単なる生それ自体に価値を認めない．例えばこう記す．

> われわれは「生命」がたんなる活力的存在，あるいは呼吸するものと理解されることで十分だという考え方を否定しなければならない．道徳的責任性と精神的目的をもつ人間にとって，生きものというたんなる事実は，生きているという言葉ほどの重要性をもっていない．

　こうした「生命至上主義」の否定という点でも両者は共通する．しかしながら，実はまさにこの地点からカトリック教会とフレッチャーの議論は分かれていく．フレッチャーは人間の生命を人格主義的に捉えるのだが，その場合の人格というのは自己意識（認識）と自己意志から構成されているというのが彼の理解になる[*46]．ここから彼一流のパーソン論が後に展開していくことになる．したがって自己意識を失い，自発的な意志・意欲を喪失した患者は，もはや人格的に生きているのではなく，単なる生命となる．こうして問題は，安楽死を認めることで「われわれは人格的主体的に死に直面するか」，あるいは単なる生命として生きながらえて「人格的解体という姿で死に身を任かすか」の二者択一であるという．しかし「生命の質」の議論やパーソン論を嫌うカトリック的見解ではそのように

はならないであろう。あくまでも延命処置の相対化を目的とした議論である以上、神学者のマシアの言うように、何かの能力・機能がなくなることで人間が単なる生命に陥ると判断するのではないからである。人格主義ということから人格として認識能力や意志を認めるフレッチャーに対して、カトリック的見解としては、むしろ人格的関係性を重視するものと思われる。

　フレッチャーは緩和ケアに限界があるという所から議論をはじめるが、その際に彼が考えているのはあくまでもモルヒネなど薬物による苦痛の緩和であって、緩和ケアにおける人間的関係性の可能性について考慮した形跡がない。これに対して、たとえば80年の「声明」の第2章では「病人の必要としているのは医療的配慮だけでなく、愛、すなわち人間味にあふれ、かつ超自然的動機に基づく心の暖かさである」とあり、末期の病者に本当に必要なものは安楽死ではなく、愛のある適切なケアであるとしていた。先ほど一瞥した阿南も宮川の見解も同様であった。そのケアの限界を超えたところで安楽死の可能性があるのかもしれないが、「声明」はぎりぎりその限界内に留まろうとする。しかしフレッチャーはキリスト教的な「憐れみ」を強調する一方で、こうしたケアの可能性については一顧だにしていない。

　フレッチャーは憐れみの概念を用いていたが、ではどのような人がフレッチャーにとって「憐れむべき存在」なのだろうか。主として自己意識と自己意志に人間の人格の根本があるとすれば、自己意識と意志の欠如によって人は人格ではなくなる。こうして医師の行為としての致死、否むしろ、患者側から見た自殺が許されることになる。実はフレッチャーはこの第6章でかなり大胆に自殺肯定論を展開する。彼自身、医療的な安楽死の可能性は自殺の正当性にかかると述べている。またとくに「賛成と反対」の第一批判に対して真っ向から自殺の権利を擁護する。また彼はご丁寧にも、自殺がキリスト教において禁止されるのは教会が国家と結びついた結果であって、聖書の中には自殺を否定する見解はないという。こうした歴史観は正確に検証する必要があるが、しかし彼自身の議論は余りに短絡的で、それだけに印象的で戦略的である。こうして第6章の副題にあるように「死を選ぶわれわれの権利」(our right to die)、個人の権利として自死を主張するのである。どうやらフレッチャーの議論の真の関心は、冒頭と末尾でも言及される他者（医師）の憐れみというよりも、自己の権利に注がれている。したがって患者に対するぎりぎりの選択の可能性としての安楽死よりも、むしろ一般的な選択肢の一つとして自死・自殺とその延長線上にある安楽死を彼は主張

する．先に述べていた「致死的」な病気のfatal（致死的）という言葉は，議論が進むに連れて色褪せ，彼自身何度も確認せねばならないほど，本当に議論の条件かどうかが怪しくなっていく．つまりフレッチャーは末期患者の苦からの解放のためぎりぎりの選択の問題として安楽死の可能性を模索するのではない[*47]．そのように見せつつも実は彼独特の人格理解とそれにもとづいた自己決定としての自死・自殺の権利論とその延長線上にある安楽死肯定論こそが，フレッチャーの議論の本質だと筆者は捉える．

むすびに代えて

　生きるということには，自分以外の他者との関わりが必要であるが，同時に自分には何らかの「できる」という感覚が必要であろう．自分で歩くことができる，食べることができる，立ち上がることができる，話すことができる，表現することができる等など，「できる」という自己感覚はわれわれの生の前提となる．もちろん人は独りでは生きていくことはできず，他者とともに暮らし，生活してはじめて生を営むことができる．しかし他者になんでもしてもらって済むわけではない．自分でできることをしたいということも大切なことであろう．仮にもしなにも「できない」とすると，われわれはそれでも生きていることを望むだろうか．話すこともできない，食べることもできない，歩くこともできない等など，ただじっとしているだけだとする．また自分の思い通りに「できない」ようになったとき，なおも人生を歩み続けることを望む人がどれくらいいるだろうか．他者との関係性と自己能力感情とはわれわれの生を支える二つの柱と言っても過言ではないだろう．

　安楽死を願うのは，一つにこうした自己能力が消失したときを想像すると，人は途方に暮れるからであろう．フレッチャーは自己能力に強調点を置いてその消失を嫌い，安楽死の可能性を論じていた．とくにわれわれ現代人が自己能力を重んじるのであれば，フレッチャーの議論が魅力的にも見える．これに対して，それでも安楽死という行為には，個人の事情を超えて何かわれわれ人間には触れてはいけないものに触れている，あるいは超えてはならないものを超えているという感覚がある．キリスト教という宗教が生命を神の創造物，「愛の贈り物」と考える以上，またそう考えるのがキリスト教的と言えよう．また自己能力よりも，関係性に重点を置くのがカトリック的見解であるように思われる．ぎりぎりのと

ころまで緩和ケアに努めること，しかし関係性の可能性が潰え，死が近いときにはそれを引き延ばすことは控えてよいというものだが，同時にこれはプロテスタントのキリスト者の賛同を多く得るであろうし，その意味でキリスト教的な見解と言ってもよいであろう．

[関西学院大学神学部教授]

【注】　　　　　　　（インターネット情報最終閲覧日→2012年8月20日）
*1　古くはローマの最初の元首となったアウグストゥスについて，スエトニウスは次のように伝える．
　　「幸運にも彼は，日頃から願っていた通りのやすらかな最期を遂げた．というのも彼は誰にせよ，すみやかに少しも苦しまずに亡くなった人の話を聞くと，そのたびにたいていいつも，自分と肉親に同じような「エウタナシア」―このギリシア語をいつも彼は口にしていた―の訪れるよう祈っていたのである．」国原吉之助訳『スエトニウス ローマ皇帝列伝(上)』，岩波文庫，201頁．
*2　香川知晶，2006『死ぬ権利 カレン・クインラン事件と生命倫理の転回』勁草書房，36頁．
*3　宮川俊行，1983『安楽死と宗教』春秋社，43-45頁．
*4　自死・自殺との関連で病者が病苦から逃れるために自殺することを禁じたものに，アウグスティヌスの「第204書簡」(5節)を挙げることはできる．
*5　L. Dowbiggin, 2005, *A concise history of euthanasia. Life, death, God, and Medicine*, Lanham et al., Rowman & Littlefieeld Publ.
*6　Ch. Curran, 2003, The Catholic Moral Tradition in Bioethics, in; *The Story of Bioethics*, ed. by J. K. Walter, E. P. Klein, pp.113-130.
*7　梅津順一，2005『ピューリタン牧師バクスター』教文館，85頁以下．
*8　W. Orme (ed.), 1830, *The Practical works of the rev. Richard Baxter*, Vol.6, London, pp.109-114, p.109.
*9　次の文献を参照．G. B. Ferngren, 2009, The discourses of Protestant medical ethics, in: R. B. Bsker (ed.), *The Cambridge World History of Medical Ethics*, Cambridge U. P., p.256-258.
*10　D. W. Amundsen, 1981, Casuistry and Professional Obligation: The Regulation of Physicians by the Court of Conscience in the Late Middle Ages, *Transactions and Studies of the College of Physicians of Philanthripia 3*, (1), pp. 22-39 and 3 (2), pp.93-112.
*11　次節で論じる「特別手段」と「通常手段」の区別は，積極的安楽死ではなく，延命についての議論であって消極的安楽死に該当するもののなかで論じられることになる．
*12　Amundsen, Casuistry and Professional Obligation, p.102.
*13　残念ながらこの文献については未見．一般に中世後期から近代におけるカトリックの医療倫理の一次資料は入手が難しい．Amundsen, Casuistry and Professional Obligation, p102f;「医療倫理の歴史(ヨーロッパの歴史：古代から19世紀まで)．I．古代と中世 C．中世キリスト教ヨーロッパ」『生命倫理百科事典』325頁．
*14　アムンゼン(Amundsen)，「医療倫理の歴史(ヨーロッパの歴史：古代から19世紀まで)，

Ⅰ．古代と中世　C．中世キリスト教ヨーロッパ」『生命倫理百科事典』325 頁．

＊15 「デッサウに 12 歳になる男の子がいた．彼は農夫四人分を食べ，彼がすることは食べて出すことだけだった．ルターはその子を窒息死させるよう指示した．…」(WA TR 5, no.5207). その他 WA TR 2., no. 2528-2529; WA TR 3, no.3676; WA TR 4, no. 4513 (なお WA とはワイマール版ルター全集のことであり，TR は「食卓講話」の意味)．これらの記事をもとにルターは安楽死擁護論者であるとの見解が一九六四年にドイツの法廷やマスコミでは述べられたようである (E. Muehlhaupt, Spiegel, Stern und Luther, Luther. *Zeitschrift der Luther-Cesellschaft, XXXV* (1964), S.81-88). またおそらくこれを受けてルターの安楽死論に言及した次の文献も参照．P. Althaus, R. C. Schultz (tr.), *The Ethics of Martin Luther,* Philadelphia; Fortress Press, 1972, pp.96f, n.82.

＊16 G. B. Ferngren, 1987, The Status of Defective Newborns from Late Antiquity to the Reformation, in: R. C. McMillan and H. T. Engelhardt (eds.), *Euthanasia and the Newborn,* D. Reidel Publishing Company, pp.47-64, p.58f.

＊17 D. A. Cronin, 1989, The moral law in regard to the ordinary and extraordinary means of conserving life, in: *Conserving human life,* Pope John XXIII Medical-Moral Research and Educational Center, pp.3-145 (Dissertation, 1958).

＊18 さらにトマスの同書第 2 部の 2 第 65 問第 1 項「ある場合には人の肢体を切断することは許されるか」の解釈も問題となる．

＊19 nec puto, si aeger non posset habere pharmacum nisi daret totam subustantiam suam, quod teneretur facere. *Relec. de Temperantia* n. 9.

＊20 non tenetur quis uti medicinis, ad prolongandum vitam, etiam ubi esset probabile periculum mortis, puta quotannis sumere pharmacum ad vitandas febrem, vel aliquid huiusmodi. *Relec. de Temperantia.* n. 12.

＊21 At vero quod ingentissimum dolorem in amputatione membri aut corporis incisione ferat, profecto nemo cogi potest: quia nemo tenetur tanto cruciatu vitam servare. neque ille censendus est sui homicida. D. Soto, *Theologia Moralis*, Tract. de Justitia et Jure, Lib. V, q. 2, art. 1.

＊22 J. McCartney, The development of the doctrine of ordinary and extraordinary means of preserving life in catholic moral theology before the Karen Quinla case. *Linacre Quarterly* (1980), pp. 215-224.

＊23 麻酔の技術がない等という当時の医学・医療事情に加えて，火薬を用いた武器の使用が戦争による傷病を酷いものにしたことが (梶田昭，2003『医学の歴史』講談社学術文庫 1614. 166 頁以下)，その原因の一つと考えることもできよう．

＊24 Et videtur quod sic: quia tenetur servare vitam per media ordinata et proportionata: sed abcessio membri est medium proportionatum ad servandam vitam, ergo tenetur pati abscissionem. Respondetur et sit prima conclusio. Quod non tenetur absolute loquendo. Et ratio est quia quamvis homo teneatur conservare vitam propriam, non tenetur per media extraoridinaria, sed per victum et vestitum communem, per medicinas communes, per dolorem quendam communem et ordinarium: non tamen per quendam dolorem extraordinarium et horribilem, neque etiam per sumpus extraordinarios, secundum proportionem status ipsius homonis. Ut, si v.g. quadam medicina, ille non tenetur insumere. Per hoc patet ad arugumentum, nam quamvis illud medium sit proportionatum secundum rectam rationem et ex consequenti licitum, est tamen extraordinarium. *Scholastica Commentaria in partem Angelici Doctoris S. Thomae*, II:II, q.65, art.1.

*25 とくに次の箇所を参照．Joannes de Lugo, De Justitia et Jure, Vol.VI, Dispitatio 10, Sect 1.

*26 Cronin, The moral law in regard to the ordinary and extraordinary means of conserving life, pp. 86f.

*27 「特別手段」をこのように規定するなら，たとえばカレン・クインラン事件の場合の人工呼吸器は必ずしも「特別手段」には該当しない．なぜなら実際実施しているのであるから，不可能ではない．また装置の使用が極度の労力を要し，はなはだしく難儀して得られるものでもなく，法外な費用がかかるわけでもなく，カレン自身が激しい恐怖を感じるものでもない．1974 年のカレン事件が「特別手段」について再考を促す事件であったことが理解される．後に Wildes はこれら両手段が単なる手段の議論ではなく，実は「生命の質」に関わる議論であること，また「特別手段」については歴史的に見て終末期にのみ限って議論されるものではなく遷延性植物状態にも適用できるはずだとし，結局「健康への希望」あるいは有益さ（benefit）という点で人工呼吸器の使用を「通常手段」から除外して，「特別手段」として規定しようとした．K. W. Wildes, S. J., Ordinary and Extraordinary Means and the Quality of Life, *Theological Studies* 57 (1996), pp. 500-512. 実は麻酔と医療技術が発展した現代の医療事情は，16 世紀とは格段の違いがあり，当時の議論の延長線上で考えてよいのかどうかは問題となるのであって，クインラン事件はこれを促す事件であった．また現代では「通常手段」「特別手段」に替えてある種の「生命の質」の議論をした方がよいと提唱したのは R・マコーミックの次の論文であった．R. McCormick, 1974, To Save or Let Die, *Journal of the American Medical Association* 229, pp.172-176.

*28 Cronin, The moral law in regard to the ordinary and extraordinary means of conserving life, pp.112f.

*29 たとえば先述のマッカートニーは，ケリーを批判しつつ健康への希望という功利主義的な考え方に疑問を示す議論を行う（McCartney, The development of the doctrine of ordinary and extraordinary means, p.222）.

*30 AAS XLIX（1957）129-147.

*31 AAS XLIX（1957）1027-1033.

*32 ラテン語原文はバチカン市国の公式 Web サイトから容易に入手することが出来る．以下この声明の邦訳は，詳細な解説のついた次の文献からのものである．宮川俊行『安楽死について―「バチカン声明」はこう考える』中央出版社 1983 年．その他のカトリック教会の見解としては，各国司教団の出した声明などもあるが，あくまでも教皇庁のものとしてはヨハネ・パウロ 2 世の「いのちの福音」（Evangeliun Vitae:1995.3.25）の第 3 章，あるいはカトリック教会の教理全体を簡潔に新しくまとめた『新カテキズム』（1992 年）の第 2276 項から第 2279 項でも論じられている．

*33 カトリック教会が安楽死反対というときの「安楽死」とは，積極的安楽死のことを指すのであって，いわゆる消極的安楽死は延命措置や緩和ケアの問題として「安楽死」には数えない．この点については，宮川俊行『安楽死と宗教』185 頁以下を参照．

*34 宮川俊行『安楽死について』82 頁．

*35 宮川俊行『安楽死と宗教』の第 4 章 1 節と 2 節を参照．

*36 カトリック教会の神学者による安楽死に関する考察について，日本語ですでに複数の文

献がある．これまで言及してきた宮川俊行のものの他に単行本としては，ホアン・マシア，1983『改訂増補 バイオエシックスの話』南窓社(特に第6章)，浜口吉隆，2001『キリスト教からみた生命と死の医療倫理』東信堂(特に第5章と第13章)が挙げられる．

* 37 マシア『改訂増補 バイオエシックスの話』169頁以下．
* 38 McCormick, To Save or Let Die. ＊27を参照．
* 39 Ch. Manning, 1991, Euthanasia and its moral implication, in: G. G. Melton, *The Churches speak on: Euthanasia*, Detroit, Gale Research Inc., p. xviii.
* 40 次の文献にはプロテスタント諸教会を含む諸宗教の見解が表になって示されており，参考の一つになる．D. Humphry, A. Wickett, 1986, *The Right to Die. Understanding Euthanasia*, Harper & Row, Publ., p.295.
* 41 J. Fletcher, 1979 (1954), *Morals and Medicine*, Princeton U. P.. 邦訳は次のとおり．J. フレッチャー著，岩井裕彦訳，1965『医療と人間』誠信書房．
* 42 この第6章については，大谷いづみの論考「「尊厳死」思想の淵源」(小松美彦・香川知晶編，2010『メタバイオエシックスの構築へ』，NTT出版，207-233頁)が，フレッチャー独特の議論ずらしを含めて詳細に論じている．
* 43 これまでの議論を踏まえてここではカトリック教会の見解との対比を試みるが，ここでカトリック教会の見解とするものにはプロテスタント諸教会ならびに神学者の見解と重複することも少なからず存在している．
* 44 Fletcher, *Morals and Medicine*, p. 172.
* 45 阿南成一，1977『安楽死』弘文堂法学選書1，113頁．なお172頁でも次のように述べる．「よく言われるように，患者の「殺してくれ！」の悲痛な叫びは，死の願望や要求ではなくて，この苦しみをわかってくれ！ 何とかしてくれ！ の叫びなのである．だとすれば，患者の苦痛の救済こそ第一に考えるべきことであって，患者を死に致すことはけっして患者の真意に応えることにはならないであろう．」
* 46 たとえば第7章では次のように述べられている．「自己意識的であることを「われはある」といい，自己決定的であることを「われは欲する」という．人間はいかに不完全な有限的存在であっても，神が「われはありてあるものなり」と自ら宣言する人格的存在であるように，また人格的存在である．」(邦訳238頁)
* 47 実は，こうしたぎりぎりの選択の可能性としてならば，安楽死を認める余地がカトリックにはある．宮川俊行『安楽死について』103頁には次のようにある．「「声明」はそれゆえ，人が主観的善意での良心の判断に基づいて行為している限り，「安楽死」が神の前に罪とされないことさえありうるし，また仮にあるとされても重いものとは見られないこともある」という．バチカンの「声明」にこのような解釈に該当する文言があるのかどうかは判断できないが，宮川の見解としてだけでも興味深い．

第4章

仏教から見た安楽死・尊厳死

田代俊孝

はじめに

　末期医療の死の看取りのコンテクストにおいて安楽死・尊厳死が大きな課題になってきた．死にゆく者にとっては，「人生のしめくくり」という意味の中において，人格の尊厳性という配慮も必要であろうし，また一方では自他の生命を尊ぶということも当然のことである．一般に，安楽死は死期が切迫する中で耐え難い肉体的苦痛があり，他にそれを除去・緩和する方法の代替え手段が無く，本人の意思表示によって生命を絶つことである．また，尊厳死は，苦痛はないが，「回復の見込みのない患者における延命」という形の生命操作の拒否と臨終における人格の尊厳を目的とするものである．もちろん，いずれの場合も明確な自己決定による自発的（任意的）であることが一応，原則になっている．こういったことが，日本人になじみの深い仏教の立場からはどう考えられるかという課題である．日本語の言葉は仏教に派生するものが少なくない．そのことからしても，仏教は，日本人の生命観にも大きな影響を与えている．

　例えば，大乗仏教の実践を説く六波羅密の中の徳目の一つに「精進」があり，本来は，仏道を一途に歩む意味である．そこから派生したものに精進料理があり，日本人は明治に成るまでいわゆる「四足」は食べなかったし，かつては，一般家庭でも「精進の日」があり，「ナマグサ」を食しなかった．そして，一粒の米にも，仏様が宿るとして「もったいない」「ありがたい」といったものである．このような，生命観が生活の中に浸み込んでいたといってもよい．このような価値観から安楽死・尊厳死はどう考えられるだろうか．

1 仏教の死生観

1.1 覚りにいたるための不殺生戒

　仏教とは仏陀の出家の動機（四門出遊）が示すように，生死出離，すなわち，輪廻を繰り返す迷いの世界を離れ，さとりの世界である涅槃に至ることによって，生老病死の苦を超える道である．その涅槃に至ることを，成仏つまり，仏陀（覚めた者）に成る，あるいは自ら目覚め他を目覚めさせる者に成る（自覚覚他）というのである．四門出遊とは，仏陀が，出家前で，まだ太子であったころ，城の東門から出て，老人に出会い，南門から出て病人に出会い，次に西門から出て病人に出会い，最後に北門から出て出家者に出会い，生老病死の苦をいかに超えるかを課題にして出家したという物語である[1]．

　したがって，覚り，つまり涅槃に至ることが第一であり，そのために自らの命も他の命も尊ばねばならないとしたのである．つまり，自らを他と比べ，他を傷つけたり，殺してはならないとし，自他双方が同じ命の重みをもっており，自分の都合で相手を殺してはいけないし，相手を殺させてもいけないと説く．原始仏典のパーリ語原典『スッタニパータ』には，

「かれらもわたくしと同様であり，わたくしもかれらと同様であると思って，わが身に引き比べて，（生きものを）殺してはならぬ．また，他人をして殺させてはならぬ．」（中村元訳『ブッダの言葉』「スッタニパータ」p.153）

と，記されている．このように，仏教は基本的には人間だけではなく，あらゆる生きとし，生けるものに対して自他を含めて，不殺生の立場が貫かれてきた．また，そこには，平等の慈悲によるところのかけがえのない平等の命という見方がある．

　しかし，ときとして涅槃に入るために，自らの生存欲や命に対する執着を捨てることもあり，結果的に自死が容認されたこともあったし，その後の仏教の一部ではそのことが是とされた例もある．また，捨身飼虎のように自己の命への執着を離れ，他の命を救う行為を是とすることもあった．捨身飼虎とは，『金光明経』（巻4「捨身品」第17）[2]に記されているもので，釈迦の前生である薩埵太子が飢えた虎の親子を救うために自身を餌として与えた話であり，法隆寺の玉虫厨子や敦煌の莫高窟の壁画などにも描かれている．そこには自らの命の執着を離れ，

他の命を救うという大乗仏教の菩薩の精神が表現されている．つまり，仏陀は人の苦しみは，さまざまな欲望や執着（渇愛）によって引き起こされるものであることを明らかにした．それゆえ，その苦しみから逃れるにはその欲望や執着を捨て去らねばならないと説いた．そのことからすれば自らの命に対する執着や欲望を捨てることも可とする考えも出てくる．現に，そのようにする修行僧が出てきたために，それを知った釈尊は不殺生戒を定めることになったともいう[3]．

例えば，密教などで説く「即身成仏」，つまり，父母から生まれたそのままの身で仏になるという即身仏（ミイラ仏）などはその例である．しかし，これらは自死を目的としているのではなく，成仏することが目的であり，結果的に自死をしているということになる．

だが，覚りにいたるには不殺生戒は根本戒であり，仏教の基本とされた．精進料理の「精進」というのも，出家・在家を問わず，このことの生活の中での実践である．それが生命至上主義ともなり，どこまでも命の尊さを守るということになった．しかし，この尊厳は後で述べるが，西洋で言ういわゆる「尊厳死」の尊厳とは意味概念が違う事を注意せねばならない．

本来的には，仏教における覚りの境地を「無生忍」（忍はさとりの意）と名づけられているように，生死のとらわれを離れ，命への執着，生への欲望を離れ，無生無死，不生不滅，無生死の境地に至ることによって生老病死の苦を超えて行くのである．そこでは生きてもよし死してもよしと仏に一切を任せきっている状態であり，生死に全くとらわれない状態である．

1.2 仏教のいのち観

一般に，現代科学の価値観は，物質（モノ）をすべての存在の基本と考え，人間の見方に関係なくその物質は絶対的に存在する，つまり「ある」と考える[4]．

だから，科学はすべてを実在するモノとして考え，それを分析して数値化していく．しかし，モノとして存在するというが，これは「認知」の問題でもあるから，実際にあるかどうかわからない．自分の目に映っているだけかもしれない．そう考えると「ある」と思っているものも，別のものを見ているだけかもしれないし，ひょっとしたら「ない」かもしれない．「ない」もの，つまり，虚像をこちらが勝手に「ある」と思っているだけかもしれない．現代科学の価値観は17世紀以降のヨーロッパで，ニュートン（数学と古典力学），デカルト（主客二元論），ベーコン（科学的方法論）らの考え方を基本としてできあがったものであ

りニュートン力学では，あらゆるもの，つまり時間も宇宙も自然も，それがどんなに複雑に見えても，それを構成する基本的な部分に還元でき，それらが組み合わさってでき，運動を続けていると考える（河邑厚徳他著『チベット死者の書 仏典に秘められた死と転生』日本放送出版協会参照）．だから，すべてが数式で表わされるという立場である．このモデルは科学の名のもとに今日のすべての研究分野に応用され，あらゆる「学」の考え方の基本となってきた．そして，すべてを客観的に対象化し，分析して，数量化した．これがモノ化である．そのデータから仮説を立て，法則を導き，それを実験によって証明するという手法を用いる．

科学というのは，すべてを実在するものとして分析して数値化して，右肩上がりに引き延ばしていくと，幸福があると考える．生命に対してもそう観る．生命を分析して数値化したものの一つに，年齢がある．齢を引き延ばしていったら幸福になると考える．かつて「豊かな長寿社会を」というスローガンがよく言われた．長寿ほど幸福であるとは科学的発想である．このように近代物質文明は，「科学の知」を絶対とする考え方である．そして，科学で説明がつかないものは非科学として信用するに足りない，怪しげなものとして見，排除してきた．一方，仏教というのは非合理といえる．「知」に対して「非」である．しかし，非であって「反」ではない．

このような科学のモデルで説明がつかないのが生命，「いのち」であり「生老病死」である．いのちを数字で測っても，また死後の有無を論じてもはじまらない．まさしく仏教でいう「有無のとらわれ」である．これらは，すべてを実在するモノとして見る．実在するか，しないという話であるから「有無のとらわれ」である．

例えば臓器移植の問題でも，いのちをモノとして見たり，部品化していくことに少なからず違和感があるであろうし，また，医療でも心と体を分離することに疑問が出され，全人的医療などが提唱されている．すべてが分析可能で，数量化して計ることができ，独立して存在するという「科学の知」だけでは物事の説明がつかない．

さらに言えば，「老」を数量化して年齢で表し，比較分析する．そして，長いほど幸福という科学の価値観を持つ．果たしてそれで老いがわかるであろうか．老いの現象はわかっても，老いそのものはわからない．さらに「死」はどうか．死を数量化して分析可能かどうか．言わずもがなである．

挙げ句の果てに死後を論ずることにもなる．仏陀がいうごとく死後の有無もまた「有無のとらわれ」であり，戯論である．物理学から展開した西洋近代物質文明に対し，東洋の仏教は生死から展開した．とりわけ，インドの龍樹（ナーガールジュナ）（150-250頃）の中観派の立場は，西洋近代物質文明主義のカウンターカルチャー（対抗文化）と見ることができる．

この「知」は有無のとらわれであり，「非」はその有無を離れる立場である．この「知」は，二者択一で，イエスかノーか，分離していく．そして，有無を決めて善し悪しを決める．長いいのちはよくて，短いいのちはだめである．生はプラス，死はマイナスと．それに対して「非」はそのとらわれを離れる，第三の立場である．イエスでもない，ノーでもない，有でもなく，無でもない．善悪のとらわれを離れる．それが仏教の「中観派」の立場である．

龍樹は有無を離れ，物質的存在は実体がない「空」なる存在で，普通に実体ととらえられるものは実は縁起によるもので，それは相互の関係性による結果であるとした．実体として存在するのではない，縁による存在である．別の言葉で言えば，関係存在だというのである．実在するものと考えるのではなく，むしろ，関係性の中に存在するものとして考え，その背景やそのものを成り立たしめている周辺に目を向けようとする考え方である．「存在する」というとらわれを離れた立場，それが「無生」であり，「空」である．空とは，あらゆるものの中に固定的な実体の存在を認めず，縁起によって存在するというという見方である．しかも，存在するといっても実体を伴わず，すべてのものは常に一定の姿でとどまる事ができず，他者との関係性の中で常に変化していくという考え方である．したがって，「無生無死」で，実体的な生，実体的な死もなく，移り変わっていく「生死するいのち」，つまり，「生きている」という事実がその関係性の中であるだけである．その事実を説明するために「いのちがある」と言っているにすぎないのである．だから，生にも死にもとらわれない立場である．

実体的な見方を離れていく．私がここに存在しているのは「確固たる私が存在する」というけれど，それは仮に説明上，今，「有る」といっているだけである．ご縁によっていかようにもなる．したがって「確固たる私が存在」し続けることはありえない．私の父があり，母があり，祖父があり，祖母があり，ずっと続くご縁の連続によって，たまたま私はここにいるのである．またご縁が尽きたら私はこの娑婆を去っていくのである．それが仏教の考え方である．

それに対して科学の「知」では，あらゆるものを実在するモノとして考える．

モノである確固たるものがあると考える．モノであるゆえそれはまた誰かの所有物として考えられる．「知」の立場では，私のいのちとなる．「非」はそのとらわれを離れていくから，私のいのちとは考えない．仮に娑婆に存在しているだけの話なのである．私のいのちと考えるのなら，「私」の力で生まれてきたことになる．しかし，父があり母があり祖父母があり，連綿と続くご縁の連続によっていのちをいただいている．私のいのちというのだったら，私の思い通りに死んでいけるのか．「上手に死ぬ，美しく死ぬ」と言う人がいるが，上手に死ぬことができるであろうか．ご縁であるからどんな死に方をするかわからない．

「自分のいのち」というのであったら，生まれてから今日まで，自分の思い通りに生きてきたのか．日々，思いがけないことの連続である．思いもよらない人生．その思いを超えた縁起の理法の中に生きているのであり，我々は縁起的存在であり，確固たるモノとして実在するものとして存在しているのではない．いわゆる縁起的生命観である．

1.3 「尊厳」の意味

仏教の立場に立てば，上にも述べたように，不殺生戒を根本としているため，自他命を奪うことを悪とし，生命を尊ぶ．その意味で「いのちの尊厳」を絶対とする．文字どおりの「とうとく，おごそかで，おかしがたいこと」という意味で，「生命の尊厳」とか「人間の尊厳」という．

しかし，それは，いわゆる「尊厳死」の尊厳とは意味合いが異なる．それは，西洋の思想でいうところの尊厳であり，仏教文化に慣れ親しんだ日本人からすると違和感がある．

例えば，1945年の「国連憲章」，1948年の「世界人権宣言」にも尊厳ということが言われている．1949年の西ドイツの「共和国憲法」では，この尊厳ということが，現代世界の最高の価値として位置付けられている．

しかし，その尊厳という意味が，私たちが「いのちを尊ぶ」というところの尊厳の意味とは，大きく意味が違う．もともとこれは，キリスト教的な考え方であり，カトリックの宮川俊行は「人間の尊厳」あるいは「生命の尊厳」ということについて，次のように述べている．

> 人間生命は，人格と内的・本質的な結び付きをもち，そこから地上の他の生物的諸存在にはない特別の尊厳と価値を備えている，という主張である．

人格は神の像（かたどり）として創造され，神との永久の一致に招かれ，至高の価値と尊厳をもつものだとキリスト教では考える．他の諸存在との比較考量を許さない人間人格独自の価値は，神がその愛のうちに「あなた」と呼びかけていることに由来する．（中略）人格の価値と尊厳は，人体に浸透しているのである[5]．

さらに，

カトリックの信仰は，「人間生命は創造者である神に属し，その完全な支配者は神であり，人間には委託された貴重な賜物としてこれを正しく用いて生きることが求められている」と理解してきた．（中略）人間の生命は人格を宿すものとして神と直結しており，独立の存在と，固有の価値を持ったものとされる．そこに神の意志に基づく神聖，不可侵性が宿っており，人間には誰にも，すなわち個人にも公権力にも，その恣意的な処分は許されていないというのである[6]．

つまり，キリスト教でいうところの生命の尊厳というのは，人格についてである．人格の価値と尊厳は，身体に浸透している．だから人格としての尊厳であるから，人格のないものは尊厳がないのである．したがって，末期になって人格がなくなってしまったら，その人格もなくなったような，つまり尊厳性のないような状況になったのだから，これはモノと同じである．だから死なせてもいいではないかという考え方である．

さらに，ローマ教皇庁の『安楽死に関するカトリック信者に対する指針』によれば，

「人間の尊厳は他人から与えられるというようなものではありません．それは，すべての人間は神の似姿として，直接神によって創られ，彼と共に永遠に生きるように定められているという事実に由来しているのです．」[7]

と，記されている．つまり，カトリックでいうところの「人間の尊厳」は，人間が「神の似姿」として直接神によって創られたことと，（神が）彼とともに永遠に生きるように定められた存在であるということである．神が人間に対して地上

の世界の支配権を委ね，人間が神とともに生きることによるものである．イエス・キリストの死と復活によって，神の生命がキリストを通してすべての人間に与えられ，自らを犠牲にしても他者を愛する力を持つところに「人間の尊厳」があるのである．

神の愛という，自分を犠牲にしてでも他者を愛するという，そういう力を持ったところに尊厳性があると考える．神の愛を獲得することで人間の真の尊厳性が出てくる．そういう崇高なこころを神から与えられたものに対して，人間の尊厳があると．つまり，それは別の言葉で言えば，誇りとか名誉と言ってもいいであろう．

したがって，西洋文明，キリスト教文明でいうところの尊厳というのは，人格としての尊厳性であり，もう一つは神から与えられた自分を犠牲にしてでも人を救うという愛を持った崇高性に対する誇りとしての尊厳といった意味合いがある．

一方，仏教では，覚りの法もしくは，覚りの法に出遇うことが尊いことであり，法に出遇える身が尊いと考える．だから，法を謗ってはいけないし，法を求めるものを傷つけたり，殺してはいけないと説く．つまり，法との縁，そして，法に救われていく身が尊いのである．

仏教徒が共通に普段に用いるもので，仏・法・僧に帰依することを申し述べる『三帰依文』には，「人身受け難し，いますでに受く」とある．つまり，有ることが難い，有り難いという．そこに仏教でいう尊さとは，生まれ難くして生まれ，遇い難くして遇うという尊さである．

私たちがここにいるということ自体が，父があり母があり祖父があり祖母があり，連綿と続くご縁の連続によるものとして，有ること難くして存在している．だから尊いと考える．関係の中に生きていることが尊いのであり，そこに善悪などのさまざまな価値付けをしない．仏の世界から見たら「無有好醜」（『仏説無量寿経』），つまり，好醜にとらわれた見方をしないことであり，「無有代者」（『仏説無量寿経』），代わる者がないのである．好醜を選ばない，善悪を選ばない，代わる者がない．だから，すべてに存在の意味があるのである．平等のいのちであり，それぞれに天にも地にもかけがえのない尊さがあると考える．仏教で言う尊厳とは「かけがえのなさ」であるといってもよい．その意味で「唯我独尊」なのである．だから，実体的な生命，実体的な人間（モノ），実体的な人格を認めない仏教の立場に「尊厳死」はありえない．論理的に不可能である．

1.4 縁起と自然法爾

　上に述べてきたように，仏教ではすべてが，縁起の理法の中にある．つまり，相互の関係存在であると見る．したがって，「いのち」も，「共生」「同朋」と云うことばで示されるように他者との相互関係によって「つながっているいのち」，「共なるいのち」と見る．つまり，自我として存在するのではなく，縁によって「有らしめられる」とか，「生かされる」という受け止め方をする．全てが縁で移り変わり，瞬時も一定でないし，そこに「我」はない．文字どおり，無常であり，無我である．つまり，自分で生まれてきたわけではない，ご縁によって生まれてきたのだと．また，思いがけず，ご縁で死んでいくのである．自分の思いどおりになるわけではない．相互の関係性ので，このいのちはどうにでもなっていく．そういう縁起の法の中で生きているのであり，確固たる私のいのちではない．その「我」が砕かれるという体験が，仏教の目覚めである．その境地を，道元（1200-1253）は「心身脱落」という．そして，

> 「生死の中に仏あれば，生死なし．又云く，生死の中に仏なければ，生死にまどはず．（中略）ただ生死すなわち涅槃とこころえて，生死としていとふべきもなく，涅槃としてねがふべきもなし，このときはじめて，生死をはなるる分あり．
> 　生より死にうつると心うるは，これあやまり也．生はひとときのくらゐにて，すでにさきあり，のちあり．故に，仏法のなかには，生すなわち不生といふ．滅もひとときのくらゐにて，又さきあり，のちあり．これによりて，滅すなはち不滅といふ．生といふときには，生よりほかにものなく，滅といふとき，滅のほかにものなし．かるがゆえに，生きたらばこれ生，滅来らばこれ滅にむかひてつかふべし．いとふことなかれ，ねがふことなかれ．」[8]

と述べる．実体的な生と死の見方ではなく，縁起によるところの「ひとときのくらゐ」とその前後に移り変わる生死であるという．そして，生死に対する実体的な見方をはなれれば，生即不生，滅即不滅であるという．「生死として厭ふべきもなく，涅槃としてねがふべきもなし」，このときはじめて，生死のとらわれを離れることができるという．
　また，親鸞（1173-1262）は「自然法爾」と言う．

「自は，おのずからという．行者のはからいにあらず，しからしむということばなり．然というは，しからしむ．ということば，行者のはからいにあらず．如来のちかいにてあるがゆえに．法爾というは如来の御ちかいなるがゆえに，しからしむるを法爾という．（略）自然というは，もとよりしからしむということばなり（略）行者のよからんともあしからんともおもわぬを，自然とはもうすぞとききてそうろう．」[9]

自然のままに自身のはからいを離れて，「あるがまま」に「有らしめられる」という境地に立つことにおいて，老いるままに，病むままに，死ぬるままに，救われていくという立場である．仏教による救いとは，対象を自分の都合に合わせて変えるのではなく，自身の価値観が法によって破られていくことによって一切を「これでよし」と受け止められるようになることである．自身が，転ぜられていくことである．したがって，奇跡によって癌をなおすのではなく，癌は癌のままに，死にゆく身は死にゆく身のままで助かっているのである．まさに，良寛の「生きるときは生きるがよかろう，病むときは，病むがよかろう，死ぬるときは死ぬるがよかろう．これ災難を逃れる妙法なり」という自然のままの世界である．

1.5 QOLと仏教

このように考えると，仏教は，縁起の法に目覚め，有無のとらわれを離れ，空に目覚めていく教えである．命の長短，善悪の価値観をはなれることによって，事実を事実のままに何歳であっても「これでよし」と受容して，絶対満足を得ていくものである．その意味では，真のQOL（Quality of life：生活の質，生命の質）を得ることである．その意味では，必ずしも延命至上主義に立つものでもない．

安楽死については，一応，患者の意思表示があり，その上で一般的には次の三つの場合が考えられる．

(1) カンフル注射などの積極的な生命延長の措置をしないことによって，結果的に死期をいくらか早める場合（不作為の安楽死・消極的安楽死）
(2) 苦痛緩和のための麻酔剤などの使用が副作用として生命短縮の危険を伴う場合（間接的安楽死）
(3) 死の苦痛から逃れさせるために，直接，首をしめたり，致死量の青酸カリ

溶液を飲ませたり，塩化カリウムの注射をしたりするなどの殺害行為した場合（積極的安楽死）

(2)の場合はQOLを高める中で，結果的に生命を短縮することになってしまうというものである．仏教の学びもある意味ではでは，これと同様であるともいえる．つまり，心の苦しみを取り除くために，生命の長短の価値観を離れ，生命に対する欲望を離れ，自然に身をゆだねることである．長短のものさしを離れて何歳であっても「これでよし」という実感と共に，究極の心の豊かさと質を高めることである．そうなることによって，もはや生も死もないという実感を得ることである．このことは，あるがままを受け容れるということであると言ってもよい．延命への執着を離れることであり，そのこと自体を優先し，結果的に延命を追及しなくなることである．仏教も，ただ延命を優先するわけではないという意味において，また，心の豊かさと質を高めることにおいて副次的，かつ結果的に生命の短縮を可とする場合もあるのである．過度の不自然な延命を図るのではなく，寿命の長短に関係なく，精神的な立場に立って患者自身が満足感，充足感を得る「絶対満足」真のQOLを得ることが仏教の目指すところである．そのような意味における「自然死」こそが仏教の立場である．

つぎに述べるビハーラ運動（仏教ホスピス）も，末期患者や高齢者に対して，心の豊かさと「いのち」の質を高めることを目的とするものであり，ただ，延命を最優先するものではない．

2 ビハーラ運動

2.1 アメリカの仏教ホスピス

日本のビハーラよりも早く，アメリカの西海岸では1980年ごろから，既に仏教ホスピスができていた．サンフランシスコのカミングホームホスピスやマイトリーホスピスなどである．カミングホームホスピスは，ハーバード大学の心理学者リチャード・アルバート（ラム・ダス）の作ったダイイングプロジェクトと訪問看護師たち（Visiting Nurses And Hospice of San Francisco）の運営によるもので，末期患者にチベットの仏教経典である『バルド・トドゥル』（『チベット死者の書』）や大乗経典『涅槃経』などをテキストにして精神的なケアをしている．そして，龍樹（150-250頃）の中道思想や「空」の思想をその基本としている．また，マイトリーホスピスは，サンフランシスコ禅センターの運営による

もので、イッサン・ドロシーが始めた.道元の『正法眼蔵』の英訳をテキストにしている.マイトリーとは慈悲のことである.いずれも、仏教の教えを基本に末期患者のケアをしている.また、ハワイなどでも仏教関係者がプロジェクト・ダナーを組織して、ホスピス活動をしている.いずれも、キリスト教の活動に触発されて興ってきたものであるが、関係者はいずれも、仏教の教義をホスピスの理念として活動している[10].

2.2 ビハーラ運動の広がり

末期患者や高齢者に限らず、生死の苦をいかに超えればいいか.また、人生をどう受けとめるかはすべての人の課題である.それに応えるものが宗教である.しかし、末期患者や高齢者にとっては、そのことがより差し迫った課題である.それゆえ、キリスト教によるホスピスに対して、日本人になじみの深い仏教の立場で末期患者に行う精神的、霊的苦痛緩和や癒しの支援活動あるいは、臨床の場での聞法（仏教の教えを聞くこと）活動、ないしはその施設を日本では「ビハーラ」と呼んでいる.「ビハーラ」とはサンスクリット語で、安らかな場所、あるいは僧院や精舎を意味するが、ホスピスという言葉自体にキリスト教の概念が含まれるとして、田宮仁ら仏教関係者によってネーミングされた.その後さらに、仏教関係の老人福祉施設での活動も含め、仏教者（ビハーラ僧）が、看護職やソーシャルワーカーなどとチームを組んで、仏教の理念によって行う精神的なケアをこう呼んでいる.1993年には新潟県長岡西病院に最初のビハーラ病棟が出来、その後各地に広まった.また、1998年には仏教を学ぶ医療関係者で全国規模のビハーラ医療団[11]（事務局、同朋大学）が結成されて、その推進と普及がはかられている.従来から有る仏教系の老人施設や療養型の病院でも、ボランティアの僧侶たちによって仏教の法話会を開いたり、傾聴活動や相談活動をしている.いくつかの仏教教団では、社会的な実践活動として全国的に、組織的に行っており、仏教福祉、仏教医療の一分野となりつつある.

しかし、仏教によるホスピス運動は、今始まったわけではなく、上に述べたように仏陀の出家の動機が生老病死の苦を超えることであったことからすれば仏教の歩みそのものがホスピス活動であったともいえる.

2.3 浄土信仰とビハーラ

慈悲とは、「抜苦与楽」つまり、苦を抜き楽を与えることであり、ここでいう

苦とは精神的，霊的苦である．また，「往生」とは，極楽浄土へ往生することであり，苦のない世界へ生まれることである．古い大寺院の中にある無常院とか往生院と呼ばれるものは，正しく死を迎えるための施設であった．実際に仏陀の教団でも，祇園精舎の一隅に「無常院」つまり，死を迎える堂院があったと記されている（『関中創設戒壇図経』『大正蔵』45-812）．東洋では，もともと仏教と医療・福祉は一体であり，寺院の中に四箇院（（養）病院，施薬院，悲田院，敬田院）があり（『聖徳太子伝略』巻十八『大日本仏教全書』150），『日本書紀』には光明皇后が四天王寺に広大な薬草園を寄進したという記述がある．

仏教の中でも生死の苦を越えるという問題を直接的な課題としてきたのが浄土信仰である．日本では，特に平安期に源信（942-1017）の『往生要集』によって，来迎往生の思想として広まり，その後，法然（1133-1212）や親鸞（1173-1262）によって発展し，民衆信仰として普及し，日本人の死生観形成の基盤となった．

来迎思想とは，苦の現実世界から逃れるために実体的な死後の極楽世界をイメージし，生前に善根功徳を積む事により，臨終の際に，阿弥陀仏が，観音・勢至を始めとし，二十五菩薩，あるいは無数の聖衆（菩薩たち）が現れ来たって，西方極楽世界に迎えとっていくことを念仏の功徳として説くものである．浄土往生の可否は臨終のときのようす，つまり，紫雲がたなびいたり，蓮の華が開いたりする奇瑞があると浄土往生したとされた．したがって，臨終のとき穏やかであったかどうか，奇瑞があったかどうかは大切な事とされ，『往生要集』には「臨終の一念は百年の業に勝る」[12]とある．そして，臨終の作法が決められていた．これを「臨終行儀」という．

源信の『臨終行儀』には，

「第一に，病人を別所に施し，阿弥陀像をかかげ，病床を清浄にする．第二に五辛肉食を近づけない．第三に病の者に起きる善悪のことは善知識に語りて心を清くする．第四に助からん事をみだりに願うことを禁じ，第五に，病室には三人以上いることを禁じている．その一人は念仏を勧め，一人は，病人の心に随い，一人は雑事を処理するのである．」

と具体的に記され，さらに，その中で

> 「金色の阿弥陀の像に向いて，仏を東に向けて，仏の手に五色の幡をかくべし，病者をして，その幡をとらへしめて，北枕西向にふして，仏の来迎したまふ思なるべし，常より香をたき，花をちらして，病の床を飾るべし」[13]

と記す．

このような有様は「糸引き往生」と呼ばれ，民間にも広がった．

例えば『栄華物語』には，道長の法成寺建立や彼自身の往生のところには，

> 「後生の事より外の事をおほしめさず．御目には弥陀如来の相好を見奉らせ給，御耳にはかう尊き念仏をきこしめし，御心には極楽をおぼしめやりて，御手には弥陀如来の御手の糸をひかへさせ給て，北枕西向に臥せさせ給へり．」[14]

と書かれており，頼通の場合も同様であり，平等院はそのために立てられたと記されている．

源信は，常行三昧堂で行う不断念仏を庶民にも勧め，二十五菩薩にちなみ二十五三昧会，いわゆる，迎講，無常講，念仏講といったものを組織した．すなわち，死に行く人のために，25人単位で講を作り，念仏三昧を行うのである．このような事は習俗として，今も日本の各地に残っている．さらに今日，来迎芸術が数多く残っていることからすれば，この立場が当時の多くの人たちに受け容れられていたことがわかる．同時に，これらがその後の日本人の素朴な「あの世」観を形成させる元になっていった．

しかし，このように死の瞬間の正念や死後の極楽を願うという立場は，どこまでも「死」にとらわれた立場である．死にとらわれる限り，死苦からの解放はありえない．それは，結局は，アキラメ的な中での死の消極的な受容である．死後の世界を幻想として描き，そのことによって現実の死苦を紛らわしているだけである．そこには，満足した生の終焉感情は決して湧いて来ない．

このような臨終来迎について，さらなる展開を見せたのが法然・親鸞の思想である．法然は『選択本願念仏集』で念仏は，あらゆる徳の帰する所で，しかも，誰でもできる易しい行であるとして，念仏を称える事で阿弥陀の浄土へ往生できるのだと説いた．親鸞は『教行信証』などで，その立場を他力の念仏と理解し，念仏は仏の呼び声と解釈した．そして，念仏のいわれをたずねて，今生きている

現在（現生）に信心を得れば，つまり，仏の大いなる心に目覚めれば，正しく仏になることが定まった集まり（位）の入ることができるのだと説いた．その境地を自然法爾，つまり，自我がくだかれることによって，自己を超えた仏のはたらきに生かされており，善し悪しのとらわれを離れたあるがままに身をゆだねる事によって，苦を超えていけると説いた．

2.4 仏教によって死を超えていった人たち（事例）
2.4.1 事例1 他力に目覚め，本願の終バスに　　阿部幸子さん

　1931年，名古屋市生まれ．ヘミングウエイやE. M. フォスターなどの研究をし，京都大学の大学院を修了し，結婚してからも，ずっと幾つかの大学を移籍しながらも研究を続けていた．1989年岡山大学に教授として赴任した直後に大腸癌であることが分かった．癌との「出会い」を彼女は手記[15]に次のように記している．

>　「癌と最初に出会った時，人々は，大きな衝撃を受け，病気を否定しようと自分自身に対して取り引きすると聞いていた．絶望し，自殺を考える人すらあると聞いていた．が，私の反応は異なっていた．一瞬大気の温もりが肌に感じられなくなり，目前に迫ってきた人生の困難に圧倒されかかっただけである．」

と言っている．そして，続いて，

>　「癌とは私にとって一つの新しい体験である．しばらく平和だった私の人生に激動の時が訪れたのだ．病気をもった自己自身との対決は今まで自分でも気付いていなかった秘められた心の内面を自覚させることになるかも知れないし，人生や死について深く考える時間を恵むのかもしれぬ．とにかく，失望したり，悲しんだりするゆとりはない筈だ」

と，論理的な思考を好み，英国文化に親しんでいた彼女は，自分を客観的に見ることのできる人であった．告知を受ける前に自分で診断し，医師からの説明は，その確認であった．何よりも彼女は，医師からの正しい情報とデータを求めた．それが自分のあらゆる行動の基礎になるからという．事実，彼女は，三度目の入

院の後に,「まだ少しは生きられると考え,もう一冊専門書を書こうと思った」と記している.そして四百字二百枚を書き,東京の出版社から共著を出している.彼女は「ものを書くことは一つの重要な精神的セラピーだ」と言っていたが,それは同時に人生についての深い問いかけとなる.

　「癌死を望む」
　「文字通り生の中に死を見つめながら毎日を送っているわけだ.なぜ,生きながら死を見つめることが絶望に結びつかないのか.その答は単純明快だ.生の実相とは,死があってこそ生が豊かになるという前提によって支えられている.生は死の反対概念であって同時に反対概念ではない.少々矛盾した表現かもしれないが,常に死を念頭におくことが真実の生命を生きることになるのである.」

と述べ,旅路の果てに死があるのではなく,ここに控えている死が,生命の一瞬一瞬を生きよと常に指示し,「立体的生」,ダイナミックな「躍動的生命」を生きることになるという.そんな彼女も,癌になる前は死が怖かった.自分だけは例外であるといった気持ちがあったと正直に述べている.しかし,動かせない体を横たえ

　「癌を生きる日々を通じて死はだんだん親しみ深いものに変えられていく“もう時間が来たよ”と死に手を取られても“君はずっと私の友達だったね”と笑みがかえせそうである.分かり易く言い直すと死を見つめて延命を生きる日々を与えられたために私には,生の本当の意味がわかったように思われるのだ.(略)すべての難問に自ずと解決が与えられたような心境の日々になれた.」

と綴っている.
　彼女の最後の思索は,「死を前にして思うこと」である.その中で彼女は,

　「癌になる前は,自分の力で生きているのだと自信過剰な私であった.人生の困難に直面しても,脱出路を見出だすことも出来たし,様々の状況に柔軟に対応する能力もある.まあまあの自分であると思っていた.」「癌に直面

した私は病という人生上の困難が，同じ困難ではあっても，未知なものであることに気付いた．進行癌のすぐ向こうに死が控えているのだから．それまで，ただひたすら己の信じる道を歩き続けて来たが，立ち停まらざるをえなかった．まず第一に浮かんだ疑問は，これまでの人生を本当に自分だけの力で生きてきたかどうかということであった．"他力によって生かされて来たのだ"と．なぜ今までこんな単純な真理に目を閉じていたのだろうか．気付くのが遅過ぎたと思うと同時に，気づかぬまま死ぬよりよかったと．やっとの思いで，終バスに乗車できたのである．」

他力に目覚め本願の終バスに乗車できた事を喜んで60歳の人生を「満足した人生」と受け止めている．

2.4.2 事例2 癌は私の宝です　　鈴木章子さん

　北海道・真宗大谷派寺院の坊守，幼稚園園長，1941年生れ，42歳の時，乳癌を告知され，その後各所に転移．4年5か月死を見つめ，1988年46歳で命終した．その4年5か月は，"癌との戦い"ではなく，癌によって，いのち観や人生観が大きく変わり，"満足"した人生であり，感動と感謝の日々であった．彼女の残していった詩集[16]の冒頭は，

　　癌は，私の見直し人生のヨーイ・ドンのGUNでした．
　　私，今，スタートします．
　　突然の死を賜ることなく，
　　自分の生き方や死を問わずにはいられないガンという病気を賜ったことを
　　感謝しております．

と，いう文章で始まっている．そして，その最後は，「念仏は，私に，ただ今の身を納得して，いただいてゆく力を与えてくださった．」という言葉で閉じられている．
　また，彼女は「癌は私の宝です」と言い，それについて癌は「私が望む，望まぬにかかわらず与えられたものでしょう」「その賜ったものを厄介なもの，忌むべきもの，嫌いなものとして，それを捨てるか，それを有難いものとして受け止めるか，それは私の心の問題でしょう．私は有り難いものとして，私の人生に

"目覚め"を与えて下さったものとして受け止めます．だから宝物と言ったのです」と述べている．そして，その詩集の中には，こんな詩もあった．

「癌」
癌といわれて
死を連想しない人がいるだろうか
医学の進歩した現在
死と直面できる病に
なかなか出会うことができない
いつ死んでも不思議でない私が
すっかり忘れてうぬぼれていたら
ありがたいことに
癌という身をもって
うぬぼれを砕いてくれた．
どうしようもない私を思って
この病をくださった
おかげさまで，おかげさまで
自分の愚かさが少しずつ見えてきました

「四十六歳」
死の問題は今始まったのではない
生まれたときから
もう　始まっていたのです．
点滴棒をカラカラ押して
青白い顔に幼さを残して歩く九歳の少年に…
母親に抱かれ，乳を吸う力もない
赤ん坊の　下げられた管の数々に…
気がつけば
私　今四十六歳　ありがたい年齢だったのです．

彼女は，九歳の少年や赤ん坊に比較して四十六歳の自分を喜んでいるのではない．自分自身が，九歳の時に，あるいは赤ん坊の時に死んでも不思議でなかっ

た．その私が今四十六歳である．死を問うたときに，生が喜べることを，また，死を問うたときに生の意味が実感できるといっているのである．

「生死」
死というものを自覚したら
生というものがより強く浮上してきた．
相反するものが融合して安らげる不思議さ

以上，仏教から安楽死・尊厳死を見てきたが，二千数百年の仏教の歴史は，正しく生老病死の苦を超えて来た歴史であり，上掲の事例を含めて先立つ一人ひとりの仏教者の往生は，その道の確かさを証するものである．もちろん，仏陀は機（相手）に応じて説法されたので，方法（行）は宗によって異なるが，仏教とはいのちを尽くして，いかに往生して仏（覚者）に成るかという学びと実践の道である．

したがって，人為的な安楽死や尊厳死は肯定されない．しかし，往生とは，主体的な立場で苦を超え，安らかな死を得て，安楽なる世界（涅槃）へ帰していくことである．その意味では，仏道こそ，心の学びと実践による本来の「安楽死」の道であるともいえる[17]．

[同朋大学大学院文学研究科教授]

【引用文献・参考文献】
[1] 『過去現在因果経』巻2・『大正蔵』巻3，628頁下，『普曜経』四出観品・『大正蔵』巻3，502頁下，『仏本行集経』巻14-15・『大正蔵』巻3，717頁下．
[2] 巻4「捨身品」第17・『大正蔵』巻4，353頁下-356頁下．
[3] 『四分律』巻二・『大正蔵』22-575頁下-577頁中．
[4] 田代俊孝編，2006『「人間」を観る―科学の向こうにあるもの』法藏館参照．
[5] 宮川俊行，1983『安楽死と宗教―カトリック倫理の現状』春秋社，98頁．
[6] 前掲書［5］，99頁．
[7] 松本信愛，ダニエル・L・ロワリィ，1983『安楽死に関するカトリック信者に対する指針』中央出版社，8頁．
[8] 道元「生死」・大久保道舟編，1969『道元禅師全集』上，筑摩書房．
[9] 親鸞「末燈鈔」・定本親鸞聖人全集刊行会編，1973『定本親鸞聖人全集』法藏館．
[10] 田代俊孝，1999『仏教とビハーラ運動―死生学入門』法藏館参照．
[11] ビハーラ医療団編，2012『ビハーラ医療団―学びと実践』自照社出版．
[12] 真宗聖教全書編纂所，1941『真宗聖教全書』大八木興文堂，1-856頁．
[13] 叡山学院編，1927『源信僧都全集』叡山学院，1-590頁．

[14] 1965『日本古典文学大系』岩波書店, 76-326 頁.
[15] 阿部幸子, 1991『いのちを見つめる―進行癌の患者として』探究社.
[16] 鈴木章子, 1988『癌告知の後で―私の如是我聞』探究社.
[17] 田代俊孝, 2005『ビハーラ往生のすすめ』法藏館, 田代俊孝, 2004『親鸞の生と死・増補新版』法藏館参照.

第5章

わが国における尊厳死運動
——日本尊厳死協会の立場から

井形昭弘

はじめに

　死は人間にとって重大な課題であるが，特に高齢者では切実な問題である．わが国は極めて短期間の間に世界一の長寿国となり，高齢社会の視点から尊厳死が改めて注目されている．高齢社会の創造は人類が初めて経験する大事業で，世界一の長寿を達成したわが国はその最先端にいる．かつては先進国の模倣で対処できた時代もあったが，今や世界はわが国の選択に熱い眼差しを送っており，われわれは好むと好まざるとにかかわらず，自らの手で理想的な未来を創造して行くべき責務を担うに至った．

　いかに医学が進歩し長寿が実現しても人間は必ず死を迎える．したがって人生の終末をいかに飾るかも長寿時代の大きな課題となって迫ってくる．

　生と死に関してかつてわが国では，延命至上主義がバイブルのごとく信じられており，一日でも長く延命に努力するのが医学の責務で，無駄と判っていても延命に努力する中から明日の医学が生まれると教えられた．しかし，われわれの目標は単なる寿命の延長でなくWHOの提唱した健康寿命の延伸にある．健康寿命と実際の寿命と一致すれば，いわゆる「ピン・ピン・コロリ」で，高齢者は憧れるが，現実には非常に稀で，健康寿命と実際の寿命との間には男で平均約6年，女で約8年以上のギャップがあり，その間に病気に罹り，不安を覚え，絶望し，寝たきりとなりその末に死が待っている．従って，この期間にどう対処するか，この終末をどう迎えるかによって長寿社会の幸，不幸は左右される．歌人でありかつ北面の武士といわれた西行法師は「願わくば 桜の下で春死なん その如月の望月の頃」と詠み，実際に桜の満開の下で死を迎えたように，わが国には

古くから安らかにしてダンディな死に憧れる風潮があった．その視点からわれわれは終末期に対処する必要があり，死を直視せねばなるまい．ここでは種々の立場からわが国の尊厳死運動について論じてみたい．

1 わが国の尊厳死運動

1.1 尊厳死とは

　尊厳死は自然死である．医療がそれ程進歩していなかった時代にはほとんどが自然死で，家族に取り囲まれて自宅で安らかに死を迎えていた．私が医師の資格を取得した 1955 年にはまだ人工呼吸器，人工腎臓，中心静脈栄養などは無く，ほとんどの方は自宅で自然死を遂げており，最期の息を引き取ることが死を意味した．また当時は，癌の告知も一般的には行われず，患者の人権はそれ程重視されていなかった．

　しかし，その後の延命技術の急速な進歩により多くの命が救われるようになり長寿時代が実現すると同時に患者の意思が尊重されるようになり，人権が重視され，癌の告知などインフォームド・コンセントが普及し，医療は医師と患者の共同作業といわれるようになった．近年，進歩した延命技術で多くの命を救うようになった反面，不治，末期の状態では命を長引かせる操作が可能となり，無意味な延命措置がかえって患者に苦痛を強制し，尊厳なる生を冒す場面が多く見られるようになった．この状況を受けて終末期の尊厳な生と安らかな死を求めて延命措置を拒否する尊厳死運動が世界各地から，そして当然，わが国からも起こってきた．

　尊厳死は自己の意思に基づいて不治，末期あるいは回復不能な遷延性意識障害（植物状態）などにおける無意味な延命措置を拒否し，自然の摂理に経過を任せ，尊厳なる終末期の生と安らかな死を求める旨，「リビング・ウイル（尊厳死宣言）」として署名し，同時に苦痛を除去する治療は十分に行って欲しいと希望している．日本尊厳死協会はこの「リビング・ウイル」を登録，保管しこれを支援している．2010 年の厚生労働省の調査でも国民全般に終末期医療に関心は非常に深くかつ延命治療に消極的な傾向にあることが明らかにされた．

　1976 年ニュージャジー州最高裁でカレン裁判判決があり，世界中に大きなセンセーションを巻き起こした．21 歳のカレン・アン・クインランさんは遷延性意識障害（植物状態）に陥り延命措置で命を永らえていたが，法定代理人の両親

第5章 わが国における尊厳死運動

会員増加の推移
2012年 8月31日現在

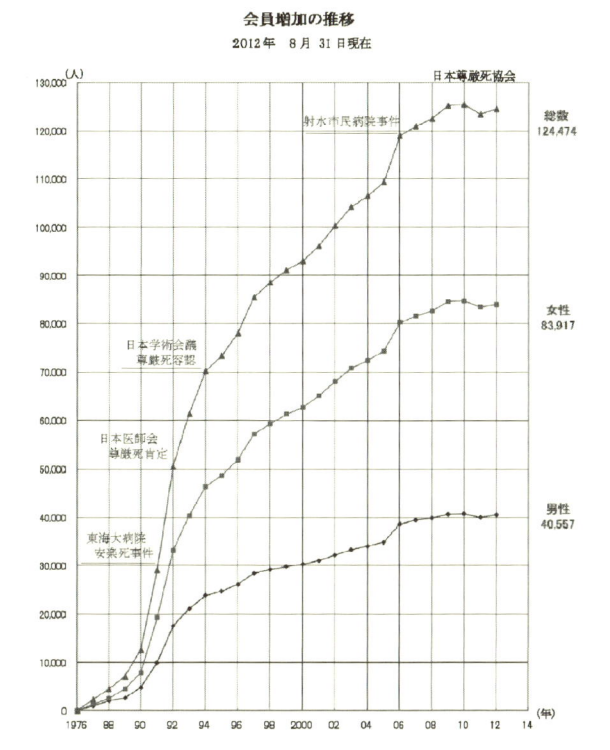

図5-1 日本尊厳死協会会員数（2012年8月31日現在）

が「これは尊厳ある生とは云えない」と主張し，人工呼吸器を外しても免責されることを求めて提訴，紆余曲折の末ニュージャジー州最高裁はこれを容認した．この判決は世界に大きな反響を呼び，その年にカリフォルニア州で自然死法が成立，続いてアメリカ各州で次々と尊厳死が法制化された．このようにしてアメリカでは本人意思を尊重するリビング・ウイルが定着し，1990年には自己決定権法が連邦法として施行されている．

カレン裁判の判決のあった1976年，元国会議員の産婦人科医太田典礼氏は自ら中心となって医師，法曹界，大学教授などを糾合し日本尊厳死協会が発足した．当時，尊厳死は消極的安楽死といわれていたため日本安楽死協会と称していた．当初は誤解もあって殺人者集団と批判されたりしたこともあるが，1981年世界医師会議リスボン宣言で尊厳死の表現が使われたのを受けて1983年誤解を避けるために日本尊厳死協会と改称した．

今日に至るまで協会は確実に発展し会員数は（高齢会員が多いために死亡会員も少なくないが，それを常に超えて）増加を続け，現在12万5000名を越すまでになっている（図5-1）．この会員数を多いとする方もいるが，社会一般に理解は深まっている現状から会員増強は当面の課題で，現在，「目指せ20万，目指せ100万」をスローガンに努力を続けている．本協会が発展してきた背景には会員増強運動の他，従来の父権主義，パターナリズム（医師は善意を以て対応し，患者も専門的なことは良く判らないからお任せしますと委任）の見直し，インフォームド・コンセント（説明と同意）の普及，医療における人生の質（QOL）の重視，あるいは消費者運動の影響なども挙げられる．また昭和天皇の闘病，東海大学事件，射水市民病院事件など幾つかの事件を契機に関心が高まり会員増が実現している．

尊厳死は最近の急速な医学の進歩と無縁でない．人工呼吸器，栄養水分補給，人工腎臓などの延命技術は急速に進歩して長寿時代が実現したが，特に高度の最新医療設備を有する大病院ではそれを駆使するのが当然となり，また救急医療体制が整備されて直ちに入院するのが通例となった事情もあり，最先端の医療機関では不治，末期であっても無意味な延命措置が広く行われる風潮が生まれた．2010年には協会創立30周年記念式が行われ「年表が語る協会30周年の歩み」が発刊された．そこで私は「未来に向けて更なる一歩を」と呼び掛けた．

1.2 協会発足以後今日までの主な出来事

1976年　カレン裁判判決
　　　　日本尊厳死協会（当初は安楽死協会）設立
　　　　第一回死の権利協会世界連合会議を主催，東京宣言
　　　　カリフォルニア州自然死法成立
　　　　本協会の会員数　211名
1978年　法制化への取り組み，
　　　　協会が「末期医療の特別措置法案」提案
1979年　国会へ法制化を請願
1980年　バチカン声明で法王庁が尊厳死容認
1981年　リスボン宣言
　　　　尊厳死の表現が用いられたのを受けて1983年日本尊厳死協会と改称
1992年　日本医師会生命倫理懇談会が尊厳死容認

1994 年 日本学術会議が尊厳死容認
1995 年 認知症を巡る論争（後述）
2004 年 14 万名の署名を添えて尊厳死法制化を国会に再請願
2005 年 尊厳死法制化を考える議員連盟発足（会長中山太郎先生，会員約 100 名）
2005 年 射水市民病院事件（外科部長が数名の高齢者の人工呼吸器を取り外したことが内部告発で判明）協会会員数は一挙に約 2 万名増加
2007 年 衆議院法制局より臨死状態における延命措置の中止等に関する法律要項素案が提示
2010 年 創立 30 周年記念式

以上，特に大きな社会的事件が報じられる度に，社会の関心が高まり会員数は常に増加し協会は発展してきた[2]．

協会は生と死に関する啓発運動を展開し，「リビング・ウイル」を奨め，これを登録，保管し支援している．毎年，死亡会員を対象に「リビング・ウイルは尊重されたか？」とのアンケート調査を行っているが，毎年 95％以上の方から「尊重された」との回答を得ている．多くの主治医は「了解しました，あなたの意思を尊重して治療しましょう」と答えて下さっており，尊厳死が医師間にも広く理解されてきた結果を示している．ただ，100％でないのは少数ながら，まだ「治療方針は主治医が決める」との父権主義の医師が存在している証ともいえる．

創設者太田典礼氏は尊厳死に関し国際的にも先進的な考えを持っており，発足と同時に第一回死の権利協会世界連合を日本で開催し，以後，2 年ごとに国際会議が世界各地で開催されて来ている．わが国は国際的にも主導的役割を果たし現在までに計 3 回，国際会議を主催しており，最近では 2005 年に東京で協会主催の国際会議を主催，本人意思を尊重する東京宣言が採択されている．

また，本協会の指導者佐羽氏の功績を記念し，佐羽賞（計 4 回）を，最近では創設者の功績を記念して太田典礼賞（計 5 回）を提供している．ちなみに世界連合には 23 国，37 団体が加盟し，人類共通の課題について定期的に集会を開催し討議を続けている．

協会は 2010 年，発足以来 30 年を閲し，その間に種々の試練を乗り越えて来た．今ここで幾つかの問題について考えてみたい．

1.3 認知症に対する協会の対応

認知症に対する協会の対応は種々の点から注目されていた．1995 年には無作為抽出会員 3,500 名に「認知症をリビング・ウイルの対象に加えるか？」のアンケート調査を行ったところ（回答率 65％）「何らかの形で延命措置を拒否したい」が 86％であった．これを受けて 12 月「自分で痴呆（認知症）を対象に追加し，その旨を追加記入し捺印する」との案が一応了承されたが，その後議論は再燃，紛糾し，1996 年理事会で再度激論，苦渋の選択の結果，協会として「認知症は尊厳死の対象には加えない」ことを決定した．当時新しい医介護保険導入が議論され，自立支援の風潮もあって「認知症患者も同じ仲間」との意識があり「認知症は末期に当たらず，本人の苦痛はない」「弱者抹殺と誤解される」「軽症認知症は対象から外すべき」などの理由が挙げられた．当時，認知症は「生きる価値のない状態」との一般的な誤解があったが，現在は，痴呆の呼称は認知症と改称され世の認知症に対する見方は変わり「記憶が失われた分だけ感性が豊かになる」との視点から認知症患者の人権が重視され，患者や家族の意見を尊重する person-centered care が導入されている．認知症の予防，治療の可能性も高まっている現在の視点から見てこの決定は正解であったといえよう．

2 脳死および臓器移植と尊厳死運動

わが国において延命至上主義の見直しで大きな役割を担ったのは 1990 年から 1992 年へかけての脳死および臓器移植に関する国民的議論であった．欧米では遺体に対する考え方の相違から，かなり早期から脳死を人の死と認め，脳死体からの臓器移植技術が急速に進歩し多くの成功例を出していた．わが国では勇み足ともいえる和田移植事件の倫理的疑問もあって長く脳死からの臓器移植は許されていなかったため，多くの患者は臓器移植を求めて欧米に行き，その恩恵をうける症例が増加した．当時，わが国ではこのような外国での移植を美談として社会が後押しした事情もあって，多くの患者は社会の支援を受けて移植を受けていた．やがて諸外国からは「だだでさえドナーが少ないところに日本人は自らの臓器は提供せず，臓器を札束をもって買いにくる」とのクレームが起こった．いわゆる臓器摩擦である．この事情を背景にわが国では脳死および臓器移植に関する臨時調査会法案が成立し国会審議に代わるものとして 1990 年いわゆる脳死臨調が発足し，私もその委員に参加した．審議は難航したが紆余曲折をへて 1992 年

には「脳死を人の死と認め，本人意思にもとづく臓器提供を認める」との答申を行い，更に国会審議を経て 1997 年わが国でも脳死体からの臓器移植が法制化されスタートすることになった．その後，2010 年までに約 90 例の脳死体からの臓器移植が行われわが国に臓器移植は社会に定着した．これは延命至上主義の見直しに当たり，国民的議論を経て社会に定着するに至ったものである．この際，「臓器を提供する場合に限り脳死を人の死とする」ことが決定され，死の定義が 2 種類あることになり，法曹界から猛然と反対が起こった．ちなみに当初臓器移植にはすべて本人意思によるドナーカードが必須であったため，本人意思が認められていない 15 歳以下小児の臓器提供は見送られ，その為に小児からの臓器提供を待つ多くの小児の期待には応えられない状態が続いていた．2009 年になって国外での移植を禁止する国際移植学会のイスタンブール宣言，および WHO の勧告に従い，現状に対し国会審議が行われ 2010 年の改正案の施行に伴い家族の意思で臓器提供が可能となり脳死体からの臓器提供は急に増加しつつある．わが国では家族の意思は伝統的に重く，臓器移植法でも本人意思に加えて「家族が反対しない」こととの条件が付けられたが，この条件はわが国の特異な事情によるもので世界的に珍しいものであった．2010 年の臓器移植法改訂にあたって本人意思が不明でも家族の意思で臓器提供を認めるようになった．この点に関し協会の主張する尊厳死は人権に基づき本人意思を大前提にしており，本人意思が全く不明の場合は除外される．家族の承認で臓器移植が可能となったのは協会の主張と矛盾するが，これも本人意思に反するものでなく，本人意思を忖度したものと理解したい．われわれはあくまで人権に基づき本人意思を尊重した尊厳死の実現を求めている．

3　安楽死と尊厳死

　安楽死に該当する用語は euthanasia で本来良い死の意味であるが，わが国では殺人と結びついてやや誤解されている．協会は 1983 年尊厳死協会と改称したように安楽死とは一線を画している．協会のこの考えはわが国では概ね受け入れられており，厚生労働省，日本医師会，あるいは各専門学会から提唱された終末期医療に関するガイドラインでは一様に尊厳死は認め安楽死は認めていない．自然の摂理に従い安らかな死を迎える尊厳死は，人為的に死期を早める安楽死とは概念上まったく異なる．

一方，外国ではオランダで 2001 年，ベルギーで 2003 年に安楽死が法制化された．安楽死には積極的な薬物注射で死にいたらしめるものと医師による自殺幇助があり，オランダでは両者が，ベルギーでは安楽死のみが認められている．アメリカのオレゴン州では紆余曲折の末 1994 年尊厳死法により医師による自殺幇助が法制化され，隣のワシントン州でも 2008 年に同様に認められた．

　安楽死でも本人意思が大前提で「患者の明確な要請に基づく患者生命の意図的な短縮」と定義されている．それぞれの国で成立に至るまで種々の紆余曲折の末，決定したものであるが，現実には現在もカトリック協会や福祉関係者に反対が少なくない．

　安楽死には上記のごとく 2 種があり，それぞれ実施例が重ねられているが，情報公開により終末期の医療記録は全て公開されるようになったため，医療に対する信頼感が確立し，また患者の依頼を回避するために逆に終末期医療が充実したとの評価も生まれている．

　アメリカでは 1997 年にオレゴン州で，最近はワシントン州で医師による自殺幇助が容認された．前者は Oregon death with dignity act といい尊厳死（death with dignity）との表現をとっているが，内容は両者とも医師による自殺幇助である．制定までに住民投票も行われ，連邦政府から中止を勧告されて，なお再度立法化が行われた．ここでは本人意思や医師への依頼など厳しく規定され，かつ情報はすべて公開されている．スイスでは安楽死は法的に容認はされていないが，患者のための自殺幇助は法的に抵触しないとの解釈が行われており事実上自殺幇助が許容されている．

　わが国でも多くの安楽死事件が知られている．古くは森鴎外の高瀬舟が安楽死に相当するが，ヨーロッパの影響ではあるが明治時代にこのような安楽死礼賛の文学が生まれたことは意外である．1962 年名古屋高裁で成田薫判事らは（成田判事はその後本協会理事長を勤め 2010 年 100 歳の高齢で逝去された）山内事件（父親の癌末期の苦痛から解放するため，牛乳に農薬を混入して殺害）の判決を下しいわゆる安楽死 6 条件を提示した．ここで示された安楽死要件は世界最初とされる．この条件は①本人意思，②不治，末期であること，③耐え難い苦痛の存在，④医学的に対処不能，⑤医師の手による，⑥人道的な方法　からなり，判決では被告はこれに該当せず有罪とされた．この中④の医学的対処不能の項および③の耐え難い苦痛は現在の医学ではほぼ解消しているので，歴史的意義を有するといえよう．1995 年東海大学病院事件（骨髄腫末期に苦痛対策として塩化カ

リを注射）の判決でも同様の安楽死4条件が示されたが，被告はこれに該当せず，有罪とされた．なお，東海大学事件の判決では安楽死以外にも尊厳死の条件にまで踏み込んで論及されており，そこでは本人意思が最大限に尊重されている．2007年の川崎共同病院事件（筋弛緩剤投与で死亡）第二審でも主治医は有罪とされ　安楽死関連事件ではほぼ有罪（但し以前と比べ量刑は軽いが）の流れにある．

　一方，後述する射水市民病院事件やその他の延命措置の中止に関する事件はいずれも延命措置の中止で，不起訴となり警察や検察では延命措置の中止は安楽死とは概念上，別であるとの理解が進んでいるように見える．

4　リビング・ウイルの改訂

　協会の「リビング・ウイル」は尊厳死宣言であり，これに会員がサインする形式になっている（図5-2）．また毎年の会費納入をもって本人意思の再確認とされている．この「リビング・ウイル」は長く同一の書式が使われて来たが，最近の医学の進歩に対応して2011年に字句の改訂を行った．

　例えば「麻薬の副作用などで死期が早まることがあっても一向に構いません」とある表現に対し麻酔医から「適正な使用であれば死ぬことはあり得ず，麻薬が危険な薬剤との誤解を招く」との批判があったのを受けてこの条項を削除した．WHOは麻薬の使用に関しガイドラインを発表しており，疼痛対策として麻薬使用は安全とされており，現在多くの専門病で患者は疼痛から解放されている．

　協会としてはこの批判は以前から意識していたが，第一線の医療，特に年配の医師は麻薬の危険性を過大に考えており，麻薬取り扱いの煩雑さからも十分な麻薬を使用する状況にはないので（わが国の麻薬使用量がアメリカの約20分の1に過ぎない），第一線医療では痛み解消へ患者の強い要請が必要との判断でこの表現を続けてきた．しかし，医学の進歩で麻薬使用が一般化した現在，改訂に踏み切った．また，従来のリビング・ウイルにある「一切の延命措置を拒否する」とあるのは，表現がきつく「一切の」との表現も削除することになった．

　最近，協会の「リビング・ウイル」に拘らず各病院で入院時に終末期の治療法選択を問うシステムが普及しつつあり，そこでは各延命措置にそれぞれ応じた選択を求めており，これは「リビング・ウイル」の延長線上にあるものである．いうまでもなく，「リビング・ウイル」の法制化が行われるようになれば，会員で

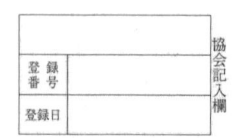

尊厳死の宣言書

(リビング・ウイル Living Will)

私は、私の傷病が不治であり、且つ死が迫っている場合に備えて、私の家族、縁者ならびに私の医療に携わっている方々に次の要望を宣言いたします。

この宣言書は、私の精神が健全な状態にある時に書いたものであります。

従って私の精神が健全な状態にある時に私自身が破棄するか、又は撤回する旨の文書を作成しない限り有効であります。

① 私の傷病が、現在の医学では不治の状態であり、既に死期が迫っていると診断された場合には徒に死期を引き延ばすための延命措置は一切おことわりいたします。

② 但しこの場合、私の苦痛を和らげる処置は最大限に実施して下さい。そのため、たとえば麻薬などの副作用で死ぬ時期が早まったとしても、一向にかまいません。

③ 私が数ヵ月以上に渉って、いわゆる植物状態に陥った時は、一切の生命維持措置をとりやめて下さい。

以上、私の宣言による要望を忠実に果たしてくださった方々に深く感謝申し上げるとともに、その方々が私の要望に従って下さった行為一切の責任は私自身にあることを附記いたします。

「尊厳死の宣言書」の登録について

入会希望者は宣言書に署名、押印して協会に送って下さい。協会は登録番号を付けて保管し、その代わりコピー2通をあなたに返送します。そのコピーの1通を本人が持ち、もう1通を近親者など信頼できる人に所持してもらって下さい。必要が生じたときにどちらかのコピーを医師に示して下さい。万一医師に理解されない場合は、あなたの登録番号と医師などをお知らせ下さい。協会が理解してもらうよう努めます。

〒113-0033 東京都文京区本郷2-29-1 渡辺ビル201 ☎03-3818-6563 一般社団法人 日本尊厳死協会

図 5-2 リビング・ウイル

なくとも法律の恩恵が生まれ，協会の使命や機能も大きく変化を受けることになる．

5 尊厳死法制化運動

発足して間もない1979年協会は尊厳死法制化を国会に請願している．2004年協会は約14万名の尊厳死法制化の署名を添えて再び国会に尊厳死の法制化を請願した．当時の協会会員が12万名弱であったから，この署名活動は非常に活

溌な運動の成果といって良く，署名活動を通じて協会は結束を固め，社会の関心をも高めた．国会ではこれを受けて「尊厳死法制化を考える議員連盟」が発足し，委員長にはこの請願の仲介をされた中山太郎先生が就任された．中山太郎先生は脳死および臓器移植の専門家でもあり最適任の人選であった．その後超党派で議員連盟は各団体からヒアリング，懇談会，議長報告など活発な運動を展開し，2007 年には衆議院法制局から終末期における延命措置中止等に関する法律案が提示された．ただ，これを受けて日本医師会から「現在，尊厳死はある程度あうんの呼吸で行われており法制化はこれを制約する可能性がある」との意見もあり，その後審議はやや停滞し，2011 年 3 月現在，なお法制化には至っていない．議連の会長はその後，民主党の桜井充先生（その後副大臣に就任されて辞任），増子輝彦先生に代わって活動が続けられている．ここで提出した要望書を添付しておく（図 5-3）[*1]．

5.1　富山県射水市民病院事件

　2006 年に明るみに出た射水市民病院事件は尊厳死運動に大きな影響を与えた．2000 年から 2005 年へ掛けて富山県射水市民病院外科部長は数名の高齢者の人工呼吸器を取り外し，患者が死に至った．内部告発を受け院長が公表し警察に届け出て明るみに出たが，その後，家族が中止を要望した事が明らかになり紆余曲折の結果，不起訴となった．

　発覚当時は地方新聞に安楽死，殺人という表現があり，当時の警察やマスメディアは人工呼吸器の取り外しを積極的な殺人行為と誤って捉えていた．富山県警は直ちに協会本部を訪れ，当時の「リビング・ウイル」が協会に登録されていたかを調査して登録をしていなかったことを確認しており，われわれは本人意思がないことがルール違反に当たる点から賛成の立場は取らなかった．もし本人意思が明確ならば積極的に賛成したはずである．その後，種々の議論があったが，患者家族が自ら中止を希望したと述べ，また外科医の評価も高かったことからマスメディアの論調も徐々に変わり，送検されはしたが，結局不起訴になった．安楽死を認めた東海大学事件，川崎共同病院事件などはいずれも有罪であり，これらの類似事件を通観してみると安楽死は概ね有罪，延命措置の中止は不起訴になる傾向になりつつあるといえる．

2011年3月1日

要望書

一般社団法人日本尊厳死協会
理事長　井形昭弘

「尊厳死法制化を考える議員連盟」
議員各位

　　（社）日本尊厳死協会は1976年に設立以来、「尊厳死」を求める「自己決定権」の確立を目指し、「尊厳死法制化」活動を推進しています。去る2005年には14万名の署名を添え、「尊厳死の法制化」請願書を国会に提出いたしました。自然の摂理に任せて安らかな死を迎える尊厳死は、既に多くの先進国で法制化されています。これは一般の医療においても、人権尊重の立場からインフォームドコンセントが普及し、患者の意思を尊重する流れが社会に定着しているからです。

　今日、延命措置の進歩は多くの命を救い、長寿時代が実現しましたが、一方で終末期の尊厳なるべき生を冒す場面が多く見られるようになりました。（社）日本尊厳死協会は不治かつ末期になったとき、無意味な延命措置を断り、安らかな自然死を迎えたいという願いを「リビング・ウィル」にして保管・登録しています。わが国では尊厳死についての法制化議論が進んでいませんが、われわれは協会内に法制化委員会を組織し、望ましい法律案を検討中です。ここにその基本的考えと希望を述べます。

<u>１）尊厳死の対象に「遷延性意識障害（植物状態）」を加える。</u>
２００７年衆議院法制局から提示された「法律案要綱」では植物状態は対象から除外された。しかし、植物状態は本協会会員の最大の関心事で、多くの会員は植物状態を念頭に入会しており、植物状態患者は是非対象に加えていただきたい。

<u>２）尊厳死と安楽死は異なることを明示。</u>
尊厳死は延命措置を拒否し、自然の摂理に経過を任せて安らかな自然死を迎えるものである。したがって、「死期を早める安楽死」とは根本的に異なる概念であり、われわれは安楽死には反対する。

<u>３）ガイドラインでは法的拘束力を持たない。</u>
現在、厚生労働省や日本医師会などから終末期医療に関するガイドラインが提示され、本人意思を最大限に尊重することが強調されている。これらのガイドラインは協会の主張に沿ったものであり、われわれの運動の成果と捉えている。しかし、ガイドラインだけでは主治医の疑念、躊躇を全て払拭できず、尊厳死への大きな隘路が残されている。すなわち、明確に主治医の免責を明記した法律が不可欠と考える。

<u>４）家族の意向ではなく、自己決定による尊厳ある死を。</u>
われわれは本人意思を尊重しており、そのために「リビング・ウィル」のような事前指示書の普及を目指している。終末期における延命治療の中止、不開始は自身の意志が尊重されるべきである。家族の意向は、家族が本人意思を証明ないし忖度できる場合は許容されるが、本人意思が全く不明な場合はわれわれの議論の対象外にある。

<u>５）『不治かつ末期』の具体的提案を参考に。</u>
不治、末期あるいは植物状態の回復不能の判断には種々問題があることは承知している。しかし、現在、既に多くの先進国で尊厳死は判断条件を付して法制化され、問題は生じていない。われわれは2008年に各病態での不治、末期、回復不能の具体的条件の試案を「私が決める尊厳死『不治かつ末期』の具体的提案」として検討・提案もしており、わが国にだけ法制化を妨げる要因があるとは思えない。

以上、一日も早く「尊厳死法制化」が実現することを希望します。現実の問題として具体的に延命措置を中止したことのある病院は全国でその半数を超え、尊厳死はあうんの呼吸で秘めやかに行われていると推定されます。われわれはこれを公開された明白なルールのもとで医師の免責が保障されるよう法制化を求めています。
現在、各地で尊厳死を巡って多くの患者や家族の方々が悩んでいます。この現状を踏まえ、われわれの要望をお酌み取りいただき、法制化が一日も早く実現することを切にお願いする次第です。

図5-3　日本尊厳死協会の要望書　2010

5.2 尊厳死における不治，末期の判定

　尊厳死を議論するに際しよく問題になるのが，いつ，どのような条件で不治，末期を判断できるかの問題である．脳死判定にはかなり厳格な条件が課せられたが，わが国では和田移植という負の経験を経ているだけに厳密さが求められたし，その結果，おぞましい事件は起こらずに臓器移植が社会に定着できたことを思えば，その厳正さは必要であったというべきであろう．

　さて，世界各国で尊厳死（いくつかの国では安楽死の）適応の不治，末期とは定義が難しいため，医師2名の診断が一致することを条件に挙げている国が多い．また厚生労働省の「終末期医療の決定プロセスに関するガイドライン」では主治医個人の判断でなく医療チームの判断を奨めている．

　いずれの場合であっても当事者の各医師，または各医療チーム構成員は不治，末期をその場で判断しているのであるから，これを客観的に表現できないはずはなく，日本尊厳死協会東海支部ではこの点を重視し，各病態における不治，末期の条件の定義の試案を提示した．これが完全な条件というほどの自信はないが，脳死判断条件の決定までに種々の試案が提示された経験に基づいて試案を提示したもので，法制化に当たっては議論の末，決定されるであろう．今後の討議を期待している[7]．

　法制化が実現する際には複数以上の医師あるいは医療チームの判断が一致するなど，脳死判断条件と同列の厳しい条件が課せられると予想するが，本人意思（リビング・ウイル）以外に家族の反対しないこととの条件が附される可能性はあり得る．ちなみに脳死判断でもわが国の特殊事情を考慮して本人意思（ドナーカード）以外に家族が反対しないこととの条件が附されている．

5.3 遷延性意識障害（植物状態）と尊厳死

　遷延性意識障害とは，脳死と異なり脳幹機能は生きており，呼吸，心機能など植物的機能は維持されているが，原則意識は全くなく，知的反応，疼痛反応など動物性機能は全廃され，当然失禁を伴う．わが国では年間数千名が発生し，数万の遷延性意識障害がいると想定されている．植物状態は差別用語としてこれを遷延性意識障害と呼ぶ流れにあるが，学術的には持続的植物状態（persistent vegetative state）と呼ばれている（以下場合によって植物状態と表現）．尊厳死問題のきっかけとなったカレン裁判も，クルーザン事件も背景はこの植物状態であった．カレン裁判の判決は人工呼吸器の取り外しであったが，栄養，水分補給

は続けたために9年間生存していた．クルーザン事件では長年植物状態にあったナンシー・クルーザンの栄養補給の中止が問題となり紆余曲折の末，「本人が中止を求めていた証拠がある」として栄養補給の中止を容認し，中止後12日で死亡している．このクルーザン事件の判決では栄養・水分補給も延命措置の一つと考え中止を容認しており，協会も中止すべき延命措置に栄養・水分補給を挙げている．安らかな死には栄養，水分補給の中止が必要であり，法制化に際してはこの点について種々議論を尽くしてなんらかの法的決定が下されるであろう．ただ，水分補給だけは看護の原点であり，人間本来の権利として延命措置から外して考えるべきとの意見もあり，また，渇死，餓死させるのかとの批判があると関係者は躊躇せざるを得ない．尊厳死の実現に向けて法律に依る明確な免責が不可欠となろう．事実，当協会の会員はこの植物状態を念頭に置いて入会された方が多く，要望書にあるごとく法制化に当たっては是非この状態を対象に加えて欲しいと願っている．

　植物状態に陥ると，当初，家族はなんとかして回復を願い，種々努力するが，やがて数年以上に亘ると，家族も主治医もこの状態を続けて本当に患者のためになるのか，疑問を持ち，延命措置を中止するのもやむを得ないと思うようになる．つまり誰もが納得し得る「回復不能の持続的植物状態」は厳存しており，われわれが尊厳死の対象とするのは一応，十分の観察期間をおいて回復不能と判断された状態に限定される．植物機能では原則呼吸機能は維持されているので人工呼吸は必ずしも必要でないが，喀痰排出ができず無気肺や肺感染症に発展するので気道確保が行われ，その中止が問題となる．上記のごとくカレン裁判では人工呼吸器停止後9年間も生きた由で，植物状態では尊厳死の達成のためには人工呼吸器の中止と同じく胃ろうを含め栄養，水分補給や合併症の治療中止の方が延命に重要である．感染症防止の為の抗生物質使用も延命措置に該当する．

　一方，最近遷延性意識障害の治療を目的とした研究が行われ限定的ながら効果も知られており，将来，不治末期の定義が変わる可能性もありえる．特に最近植物状態の一部として強い刺激には反応するMCS（minimally conscious state）の概念が明らかになっており，尊厳死の対象から除外すべきとの議論が強い．ちなみに2007年に衆議院法制局から示された法案要綱素案では植物状態は議論が多いとの理由で対象から外されており，協会は加えるべきことを再度請願している．

6　諸外国のリビング・ウイル

　協会では「世界のリビング・ウイル」をまとめて報告している[8]．これを通覧すると「リビング・ウイル」は時代とともに柔軟になり，またそれぞれの国における法制化と微妙に連動しているが，患者の希望は必ずしも法律と整合性を保って居るとは限らない．単に「死ぬ時期を引き延ばすに過ぎない過剰な生命維持装置の施用を拒否する」とか「通常の生命維持装置を含め点滴注射や経管栄養などすべての措置を拒否する」といった延命措置の拒否から，現在では「生命維持装置が合理的ならば要望する」の選択肢を広げる「リビング・ウイル」もある．ヨーロッパには尊厳死が法制化されている国とされていない国があるが，いずれの国でも人権思想が確立しており本人意思が尊重されて，「リビング・ウイル」ないし尊厳死は現実に社会に定着している．

　わが国では協会が個々の「リビング・ウイル」を登録，支援する形をとっており，第三者のサインは不要であるが，多くの国では作成時に第三者の証人を求めている．また諸外国では法定医療代理人制度が整備されており，「リビング・ウイル」も本人と医療代理人との共同の作成によるものが多い．これに対しわが国では一応成人後見人制度はあるが，この面での対応は不十分である．

　「リビング・ウイル」の対象もまちまちで，重度の各種疾患が含まれておりアルツハイマー病，筋萎縮性側索硬化症などが挙げられているものがある．拒否する治療内容もまちまちで，人工栄養，水分補給，経静脈ないし経管栄養，合併症に対する抗生物質，人工呼吸器，外科手術，循環器補助，輸血，異常血液の是正，高血糖ないし低血糖や薬物治療，高血圧および低血圧の薬物治療，腎透析など多彩な治療を選択するようになっている．

7　福祉施設での尊厳死

　2000 年，わが国に介護保険が導入された時点では福祉施設における看取りは想定していなかった．しかし，やがて福祉施設で終末期に医療機関への移送を拒否する例が増加するようになり，これを受けて 2006 年，福祉施設での看取り加算が認められた．このことは，福祉施設でも本人が希望すれば最期の看取りに対応すべき責務が生まれたことを意味する．ただ，死亡診断書は医師の所管であり医療との連携が緊急の課題になっている．また，福祉施設でも「リビング・ウイ

ル」以外にも各治療に関する事前選択を求める流れも生まれている．

8 尊厳死に対する反対論

　厚生労働省では数年ごとに尊厳死に対する国民意識調査を行っており，徐々に尊厳死の理解は進んでいる．

　一方，2005年には「尊厳死法制化に反対する会」がスタートしている．これらの主張は古い時代の現象を引用しており，また多くは誤解に基づくものである．これらの反対論に対する協会の姿勢を述べておきたい．

① 尊厳死は医療費節減を目的としている．

　毎年急騰を続ける医療費に関して医療費削減の視点からの議論は無いわけではなく，終末期医療費は1兆円に近いと推定されている．また，医療機関が利益のために延命措置を続けるとの批判もある．しかし協会の運動は医療費とは全く無関係で，医療費削減の視点から尊厳死を主張したことは一度もない．医療費が順当に伸びていた時期にも尊厳死を主張していたし，あくまで人権運動として主張を続けてきた．尊厳死を医療費と関係させると人の命は100万円か200万円かといった不毛の議論に陥ることを憂いている．

② 尊厳死を認めると生きる価値のある命と生きる価値のない命を差別することになり，生きる価値のない命の否定はヒットラーのホロコーストに通じる

　ヒットラーのごとく第三者が生きる価値のない命と判断して死に追いやることは許されないが，自分での判断で延命措置の中止を希望することとは決定的に異なり，自己決定権との視点から正当性がある．

③ 「リビング・ウイル」は健康な時に書いたもので，死の直前には意見が異なる可能性がある．

　協会は毎年の年会費を納入することで意思の再確認としており，またこの意思は何時でも撤回できることを強調している．「リビング・ウイル」は臓器移植のドナーカードに匹敵するものでその意味は大きく，ドナーカードと同様の評価を受けて然るべきである．

④ 不治，末期の判断が不明確で，それをいつ誰がどのように決定するのか曖昧．

　常識的に主治医も家族を含めて誰もが末期と認識できる状態は確実に存在し，この判定は可能である．諸外国では2人以上の意思の判断によるとしているところが多いが，この際，当事者の主治医は種々の状況から不治，末期を判断して

いるのであるから，その明記は理論的に可能である．この点，尊厳死協会東海支部ではこの不治，末期の判断する要件を各病態別に提案している[8]．

⑤　尊厳死が容認されると命を軽視する風潮が強まり，健気に生きている障害者や弱者にプレッシャーを与える．

　この議論の根底には尊厳死を容認すると全ての植物状態患者は延命措置中止を強制されるとの誤解がある．われわれの主張する尊厳死はあくまで本人意思によるもので，延命措置を続けたいとの意思もまた尊重されるべきは当然であろう．

　また，社会の風潮をプレッシャーと感じることは人権思想の発達していない国で起こることとで，われわれは本人意思を尊重する人権社会であって欲しいと願っている．

⑥　死を選択するのは他人に迷惑を掛けるためのことが多く，社会が生きることを支援することを強調すれば，延命治療を受けるはず．

　他人に迷惑をかけない体制が必要なことは言うまでもない．ただし，本人意思は理由を問わず冒すべからざるものであり，強制的に延命へと説得するのは第三者の意見を強要するものであろう．

9　在宅医療と尊厳死

　そもそも尊厳死は医療技術の進歩により生まれた新しい概念で，医療技術があまり進歩していなかった時代には全例が自然死であった．つまり尊厳なる生を冒して延命を行うのは高度の医療技術をもった大病院が主で，在宅では原則自然死を迎えている．1950年代には90％以上が在宅死であったものが，1970年代に病院死と在宅死との比率は逆転し現在は病院死が80％を超えている．病院死が圧倒的に多いのはわが国の特徴である．

　厚生労働省は諸外国並みに在宅死を40％程度にするために在宅医療の充実に努力している．介護保険も高齢者の希望を尊重して在宅を主としたサービスを構築している．いずれにしても入院加療か，在宅治療かも選択可能であり，本人意思を明確にして家族ともよく話し合っていることが求められる．

10 終末期医療のガイドライン

　法制化の波を受けて厚生労働省，日本医師会および色々な学会，協会から終末期医療のガイドラインが提示され，いずれも当協会の主張に沿って本人意思の尊重がうたわれている．

　ガイドラインは共通点が多く，その骨子は①本人意思の尊重，②治療方針の決定は主治医個人でなく医療チームまたは複数の医師による．③安楽死は許されない，である．

　生と死は協会の主張に沿ってあくまで本人意思が最優先で尊重されるべきである．本人意思が不明の場合は家族の意見を尊重するとされているが，これは飽くまで本人意思を忖度したものである必要があろう．

11 終末期の看取り

　終末期では栄養，水分補給，胃ろうの是非，感染症の治療などが問題となる．最近，導入された介護予防には栄養ケアマネジメントが含まれ，そこでは終末期の栄養，認知症における栄養ケアマネジメントを論じている．特に，終末期に重要な経口摂取維持または移行を目指し種々工夫がなされている．また，本人意思の尊重，栄養・水分補給の倫理的問題，胃ろうの功罪が大きな議論を生んでいる．

　尊厳死運動の「リビング・ウイル」では延命措置を拒否するとあり，クルーザン事件のごとく本人に拒否の意思があれば栄養，水分補給も中止されるべきと考えているが，現実の問題として「餓死させる気か」との問いには躊躇する場合が多く，水分補給は延命措置というより看護の原点あるいは基本的な生存要件として除外する意見もある．事実カレン裁判判決で人工呼吸は停止された後，9年間生存したことは栄養，水分補給が続けられた結果であった．安らかな死を誘導する立場からは水分補給の中止が必要で水分補給を続ける限り死は延ばされ，尊厳なる生を冒す結果にならざるを得ない．

　2010年の讀賣新聞の100床以上の685病院を対象としたアンケート調査では延命措置の中止の経験が半数以上の病院で行われており，その内，栄養，水分補給の停止は30％の病院で経験されており，問題意識の上で，人工呼吸の中止とはある程度異なっていた．水分補給は日常処置で中止は医療放棄に当たるとの考

終末期医療の決定プロセスに関するガイドライン

1 終末期医療及びケアの在り方
① 医師等の医療従事者から適切な情報の提供と説明がなされ、それに基づいて患者が医療従事者と話し合いを行い、患者本人による決定を基本としたうえで、終末期医療を進めることが最も重要な原則である。
② 終末期医療における医療行為の開始・不開始、医療内容の変更、医療行為の中止等は、多専門職種の医療従事者から構成される医療・ケアチームによって、医学的妥当性と適切性を基に慎重に判断すべきである。
③ 医療・ケアチームにより可能な限り疼痛やその他の不快な症状を十分に緩和し、患者・家族の精神的・社会的な援助も含めた総合的な医療及びケアを行うことが必要である。
④ 生命を短縮させる意図をもつ積極的安楽死は、本ガイドラインでは対象としない。

2 終末期医療及びケアの方針の決定手続
終末期医療及びケアの方針決定は次によるものとする。
(1) 患者の意思の確認ができる場合
　① 専門的な医学的検討を踏まえたうえでインフォームド・コンセントに基づく患者の意思決定を基本とし、多専門職種の医療従事者から構成される医療・ケアチームとして行う。
　② 治療方針の決定に際し、患者と医療従事者とが十分な話し合いを行い、患者が意思決定を行い、その合意内容を文書にまとめておくものとする。
　　上記の場合は、時間の経過、病状の変化、医学的評価の変更に応じて、また患者の意思が変化するものであることに留意して、その都度説明し患者の意思の再確認を行うことが必要である。
　③ このプロセスにおいて、患者が拒まない限り、決定内容を家族にも知らせることが望ましい。
(2) 患者の意思の確認ができない場合
　患者の意思確認ができない場合には、次のような手順により、医療・ケアチームの中で慎重な判断を行う必要がある。
　① 家族が患者の意思を推定できる場合には、その推定意思を尊重し、患者にとっての最善の治療方針をとることを基本とする。
　② 家族が患者の意思を推定できない場合には、患者にとって何が最善であるかについて家族と十分に話し合い、患者にとっての最善の治療方針をとることを基本とする。
　③ 家族がいない場合及び家族が判断を医療・ケアチームに委ねる場合には、患者にとっての最善の治療方針をとることを基本とする。
(3) 複数の専門家からなる委員会の設置
　上記 (1) 及び (2) の場合において、治療方針の決定に際し、
・医療・ケアチームの中で病態等により医療内容の決定が困難な場合
・患者と医療従事者との話し合いの中で、妥当で適切な医療内容についての合意が得られない場合
・家族の中で意見がまとまらない場合や、医療従事者との話し合いの中で、妥当で適切な医療内容についての合意が得られない場合
等については、複数の専門家からなる委員会を別途設置し、治療方針等についての検討及び助言を行うことが必要である。

図 5-4　厚生労働省　終末期医療に関するガイドライン
（出典：http://www.mhlw.go.jp/shingi/2007/05/dl/s0521-11a.pdf）

えや延命措置には踏み込めない考えもある．わが国では胃ろうの技術が進歩しており 40 万名もの方が胃ろうを設置しているが，これは欧米諸国に比し極端に多く，本人意思を軸に倫理的問題を考慮する必要がある．

現在，法制化の運動を背景に厚生労働省，日本医師会，日本病院協会，日本救急医療学会などで終末期医療に関するガイドラインが提示されており，特に日本医師会の提言には「終末期の患者が延命措置を拒否した場合このガイドラインが示した手続きに則って延命措置を取りやめた行為について民事上および刑事上の責任が問われない体制を整える必要がある」と附記されている．ガイドライン通りに処置して責任が問われないとなれば法制化と同一の効果が期待できるが，現実には第一線の医師は告発を恐れて一歩が踏み出せず，尊厳死の実現が妨げられている以上，正面に免責を詠った法制化がどうしても必要であることを強調したい．

12 終末期治療の裁判による判定

カレン裁判判決やクルーザン事件は事前に延命措置の中止の免責を求める裁判であった．つまり欧米諸国では延命措置中止に迷った時には事前に裁判所に判定を求めるのが一般的である．これは妥当な方法で，判決が蓄積すれば慣習法として定着すると予想する．

現実に延命措置中止を本人が明確に希望し，家族が賛成，倫理委員会も主治医も賛同しているのに院長が現行法での違法性や告訴を恐れて保留にしているケースを見ると，結局は院長の意思を強制しているに過ぎないとしか見えない．このような時には躊躇せず事前に司法の判断を仰ぐべきであると考えている．わが国の司法はこのような事前判断を避けているが，外国の法律と比べ，わが国にだけ，特殊な事情があるとは思えない．私自身，もし回復不能の植物状態になった時には延命措置の停止を求めて裁判を起こしたいと決意している．

比較的最近問題となったテリー・シャイボ事件では患者テリーさんの夫と両親の争いで，大統領までも巻き込んだ議論となった．テリーさんが植物状態となって 8 年後，夫は本人意思不明のまま延命措置の停止を求め，傍証を基礎に中止の判決が下った．両親はブッシュ大統領まで巻き込んで延命治療の継続を求めたが，上告は棄却され，栄養チューブを外されて 14 日後に 41 歳で死亡した．これは単に尊厳死問題のみでなく，本人意思のないところで，家族間で財産を巡っ

て争われた事件であった．欧米では決定困難なケースは裁判所に決定を依頼する風潮が強く，わが国においてもその風潮を取り入れる必要があると考えている．

おわりに

わが国の尊厳死運動について種々の問題を論じた．人類社会は常に激動を続けて今日に至っており，われわれの考え方も時代とともに変化して行くであろうが，人間は，いつかは必ず死ぬ．従ってどのように死を迎えるかは人類永遠の課題であり，回答を求めて止まない．協会は引き続き尊厳死の法制化を求めて運動を続けて行きたいと考えている．

［名古屋学芸大学学長・日本尊厳死協会名誉会長］

【注】
*1　2012年には「終末期医療における患者の意思の尊重に関する法律」案が提示され，2012年9月現在国会審議中である．

【引用文献・参考文献】
[1]　「厚生労働省終末期医療に関する懇談会報告書」2010．
[2]　日本尊厳死協会編，2010『年表が語る協会30年の歩み』．
[3]　『そこが聞きたい，知りたい　尊厳死問答集』日本尊厳死協会編．
[4]　井形昭弘，2006「今なぜ尊厳死か」医療教育情報センター編『尊厳死を考える』中央法規出版．
[5]　井形昭弘「未来に向けて更なる一歩」・大田満夫編，2011『尊厳死問題の根幹を問う』特定非営利活動法人CIMネット．
[6]　三井美奈，2003『安楽死の出来る国』新潮新書，新潮社．
[7]　日本尊厳死協会東海支部編，日本尊厳死協会発行，2007『私が決める尊厳死—「不治かつ末期」の具体的提案』中日新聞社出版開発局．
[8]　日本尊厳死協会，2005『世界のリビング・ウイル』．
[9]　飯田亘之・甲斐克則編，2008『終末期医療と生命倫理』太陽出版．

第6章

日本における積極的安楽死

武藤眞朗

はじめに

　死を目前にして，苦痛に苛まれている者の苦痛を緩和し，苦痛から解放することは，一方でその者を「救う」意味をもちながら，他方では生命を短縮する意味をもつ．多くの国において，法は生命を絶対的な保護対象として，本人の承諾，さらに嘱託に基づいたとしても，生命を短縮することは違法とされ，処罰対象とされている．日本においても，刑法199条が殺人を処罰対象とすることに加えて，202条は，被殺者の同意による殺害を，またそれ自体処罰されない自殺を教唆し，幇助することも処罰対象としている．このような法規制の下では，生命短縮行為は苦痛から解放する目的をもち，そのような効果を発揮するとしても，本人の意思にかかわらず，犯罪を構成する可能性がある．

　生命保護を絶対的な命題とすれば，このような結論も理論的には一貫した帰結であることになる．しかし，生命保護に絶対的価値を与えることは，他方において，「生きること」を義務づけ，本人にとって耐え難い苦痛を強制するという側面をもつ．森鷗外は，その著『高瀬舟』において，生活苦・病苦に苛まれ，自殺を図った肉親に懇願され，死をもたらした行為について描き，安楽死の問題を提起している．

1　安楽死の分類と刑法上の問題点

　人が死を迎えるにあたって，苦痛を緩和し，取り除くために他人が介入することは「安楽死」[*1]とよばれ，生命の短縮を伴わない「純粋安楽死」，生命延長措置を中止し，または差し控える「消極的安楽死」，苦痛緩和措置を施し，その副作用として生命の短縮を伴う「間接的安楽死」，そして，殺害を手段として苦痛

を終結させる「積極的安楽死」に分類されてきた．このうち，「純粋安楽死」を除けば，その措置により生命を短縮することから，殺人罪または同意殺人罪の構成要件に該当することになる．個人法益に対する罪においては，通常は被害者が同意すれば，違法性が阻却され，犯罪は不成立となるが，生命侵害については，同意殺人罪が存在する以上，「被害者の同意」の法理を単純に適用して違法阻却を導くことはできない．しかし，違法性の実質などを考慮した場合，はたして「安楽死」は処罰されるべきであるかどうか，学説上議論され，また，裁判においても争点とされている．本章では，安楽死のうち「積極的安楽死」に焦点を当てて検討する．

本章では，「積極的安楽死」をめぐる判例を素材として，これに対する学説の対応を検討し，「積極的安楽死」をそもそも正当化する余地があるのかについて，そして，その許容要件について，他の類型の安楽死との異同を探ることによって考察する．安楽死をめぐる判例は，名古屋高裁判決の事案のような典型的な積極的安楽死の事案が中心であるが，東海大学病院事件，川崎協同病院事件は，実態としては，治療行為の中止—苦痛緩和措置—積極的安楽死が一連の流れとして連続する事案となっている．医療の場面においては，患者に対する「治療行為」が行われるが，患者の疾病自体が，あるいは，治療行為が患者の苦痛をもたらす場合に，その苦痛を緩和し，苦痛から解放するために，治療が中止され，中止しても苦痛が継続する場合には，緩和措置が施されるという経過をたどるためである．そして，「殺害による苦痛からの解放」に至る事例が生じるのである．

2　非医療場面における安楽死——名古屋高裁判決をめぐって

2.1　先駆的判例

判例に現れた積極的安楽死の先駆的事例は，東京地判昭和25年4月14日（裁判所時報58号4頁）である．本事案は，脳溢血で倒れ，半身不随になった女性（在日朝鮮人）が，病状が悪化し，家人による介護が必要になったこと，祖国に帰国する望みが絶たれたことから，被告人（被害者の次男）に対し，殺害を熱心に求めたため，被告人はこれに応じて，青酸カリ溶液を飲ませ，殺害した事例である．これに対し，東京地裁は，弁護人による期待可能性欠如，心神喪失の主張を退けたうえで，本件が安楽死として，35条による正当業務行為，37条の緊急避難にあたるかどうか検討した．そして，正当業務行為としての違法阻却の可能

性を一般的には認め，被害者が現代医学上不治の病にかかっていることは認定したものの，激烈な肉体的苦痛の存在を否定し，正当業務行為としての違法阻却は否定した．また，緊急避難についても，同一法益主体内での利益対立もその適用範囲であることを認めつつ，本件においては，肉体的苦痛ではなく，精神的苦痛に被害者が悩んでいたことから，殺害行為は，補充性の原則を充足しないとして，その成立も否定した．

2.2 名古屋高裁判決

積極的安楽死の判例として先例的意義をもつのが名古屋高判昭和37年12月22日高刑集15巻9号674頁である．この判決の事案は，脳溢血を起こし，半身不随になり，肉体的苦痛に耐えきれなくなった父から，「死にたい」と懇願された被告人が，牛乳に農薬を混入し，情を知らない母（被害者の妻）を通して被害者に飲ませ，これを死亡させたというものである．名古屋高等裁判所は，被害者の有効な嘱託はなかったとして尊属殺人罪の成立を認めた原判決を破棄し，被害者の嘱託の存在を肯定して，嘱託殺人罪の成立を認めた．その際，積極的安楽死の違法阻却の余地を認め，正当化されるための6要件を提示した．すなわち，

「①病者が現代医学の知識と技術からみて不治の病に冒され，しかもその死が目前に迫っていること，②病者の苦痛が甚しく，何人も真にこれを見るに忍びない程度のものなること，③もっぱら病者の死苦の緩和の目的でなされたこと，④病者の意識がなお明瞭であって意思を表明できる場合には，本人の真摯な嘱託又は承諾のあること，⑤医師の手によることを本則とし，これにより得ない場合には医師によりえないと首肯するに足る特別な事情があること，⑥その方法が倫理的にも妥当なものとして認容しうるものなること」

をすべて充足しなければその行為の違法性が否定できないと判示している[*2]．そして，本件は，医師ではなく被害者の親族の手によるものであり，また，農薬を飲ませるという方法をとったため，このうち，⑤および⑥の要件を充足しないとして，違法阻却を否定している．

本判決は，患者の嘱託・承諾に基づく殺害行為について，殺人罪（199条）または同意殺人罪（202条）の構成要件に該当しても，違法性が阻却される余地があることを明示した点において，非常に重要な意義をもち，ここで示された6要件はその後の判例においても基準とされている．もっとも，本判決は，「安楽死」として違法阻却の余地があることは明示したものの，その理論的根拠および

適用条文については示していない[*3]. 6要件のうち, ①と②は患者の病状(身体の置かれた客観的状況)に関するものであり, ①は疾病の不治性と死の切迫という2つの要素からなる. ②は, いわば「安楽死」の中核部分としての苦痛であり, 明示はされていないが, 前記東京地判と同様に, 肉体的苦痛の程度が激しく, これから解放されるために殺害という方法をとることが必然であると一般的に認識しうる状況を表すものである. ③, ⑤および⑥は行為に関する事情であり, ③は行為者の主観的要件を違法阻却事由としている. ⑤は行為主体を原則的に限定し, ⑥は行為態様を制限している. ④は患者の自己決定に基づくことが原則であることを示している. もっとも, 本判決における「真摯な嘱託又は承諾」は, 「患者の意識がなお明瞭であって意思を表明できる場合」という留保条件付きであり, この前提条件が充足されない場合にも, 必ずしも患者の自己決定権の行使を前提としていないと読むこともできる.

2.3 名古屋高裁判決以降の非医療場面における判例

名古屋高裁判決は, 安楽死の違法阻却の可能性を認め, その要件を明示したものであり, その後に続く事例についても, これを踏襲して判断されてきた. この判決においては, 「原則として医師の手によること」を要件としているものの, それまでの事例と同様に, 家族を主体とする事例が続く. 鹿児島地判昭和50年10月1日(判時808号112頁, 判タ333号362頁)は, 肺結核, 自律神経失調症, 座骨神経痛などを患って療養中であった妻の看病に励んでいた夫(被告人)が, 妻の自殺未遂や執拗な哀願などにより, 同女の殺害を決意し, 死を覚悟して睡眠薬を飲み眠りについた妻をタオルおよびビニール製ロープを用いて頸部を絞めつけ, 嘱託により殺害した事案に対するものである. 鹿児島地裁は, 被害者の症状の不治性, 死期切迫を否定し, 殺害方法も医学的処置によるものではなく, 被告人の所為は社会的相当性を欠き, 実質的な全体の法秩序に照らして, 違法性は阻却されないとした. 神戸地判昭和50年10月29日(判時808号, 113頁)は, 死の切迫, 著しい苦痛, 真摯な嘱託または承諾の存在を否定して, 安楽死として違法性が阻却されないとしている.

さらに, 大阪地判昭和52年11月30日(判時879号158頁, 判タ357号210頁)は, 胃がんを患っていた妻の病状が悪化し, 激痛を訴え, 再三にわたって「殺してくれ」と泣訴哀願し, 自殺を繰り返し試みたために, その嘱託に応じることを決意した被告人が, 包丁で妻の胸部を突き刺し, 同女を出血失血によっ

て死亡させた事例である．弁護人は，正当業務行為または緊急避難としての違法阻却，期待可能性欠如による責任阻却を主張した．大阪地裁は，名古屋高裁判決の6要件のうちの「原則として医師の手によること」を堅持した．治療に当たった医師が不治の病及び死期切迫を確認しながら安楽死の頼みを拒否していることは「医師の手によることができない特段の事情」にあたらないとした．実行方法としても，たんに「死にゆく者の苦痛」が少なければそれで足りるわけではないとして，本件はこの両要件を充足していないことを理由に，35条の正当業務行為としての違法阻却を否定した．他方，緊急避難については，比較衡量すべき両法益が同一人に属する場合にも緊急避難はありうるとするものの，身体的苦痛は生命を前提とするものであり，生命が失われれば身体的苦痛の存在も失われるので，身体的苦痛を除去するために生命を奪う場合には，保護されるべき法益が存在しなくなり，安楽死（生命侵害行為）は，身体に対する現在の危難を避けるための行為とはいえないとしている．さらに，期待可能性欠如による責任阻却の主張も退け，嘱託殺人罪の成立を認めている．

　高知地判平成2年9月17日（判時1363号160頁，判タ742号224頁）は，軟骨肉腫に苦しむ妻から「死にたい」と哀願され，妻の頸部をカミソリで切り，さらに頸部を両手で強く締めつけることによって殺害した事案に対するものである．弁護人は安楽死としての違法阻却および期待可能性欠如による責任阻却を主張した．高知地裁は，安楽死については名古屋高裁判決の6要件を厳格に適用すべきであり，医師が主体でないこと，倫理的な方法でないことを理由にこれを退け，また，期待可能性欠如による責任阻却については，一定の理解を示しながら，不治の疾病で著しい苦痛を伴うような場合には，医師による苦痛緩和措置など，なお採るべき方法を期待できる余地があるとして，この主張も否定して，嘱託殺人罪の成立を認めている．

　名古屋高裁判決以降の前記諸事例は，明示的あるいは黙示的に，名古屋高裁判決の6要件に基づいて違法性を判断し，いずれの事例においても，「医師が主体である」という要件を充足しないために，正当業務行為としての違法阻却を否定した．その際，医師が安楽死実施に反対することは，医師以外が主体であることを許容する「特段の事情」にあたらないとしている．また，行為態様としては，近親者による絞殺または刺殺が中心であり，名古屋高裁判決の事例以来，薬物投与によるものはみられない．緊急避難による違法阻却の可能性は理論的には残されているものの，医師以外による生命短縮措置は，正当業務行為として違法阻却

されるのは現実的に困難であるといえよう．期待可能性欠如による責任阻却は，後述のように，積極的安楽死の正当化を全面的に否定する学説からも，行為者の不処罰を導く理論構成として主張されることが多いが，医療場面以外での「安楽死」は，医療による苦痛緩和措置という選択肢が残されていることを理由に否定されることが特徴的である．

　安楽死の正当化が医師による措置に限定され，「特段の事情」が非常に限定的であること，「倫理的な」殺害方法が存在しうるかどうか疑わしいことを考慮すると，名古屋高裁判決が理論的に安楽死を正当化する可能性を認め，要件を提示したとしても，それはリップサービスにすぎないとも考えられた[*4]．

3　医療の場面における安楽死——東海大学病院事件と川崎協同病院事件

3.1　東海大学病院事件

　医師による初めての「安楽死」事例とされたのが東海大学病院事件である．本件は，多発性骨髄腫で入院していた患者の治療にあたっていた被告人（医師）が，当該患者に対して，治療中止，苦痛緩和措置，心拍を停止させる薬剤を投与した事案である．患者の意識レベル6（疼痛に対して全く反応のない状態）で対光反射がなくなった状態になり，患者の家族から自然の状態で死なせてあげたいので，点滴とフォーリーカテーテルを抜いて治療を中止するよう再三にわたって依頼を受けたため，ⓐ当該患者から，フォーリーカテーテル，点滴を抜き，エアウエイを外した．ⓑそれにより患者に苦しそうな呼吸が続いたので，家族の執拗な依頼を受け，鎮静剤で呼吸抑制の副作用があるホリゾンを通常の2倍量，次いで，さらに死期を早める副作用のあるセレネースを通常の2倍量注射した．ⓒ患者がそれでも荒く苦しそうな息をしていたために，患者を苦しい思いから逃れさせるために確実に息を引き取らせようとした家族の強い依頼を受け，徐脈，一過性心停止の副作用があるワソランを通常の2倍量注射し，さらに，心臓伝導障害の副作用がある塩化カリウム製剤を生理食塩水で希釈せずに注射し，患者を急性高カリウム血症に基づく心停止により死亡させた．検察官は，このうち，ⓒ部分のみを公訴事実として起訴した．横浜地判平成7年3月28日（判時1530号28頁，判タ877号148頁）は，ⓐ部分（治療中止），ⓑ部分（間接的安楽死）についても許容基準を示したうえで，公訴事実であるⓒ部分（積極的安楽死）について正当化の可能性を認め，次のような要件を示した．①患者が耐えが

たい肉体的苦痛に苦しんでいること，②患者は死が避けられず，その死期が迫っていること，③患者の肉体的苦痛を除去・緩和するために方法を尽くし他に代替手段がないこと，④生命を短縮する患者の明示の意思表示があることを許容要件とした．本件では，このうち，①，③，④を充足していないので，安楽死として許容されるものではないとした．

東海大学病院事件は，医療の現場において行われた措置のうち，直接的に心停止させる措置のみが公訴事実とされており，その意味において，裁判上は「積極的安楽死」の事例と位置づけられる．もっとも，本件においては，患者本人の耐えがたい肉体的苦痛は認定されておらず，そもそも苦痛緩和（解放）措置としての「安楽死」の範疇にも属さないとも評価できる．①と②の要件は，名古屋高裁判決6要件とは，順序が入れ替わっているが，「安楽死」が苦痛の緩和，苦痛からの解放を本質とするために，耐えがたい苦痛が第1の要件となっていると考えられる．ここでも，苦痛は肉体的苦痛に限定され，精神的苦痛を理由とする安楽死は許容されないことになる．「死が避けられない」ことを要件とすることで，たんにその疾病自体が不治であるだけではなく，死が不可避であるとする．患者の自己決定に関する④要件は，名古屋高裁判決の④要件と異なり，「病者の意識がなお明瞭であって意思を表明できる場合には」という留保が付されていない．この点において，東海大学病院事件判決では，「積極的安楽死」の正当化が患者の意思に基づくものであることを明確にしている．東海大学病院事件判決において傍論として述べられた「間接的安楽死」の許容要件では，「推定的意思でも足りる」としていることと比較すれば，「積極的安楽死」が許容されるためには患者の明示の意思に基づかなければならないことが，よりいっそう明確である．もっとも，名古屋高裁判決が，「真摯な嘱託又は承諾」を要件として患者側のイニシアチブによることを強調したのに対し，本判決では「明示の意思」とされている点において，自己決定権の果たすべき役割が一歩後退している部分もみられる[*5]．東海大学病院事件判決の4要件で重要な役割を果たしているのは，③要件である．名古屋高裁判決6要件のうち，行為態様に関する⑤および⑥要件が，「代替手段の欠如」に形を変えている．これも，医療現場における措置を想定し，前提として「苦痛緩和」，「苦痛からの解放」の措置が施され，「最後の手段」としてのみ，「積極的安楽死」が許容されることを示している．

本判決は，後述のように，一方で，「積極的安楽死」について正当化の余地を認めたことが批判され[*6]，他方で，③要件，④要件が充足することは現実的に困

難であり，実質的に安楽死の許容を封印したものであると指摘されている*7.

3.2 川崎協同病院事件

川崎協同病院事件は，気管支ぜん息の重積発作を起こし，病院に運び込まれ，意識は戻らず，人工呼吸器を装着されたまま集中治療室で治療を受けていた患者に対する治療中止の事案である．本件では，当該患者の治療にあたっていた被告人（医師）は，患者の家族の同意を得て，気道確保のための気管内チューブを抜管し，これによって苦悶様呼吸を始めた患者に対し，鎮静剤のセルシンやドルミカムの静脈注射をしたものの，これを鎮めることができなかったため，筋弛緩剤ミオブロックを静脈注射し，これにより患者の呼吸，心臓が停止したものである．本件において検察官は，気管内チューブ抜管，鎮静剤注射，筋弛緩剤の注射の一連の行為を公訴事実として起訴した．

第1審の横浜地判平成17年3月25日（判時1909号130頁，判タ1185号114頁）は，末期医療において，患者の死に直結しうる治療中止は，患者の自己決定権の尊重と医学的判断に基づく治療義務の限界を根拠として許容されることがあるとした．そして，本件では，回復可能性，死期切迫の検査が不十分であり，患者本人の意思確認，家族に対する十分な説明が欠けていたとして，自己決定権，治療義務の限界のいずれの点からも治療中止は許容されないとし，懲役3年執行猶予5年を言い渡した．控訴審の東京高判平成19年2月28日（高刑集60巻1号3頁）は，抜本的解決のためには立法またはガイドラインの策定が必要であるとした．そのうえで，自己決定権，治療義務の限界のいずれのアプローチからも本件は許容されないとしつつ，認定事実を一部修正し，量刑不当であるとして原判決を破棄し，懲役1年6月執行猶予3年を言い渡した．上告審の最決平成21年12月7日（刑集63巻11号1899頁）は，被告人は，抜管時までに被害者の回復可能性や余命について的確な判断を下せる状況になかったとする．被害者本人は抜管時において昏睡状態にあり，家族の要請によるものであったにせよ，被害者の病状について適切な情報が伝えられたうえでなされたものではないために，被害者の推定的意思に基づいたものとはいえず，この抜管行為は許容されない．この気管内チューブの抜管とミオブロック（筋弛緩剤）投与とを併せて殺人行為を構成するとした原判断は正当であるとして，上告を棄却した*8.

川崎協同病院事件は，気管内チューブの抜管―鎮静剤注射―筋弛緩剤注射という経過をたどった点において，東海大学病院事件と類似する．しかし，東海大学

病院事件が心停止をもたらすワソラン，塩化カリウム製剤投与の部分のみが起訴されたのに対し，川崎協同病院事件においては，筋弛緩剤投与は一連の治療中止の一場面として扱われた．東海大学病院事件および川崎協同病院事件は，最終的に致死的薬剤投与によって患者を死亡させたことにおいて共通であるが，公訴事実が異なるため，前者は積極的安楽死の問題として，後者は「治療中止」の問題として構成されることとなった．

4　積極的安楽死をめぐる学説の状況

「安楽死」に関する判例をふまえて，積極的安楽死がそもそも許容されるのかどうか，そして，許容されるとした場合の要件について検討する．

本章は，積極的安楽死をテーマとするので，基本的にこれに焦点を当てて検討する．もっとも，医療の場面における両判例が示すように，積極的安楽死は間接的安楽死，消極的安楽死と境界を接しており，さらに，明確な境界線が引けないものもあるので，その限りにおいて，間接的安楽死，消極的安楽死との関係も考察対象とする．

4.1　積極的安楽死違法説

積極的安楽死はいかなる要件の下でも正当化されるべきでないとする見解は，積極的安楽死の許容が社会的弱者の排除につながる危険性があることを危惧する[*9]．自己決定権が中心的な許容根拠であるとしても，肉体的苦痛に苛まれ，死期が切迫した患者の「決定」が真意に基づくかどうかについて疑問を呈している[*10]．そして，他人による殺害を許容すると，「生存の価値がない生命の毀滅」に連なると危惧するのである[*11]．

たしかに，生命の侵害を適法とすること自体に対して，一般的に抵抗が大きく，殺人罪，同意殺人罪の構成要件該当行為について違法阻却を認めることには慎重でなければならない．臓器移植をめぐる議論において，脳死説が，「死体」からの臓器摘出という構成にこだわる[*12]のも，殺人罪・同意殺人罪の違法阻却に対する抵抗感と関係すると思われる．安楽死の文脈においても，「生命侵害」について正当化の余地を認めてしまえば，くさびが打たれ，滑りやすい坂道を滑っていく危険性がある[*13]．すなわち，生命一般の軽視につながる危険性がある．もっとも，現行法においては，刑罰として死刑が存置されていること，正当

防衛によって生命侵害も許容しうること，さらに，ドイツの規定と異なり，日本の緊急避難は，「生じた害が避けようとした害の程度を超えない」とされていることから，生命を保全するために同価値である生命の侵害が理論的には許容されており，その意味においては生命の保護は相対化されている．安楽死，とりわけ積極的安楽死においても，このような生命保護の相対化が適用されるかどうか，慎重な検討を要する．

　また，「生命自体」に対する保護とは別の観点から，「社会的弱者の生命保護」についても，実質的観点から考察しなければならない．すなわち，「患者本人の明示的な意思表示」を積極的安楽死の要件としたとしても，積極的安楽死措置に同意する患者の意思形成が外在的要因に基づく場合が少なくないということに目を向ける必要があるだろう．すなわち，末期医療が経済的・精神的負担になること，また，限られた医療資源の中で行われることを考えた場合，患者本人の意識が明瞭で，諸状況を考慮できる状態にあればあるほど，周囲の（無言の）圧力によって「安楽死」を求める可能性が高くなるとも考えられる．それも「本人の自己決定権」の行使であると考えるべきかどうかが，積極的安楽死の正当化の可否に関わる．

　積極的安楽死違法説は，あらゆる積極的安楽死の処罰を求めるのではなく，期待可能性の欠如を根拠に責任阻却の余地を認めようとする[*14]．医療機関以外における「安楽死」の事例においても，弁護人は期待可能性欠如による責任阻却を主張し，裁判所は個々の事例においてその適用を否定している．

　たしかに，あらゆる手を尽くしてもなお苦痛に苛まれる病者を目の当たりにした場合，殺害か放置かいずれかの選択肢しか残されていないとすれば，放置して苦痛に耐えさせるという選択肢を選ばず，殺害による苦痛解放を選択したことにつき，非難することはできない．しかし，翻って考えてみれば，その際に殺害という選択肢を選ぶことによって，「苦痛に満ちた生」よりも「苦痛から解放された死」を実現したのであり，それが患者の選択に合致している限りで，患者という同一主体における優越的利益を実現したことになる．そうだとすれば，責任阻却にとどまらず，違法性も阻却されることになるはずである．しかも，責任阻却ということになれば，患者（被害者）の優越的利益実現とは別の観点から不処罰を導くことになる可能性がある．

4.2 積極的安楽死適法説

　以前は，積極的安楽死を容認するために，「人間的同情，惻隠の行為」を安楽死肯定のための論理であるとし，人道主義に基づく安楽死を許容する見解が主張された[15]．論者は，安楽死を正当化するのは患者本人の意思ではないとする[16]．人道主義的な安楽死許容が違法阻却の問題であるのか，責任の問題であるのかは，なお検討の余地があるとしても，論者が提唱する前述の許容要件には，患者の病状（回復可能性，死期切迫），肉体的苦痛の存在などの，患者に関する客観的要件が中核をなし，さらに，明示的に例外を認めるにせよ，原則としては患者の意思に合致した措置であることからすれば，安楽死の適法化を認める現在の学説と共通の基盤を有する．

　現在では，積極的安楽死を一定の要件の下で許容しようとする有力な見解は，自己決定権による正当化を試みる．すなわち，安楽死の状況において対立する利益は，患者という同一主体内に存在するのであり，いずれの利益を選択するのかは，別の法益主体間における対立の場合と異なり，客観的な衡量ではなく，患者自身の決定によるべきであるとする．「苦痛に満ちた生」か「苦痛から解放された死」かのいずれを選ぶかは，患者自身によるのであるから，患者が後者を選び，それに基づいた行為，すなわち，苦痛から解放する措置を取ったとしても違法ではないというのである[17]．「生命の維持による苦痛の延長」か，「死苦を免れさせるための生命の短縮」かの選択は，間接的安楽死にも，積極的安楽死にも同様に問題とされることになる．

　また，苦痛から解放するための生命短縮（すなわち，積極的安楽死）を許容しないことは，「苦痛に満ちた生」を強制することになり，「生きる権利」ではなく，「生きる義務」を認めることになるという観点からも，積極的安楽死を許容すべきであるとする見解も主張される[18]．

　積極的安楽死違法説に対しては，最後の一服まで苦痛緩和措置をしなければ，すなわち，「フルコース」を経た後でなければ安楽が得られず，「苦痛のある生」を強いることになるという批判がなされる[19]．継続的ないし断続的な苦痛に耐えられない場合に，それよりも「苦痛から解放された死」を本人が選択するのであれば，法としては，その自己決定権に従った措置を許容すべきであるというのである．もっとも，「苦痛ある生」を強制してはいけないことは，一般論としては正しいとしても，少しでも苦痛があれば，直ちにそこから解放することが求められ，それが生命短縮をもたらしても構わないということにはならないだろう．

現行法においては、自殺は処罰対象とされていない。自殺自体が違法であるかどうかは、とりわけ、自殺関与罪の処罰根拠をめぐって議論されている[20]。もし、自殺を適法とし、さらに、「死ぬ権利」[21]が認められるとするならば、身体的・物理的に自殺ができない者の依頼に基づいて自殺を幇助し、あるいは、殺害することを違法とするのは、自殺可能な者の自殺が適法と評価されることと比較し、不平等であるとする主張がありうる[22]。この見解によれば、平等な扱いをするためには、物理的に自殺ができない者に対する同意殺人、自殺幇助は適法とすべきことになる[23]。しかし、自殺が適法であるという前提に問題があり、物理的に自殺困難な者の「救済」の観点から積極的安楽死を正当化するのは困難である。

4.3 治療行為と安楽死

前述のように、東海大学病院事件は、名古屋高裁判決の「原則として医師の手による」という要件を充足する事案であり、川崎協同病院事件も、基本的にこれを踏襲するものである。これにより、安楽死をめぐる裁判上の争いは、近親者によるものから、医療の現場へと重点を移した。

医療は患者に対する治療の場である。治療行為は、医学的適応性、医術的正当性、患者の自己決定権によって支えられ、その治療自体が侵襲的なものであったとしても、正当業務行為として、その違法性が阻却される[24]。治療は、第一次的には、患者の（全体としての）健康状態の維持・改善に向けられる。すなわち、疾病からの治癒、進行の停止・緩和が追求され、それと並行して、または、それが困難である場合にはこれに代わって、患者の苦痛緩和が目的とされる。他方、患者の延命が「治療」の一要素となる。本来は、健康状態の維持・改善が「延命」の効果をもつが、末期状態では、これらは必然的な結びつきとはならない。また、健康状態の維持・改善が苦痛緩和をもたらすことが望ましいが、これらも必然的な結びつきとはならず、かえって、苦痛緩和措置が健康状態を悪化させ、生命を短縮することもある。さらに、延命措置が苦痛を増幅させ、持続させることにもつながりかねない[25]。そこで、消極的安楽死、間接的安楽死の問題が生じる。いずれにせよ、医療機関は、苦痛の持続を停め、苦痛緩和措置によって生命が短縮するという場面に遭遇することになる。そのような経過をたどって、最終的に薬剤投与などによる「生命を終結させることによる苦痛からの解放」として、積極的安楽死に至るのである。東海大学病院事件、川崎協同病院事

件がそうであったように，少なくとも，医療機関は，苦痛緩和措置を前提として積極的安楽死に至るのである．

4.4 積極的安楽死，間接的安楽死，消極的安楽死の区別

前述のように，間接的安楽死，消極的安楽死については，一定の要件を充足すれば許容されるという点においてほぼ一致しており，東海大学病院事件判決では，傍論ではあるが，消極的安楽死，間接的安楽死について要件を示して許容の可能性を認め，川崎協同病院事件では，各審級とも「治療中止」の許容可能性を認めている．これに対して，積極的安楽死については，名古屋高裁判決，東海大学病院事件判決において許容の可能性およびその要件を判示しているものの，学説においては，前述のように，正当化を否定する見解が有力に主張されている．

それでは，許容される余地のある間接的安楽死，消極的安楽死と全面的に禁止されるべき積極的安楽死はどのように区別されるのであろうか．もちろん，この三者については，典型的な場面においては区別は容易である．しかし，限界事例については必ずしも明確とはいえない．

まず，間接的安楽死と積極的安楽死の区別について考察する．間接的安楽死は，患者に対する苦痛緩和措置の副作用として生命の短縮を伴うものであるので，苦痛緩和も治療の内容とすれば，苦痛緩和に適した措置については医学的適応性が肯定されることになろう．その結果，生命短縮に至ったとしても，医術的正当性，患者の同意という要件を充足すれば，治療行為として正当化されると説明可能である[*26]．その意味で，「治療型安楽死」ともよばれる．もっとも，前述のように，治療がもはや健康回復に向けられない状況において，苦痛緩和と延命が対立関係にあるとすれば，その選択は患者の決定に委ねられるべきであり，それによって他方が犠牲になっても正当化されることになる．これに対し，生命を終結させることによる苦痛からの解放としての積極的安楽死は，それが究極の苦痛緩和だとしても，治療行為として位置づけることは困難である．塩化カリウムや筋弛緩剤の注射に医学的適応性，医術的正当性を肯定することはできないと思われる．この点において，両者は区別可能であろう．東海大学病院事件においても，川崎協同病院事件においても，治療中止によって苦しみ始めた（という印象を与える）患者に対して，これを鎮静するために注射・投与した薬物と，それにもかかわらず鎮静が不十分として注射・投与した薬物の種類およびその分量・投与方法とは別物であるということからも，間接的安楽死と積極的安楽死は，実務

的にも区別されていることになる*27．しかし，生命短縮の副作用をもつ薬物を限界まで使用し，主観的にもその認識がある場合には，積極的安楽死との区別は，量的なもの，または，主観的なものにとどまる可能性はなお残るように思われる*28．間接的安楽死も，その措置によって生命を短縮するものであり，それを正当化するとすれば，そこに「くさび」は打たれているのであり，積極的安楽死の正当化とは，くさびを打つ位置の違いにすぎないともいえる*29．

　次に，消極的安楽死と積極的安楽死の区別について検討する．消極的安楽死は，行うべき治療または延命措置を行わないこととされ，これらの措置を行えば生命の延長が可能であったのに，これを行わず，生命を延長しなかった点について法的責任が問題となる．すなわち，消極的安楽死が典型的に想定しているのは，「治療の不開始，不継続」という不作為である．これに対して，東海大学病院事件，川崎協同病院事件において行われ，とりわけ川崎協同病院事件において公訴事実とされたのは「治療中止」である．そこで，治療中止が消極的安楽死の問題として評価されるのかが問われなければならず，その際には，治療中止が治療不開始と同様に不作為と評価される*30のか，あるいは，行為態様の観点から，状況によっては作為として評価される*31のかが問題となる*32．さらに，両事件で問題とされたように，本来は患者の肉体的苦痛の緩和，苦痛からの解放という性質とは別の観点から扱われるべき「尊厳死」との関係も問われるべきである．

　東海大学病院事件，川崎協同病院事件の両事案においてもみられるように，治療の中止は，フォーリーカテーテル，点滴の抜管，気管内チューブの抜管，エアウエイの除去，さらに，人工呼吸器のスイッチ遮断という態様で行われることがある．治療中止によって，それまで行われていた治癒や延命のための措置が終了し，さらに，それまで供給されていた栄養，酸素などの供給が行われなくなる．たしかに，患者の身体に人工的に供給されていた栄養・酸素が供給されなくなるという点を捉えると，それらの措置（抜管等）によって，栄養・酸素等を供給しないことになるのであり，不作為としての評価に親しむかもしれない．また，「治療中止」を作為として評価し，許容するためのハードルを上げれば，よりハードルの低い「治療不開始」が選択され，結果として患者の保護をより早い段階で終了させてしまう危険は否定できない*33．しかし，人工呼吸器の遮断など，自発呼吸が困難ないしは不可能である患者に対する酸素供給の停止は，短時間のうちに患者の死を確実にもたらすことになる．この場合，人工呼吸器を停めて窒息死させることと，筋弛緩剤を投与することによって心肺機能を停止させ，窒息

死させることには，価値的にみて大きな差がないことになる[*34]．

　他方，栄養補給の停止など，治療中止によって短時間のうちに死をもたらさない場合は，たしかに積極的安楽死と区別されるものの，今度は，積極的安楽死と比較して苦痛を延長することになる[*35]．消極的安楽死としての治療中止を許容し，積極的安楽死を禁止するとすれば，患者に苦痛の継続を強いることになる可能性がある．さらに，東海大学病院事件および川崎協同病院事件においては，治療行為によって患者は苦悶の様子をみせており，治療中止が新たな苦痛をもたらしていることになる．

　いずれの点からみても，治療中止は許容して，積極的安楽死は禁止するという必然性はない．

　もっとも，治療中止後も継続されている苦痛，または，治療中止によって新たにもたらされた苦痛に対しては，緩和措置を施すことで対応可能かもしれない．しかし，「苦痛の緩和・除去措置を尽くし，代替措置がないこと」を積極的安楽死の許容要件とすれば，治療中止＋苦痛緩和措置が効を奏すことがなくなった段階で，初めて積極的安楽死が許容されることになるのであり，苦痛緩和措置が可能である限りは，積極的安楽死は許容されないのである．

　このように，生命を終結させることで苦痛から解放することは，苦痛緩和措置の副作用として生命を短縮することや延命を行わないこととは，理念的には区別されるとしても，事実上は，連続した一つの直線上に存在すると考えられる．

4.5　積極的安楽死の許容要件

　東海大学病院事件判決は，医療の場面における積極的安楽死の許容要件を示した．この4要件は相互に関連させて理解すべきである．名古屋高裁判決と比較すると，患者の肉体的苦痛，死期切迫，回復不可能性が共通の要件である．東海大学病院事件判決における特徴的な要件は，「患者の肉体的苦痛を除去・緩和するための手段を尽くし，他の代替手段がない」ことである．名古屋高裁判決以来，非医療現場における複数の事例において患者の客観的状況についての要件は充足しているとされ，あるいは，特に問題とされていない．これに対して，医療の場面における2つの事例では，患者の回復可能性・死期の切迫性について疑問が投げかけられている．医療の場面以外では死期の切迫，回復可能性の認定が実質的に困難であるのに対し，医療の場面では，これらの認定が比較的容易であり，さらに，代替措置がないことを要件とすることによって，「耐えがたい苦痛」

の要件のハードルが上がると考えられる.

　「安楽死」が許容されるのは,疾病やけがによって耐えがたい苦痛に苛まれている者の苦痛を緩和し,その苦痛から解放するためである.したがって,許容されるための前提は,耐えがたい肉体的苦痛である.その意味において,東海大学病院事件判決が第一要件として肉体的苦痛を挙げたのは適切である.そして,苦痛緩和措置がますます発達し,多くの事例において,意識レベルを下げるなど,死にいたるまで代替措置が常に存在するとされる[*36].その点からすれば,積極的安楽死を許容する必要性は下がったといえる.「耐えがたい肉体的苦痛」が生じるのは,苦痛緩和措置を施すことによって,例外的なものとなる.

　死期切迫,回復不可能性は,名古屋高裁判決においては肉体的苦痛に先行して,また,東海大学病院事件判決では,これに続いて許容要件とされ,川崎協同病院事件では,いずれの審級においても,死期切迫が立証されていないことが,正当化を否定する理由の一つとなっている.「安楽死」が「終末期医療」であるとすれば,これは当然の前提となる.ただし,死期が切迫している者は肉体的苦痛から解放され,死期が切迫していない者は肉体的苦痛に耐えなければならず,しかも,死期が切迫していない分だけ長い期間肉体的苦痛に耐えなければならないとすれば,その根拠を改めて検討しなければならない.理念的には,精神的苦痛は肉体的苦痛から区別され,前者は安楽死の許容性を基礎づけないことについては,ほぼ争いがない.しかし,回復可能性が否定され,死期が切迫することで,肉体的苦痛が絶望的な苦痛になると考えられる.その意味において,肉体的苦痛に根ざした精神的苦痛は存在する.もっとも,それは,回復不可能性と死期切迫が患者本人に告知されることで決定的なものとなるが,告知されていなくても,予期され,絶望の苦痛に至ることはあるだろう.

　患者の意思については,前述のように,真摯な嘱託を求めていない点で,一歩後退しているとはいえ,「患者の意識が明瞭であり,意思表示可能な場合」という留保が外れた点においては,自己決定権を重視したものである.しかし,自己決定権だけで正当化できないのは202条から明白である.ここで保護されるべき自己決定権は,単純な生命法益放棄ではなく,「苦痛に満ちたより長い生命」と「苦痛から解放された死」あるいは「苦痛が緩和されたより短い生命」との選択権である.その意味において,耐えがたい肉体的苦痛は,自己決定権行使のための前提となるのである.しかし,問題は,耐えがたい苦痛に苛まれ,死期が切迫し,苦痛緩和措置をし尽くした段階で,患者に明示の意思表示が可能かどうか

である.措置実施時点における明示の意思表示を求めるのであれば,この要件を充足することは実質的に不可能に近い[*37].不可能に近い要件を設定して,理論的には正当化の余地を認めつつ,実質的にこれを封じるのか,明示の意思表示の要件を緩和して,実質的にもこれを許容する場面を認めるのかは,なお検討しなければならない.東海大学病院事件判決で示された要件に従って患者本人の意思に限定した場合,本人の「明示の意思表示」の時期をどこまで遡らせるのかが,要件緩和のポイントとなり[*38],東海大学病院事件判決の要件自体を修正して,安楽死の措置を施す時点での患者の推定的意思で足りるとすれば,推定方法として患者の事前の意思,当該時点における(患者の意思を推定した)家族の意思を判断材料として用いることが考えられるだろう.鎮痛医療にもかかわらず,肉体的苦痛に苛まれており,一刻も早くその苦痛から解放されたいにもかかわらず,意識が明瞭でないために,それを表明できない患者は,それに耐えなければならないとするのも合理的ではない[*39].積極的安楽死を施す時点において,患者が生命短縮を真意から望んでいることが明示的に表明され,または,合理的にそれが推定できる場合には,患者の意思に沿った措置であると評価すべきであろう.

　苦痛緩和措置を尽くし,それでもなお激しい肉体的苦痛に苛まれており,回復不可能で,死期が切迫している場合,患者が「苦痛に満ちたより長い生」よりも,「苦痛から解放された死」あるいは「苦痛が緩和されたより短い生」の選択を許容し,医師がその選択に沿った措置を施すことは,許容すべきであろう.

4.6　濫用の防止

　積極的安楽死を許容することによって,終末期における緩和ケアが軽視されることが危惧される[*40].たしかに,死期が切迫して,肉体的苦痛に苛まれている者が,死を選ぶことで容易に苦痛から解放されるとすれば,ある程度苦痛が緩和される措置をとることが可能であったとしても,あえて生きることを選ばず,また,医療側も苦痛緩和措置を取りつつ延命しようという努力を怠る可能性はある.このような事態を避けるために,積極的安楽死許容要件として,「苦痛緩和措置を尽くし,他に代替手段がないこと」という要件を厳格に要求すべきことになる.その際に,「疑わしきは,生命の利益に」の原則に従って,患者の意思が明確でない,あるいは合理的に推定できない場合には,安楽死は許容されない.

結語

　積極的安楽死適法説と違法説が拮抗する中で，積極的安楽死が事実上は間接的安楽死や消極的安楽死と連続的であることから，本章では，東海大学病院事件判決において示された4要件の下で，積極的安楽死の正当化を理論的に肯定すべきであるという結論に至った．これは，患者の自己決定権の行使として積極的安楽死を積極的に推奨するものではない．「苦痛を緩和するための措置を尽くし，他にとるべき方法がない」という要件を厳格に解して，苦痛緩和措置に最期まで力を注ぐべきである．緩和医療の発達の結果として，積極的安楽死が許容される範囲が限定され，実質的には許容される余地がないとしても，それは望ましいことである．

　最期を迎える際に，苦痛から免れるためには殺害しかないという状況をできる限り減少させることこそ，医療の進むべき道である．それが皆無になるまで残された隙間を埋めるために，違法阻却の余地を残すべきであろう．

［東洋大学法学部教授］

【注】

*1　ドイツでは，安楽死にあたる"Euthanasie"がナチス時代に，「価値なき生命の抹殺」に濫用された影響から，より中立的な"Sterbehilfe"の語が用いられ，日本では，「臨死介助」の訳語が当てられるが，本章では，問題点を意識しつつ，「安楽死」の語を用いる．

*2　小野清一郎，1950「安楽死の問題」法時245号745頁以下では，前記東京地判昭和25年4月14日を素材として，安楽死の正当化およびその要件について検討しているが，安楽死の許容要件(正当化要件)として，①原則として医師によること(例外を明示的に許容)，②不治または致命的であり，死期が切迫していること，③病者の苦悶が甚だしく，真に見るに忍びないこと，④本人の意識がなお明瞭であり，その意思を表示することができる限りは，その真摯な嘱託があること(意識がもうろう状態にあるか意思表示ができない場合には，この要件が不要であることを明示)，⑤もっぱら本人の死苦を緩和する目的(動機)，⑥方法が倫理的に承認されるものの6要件を提唱しており，名古屋高裁判決の6要件はこれを基礎としているとされている．この点を指摘するものとして，町野朔，2000「違法論としての安楽死・尊厳死」現代刑事法14号41頁．

*3　この点を指摘するものとして，大塚仁，1984「安楽死」刑法判例百選Ⅰ(第2版)69頁，宮野彬「判批」(大阪地判昭和52年11月30日判タ357号210頁に対する)判タ361号117頁．

*4　町野朔，1993「安楽死—許される殺人？Ⅰ」法学教室152号68頁．

*5　例えば，甲斐克則，2003『安楽死と刑法』成文堂，169頁．

*6　甲斐・前掲*5『安楽死と刑法』170頁．

*7　福田雅章，1996「安楽死(東海大学安楽死事件)」『医療過誤判例百選(第2版)』132頁．

町野朔，1995「東海大学安楽死事件判決覚書」ジュリスト1072号，113頁，佐伯仁志，2008「安楽死」『刑法判例百選Ⅰ総論（第6版）』45頁，井田良，2009「終末期医療における刑法の役割」ジュリスト1377号，80頁．

*8 川崎協同病院事件は，治療中止の許容性が中心的争点とされた．上告審決定については，武藤眞朗，2010「判批」刑事法ジャーナル23号80頁，土本武司，2011「判批」判例評論627号（判時2105号）165頁，小田直樹，2011「判批」平成22年度重判200頁などを参照．

*9 甲斐・前掲＊5『安楽死と刑法』41頁．

*10 甲斐・前掲＊5『安楽死と刑法』4頁．

*11 例えば，内藤謙，1986『刑法講義総論（中）』有斐閣，560頁．いわゆる「くさび理論」に対して批判的なものとして，鈴木義男，1998「自殺幇助規定の合憲性」『松尾浩也先生古稀祝賀論文集 上巻』有斐閣，618頁．

*12 例えば，平野龍一，1992「脳死臨調の審議状況」刑法雑誌32巻3号，395頁．（2005『刑事法研究 最終巻』有斐閣，311頁以下に収録）を参照．

*13 中山研一，1999『安楽死と尊厳死』成文堂，101頁，甲斐克則，2006『新版 医事刑法への旅Ⅰ』イウス出版／成文堂，198頁．

*14 甲斐・前掲＊5『安楽死と刑法』5頁，172頁，佐伯千仭，1981『刑法講義総論（4訂版）』有斐閣，213頁，内藤謙，1986『刑法講義総論（中）』有斐閣，540頁．

*15 小野・前掲論文＊2，750頁．

*16 小野・前掲論文＊2，752頁．小野博士は，前述のように，「本人の意識がなほ明瞭であり，その意思を表示することができる限りは，その真摯な嘱託を必要とする」とするが，「本人の意識がもうらう状態にあるか又はその意思を表示することができない場合には，本人の嘱託又は承諾を必要としないと考へる」とされ，「患者の意思に基づかない」安楽死が許容されることを明言している．

*17 町野朔，1977「安楽死――一つの視点―（2）」ジュリスト631号121頁．土本武司，1996「安楽死合法化の根拠と要件（下）」判例評論447号（判時1558号）9頁は「苦痛の緩和」と「患者の自己決定権」の調和を，個人の自律の尊重と，本人の自律的生存の可能性の保護の両側面から説明しようとするが，積極的安楽死における法益衡量が患者によって行われることを認める．

*18 福田雅章，2002『日本の社会文化構造と人権』明石書店，347頁．

*19 福田・前掲書＊18，367頁，土本・前掲論文＊17，162頁．

*20 自殺を適法とするのは，平野龍一，1977『刑法概説』東大出版，158頁，西田典之，2010『刑法各論（第5版）』弘文堂，14頁，前田雅英，2011『刑法講義各論（第5版）』東大出版，26頁などである．これに対し，自殺を違法とするのは，大塚仁，2005『刑法概説（各論）［第3版増補版］』有斐閣，18頁，曽根威彦，2012『刑法各論（第5版）』弘文堂，11頁，大谷實，2009『刑法講義各論 新版第3版』成文堂，16頁，林幹人，2007『刑法各論［第2版］』東大出版，26頁，高橋則夫，2011『刑法各論』成文堂，16頁などである．

*21 「死ぬ権利」を明確に否定するものとして，甲斐・前掲＊5『安楽死と刑法』171頁．

*22 福田雅章教授は，自殺する権利を一般的に肯定するのではなく，自律的生存の可能性がなくなった場合には，死の意思の真実性を客観的に担保できることを条件に，自分の生命の処分権を肯定する（福田・前掲書＊18，326頁）．

*23 しかし，そうすると，自力で自殺できない者は医師に処方された薬物によって安楽に死

ぬことができるのに対し，自力で自殺可能な者は，首を吊ったり，飛び降りたりするという方法を選択しなければならないことになり，それもまた差別的な扱いになりかねないと指摘されている（稲葉美香，2005「生命の不可侵と自己決定権の狭間―安楽死行為の憲法上の位置づけに関する一考察―(2)・完」法学論叢158巻2号78頁）．

*24 町野朔，1986『患者の自己決定権と法』東大出版，3頁，甲斐・前掲*13『新版 医事刑法への旅Ⅰ』32頁．

*25 辰井聡子，2009「治療不開始/中止行為の刑法的評価」明治学院大学法学研究86号57頁以下，68頁において，「医療は，……なるべく健康に，医学的な意味で安楽に，その生を全うできるようにするものであり，何が何でも死なないように，1分1秒でも心臓の拍動を延長するためのものではない．」としているのは，医療が，あるいは，さらには治療行為が，患者の生命保護という一元的な説明が困難であることを示すと理解できよう．

*26 甲斐教授は，間接的安楽死のうち，死の危険が一般的な危険にとどまる類型では治療行為として正当化されるのに対し，苦痛緩和が死に直結する類型では，「被害者の同意」に加えて生命利益と苦痛緩和利益の具体的な衡量により，緊急避難を準用として正当化されるとする（甲斐・前掲*5『安楽死と刑法』38頁）．

*27 現代刑事法研究会（山口厚他），2009「［座談会］終末期医療と刑法」ジュリスト1377号，86頁以下，特に，89頁における有賀徹教授の発言を参照．

*28 福田雅章・前掲論文*7，132頁，甲斐克則編，2010『インフォームド・コンセントと医事法』信山社，77頁（加藤摩耶執筆）．井田教授も，積極的安楽死と間接的安楽死との限界領域における線引きについては，主観的な区別に近くなるとしている（井田・前掲論文*7，82頁）．

*29 その意味において，中山・前掲書*13，164頁が，間接的安楽死についても完全な違法阻却ではなく，可罰的違法阻却ないし責任阻却にとどまるとするのは，理論的に一貫している．

*30 抜管，人工呼吸器の遮断を不作為とみるのは，井田・前掲論文*7，84頁．

*31 抜管，人工呼吸器停止などを作為とみるのは，町野・前掲論文*2「違法論としての安楽死・尊厳死」38頁，武藤眞朗，1998「生命維持装置の取り外し」『西原春夫先生古稀記念論文集第1巻』成文堂，376頁．

*32 鈴木雄介，2010「治療行為の中止と刑事責任」刑事法ジャーナル23号，53頁は，治療中止を，人工呼吸器の不装着などの不作為型と，装着済の人工呼吸器の停止など作為型に分類する．もっとも，医療の時間的連続性などを考慮すれば，後者についても，その場面をワンシーンとして取り出すのではなく，法的には不作為として評価することが医療の本質を捉えているとしつつ，実行行為概念との整合性から，実務に定着するには議論と時間を要すると指摘する．

*33 井田・前掲論文*7，84頁，辰井・前掲論文*25，64頁以下など．もっとも，井田教授は，治療の中止を治療不開始と同値することによって，傷害罪や殺人罪の構成要件該当性を否定し，不処罰を導こうとするのに対し，辰井教授は，いずれの場合にも構成要件該当性を肯定したうえで，治療不開始，中止の許容を違法性の問題として捉えている（辰井・前掲論文*25，66頁，67頁）．

*34 上田健二，2002「生命倫理学の視点から見た臨死介助の重要問題」現代刑事法42号，26頁以下，とりわけ32頁以下，佐伯仁志・前掲論文*7，45頁．なお，ドイツ連邦通常裁判所は，2010年6月25日，患者の世話人（Betreuer）が患者に治療薬および栄養を

補給していたチューブを切断した事案について,治療中止を外部的態様に関わらず規範的に不作為と評価して不可罰を導く理論構成を否定した(BGHSt 55, 191).
* 35　稲葉・前掲論文 * 23, 71 頁.
* 36　佐伯・前掲論文 * 7, 45 頁,甲斐・前掲 * 13『新版　医事刑法への旅Ⅰ』202 頁.これに対して,「間歇的な激痛に襲われる患者に対して,現代の鎮痛医療は十分に機能していない」という認識を示すのは,土本・前掲論文 * 17, 162 頁である.
* 37　中山・前掲書 * 13, 168 頁.
* 38　中山・前掲書 * 13, 169 頁.
* 39　人工呼吸器を装着し,鎮静剤を併用されることによって昏睡状態になれば,直接的に苦痛を自覚しないとされるが(鈴木雄介・前掲論文 * 32, 51 頁),東海大学病院事件,川崎協同病院事件におけるように,治療の中止により,苦痛が自覚されるにもかかわらず,意思表明ができない状況は想定しうるだろう.
* 40　甲斐・前掲書 * 13, 201 頁,稲葉・前掲論文 * 23, 76 頁.

第7章

日本における人工延命措置の差控え・中止（尊厳死）

甲斐克則

はじめに

　日本における人工延命措置の差控え・中止の問題は，1976年のアメリカのカレン・クインラン事件判決を契機として，1970年代末から，いわゆる「尊厳死」の問題として議論されはじめた[*1]．尊厳死の内容は多義的であるが，私なりに定義をしておくと，尊厳死（自然死）とは，「新たな延命技術の開発により患者が医療の客体にされること（「死の管理化」）に抵抗すべく，人工延命治療を拒否し，医師が患者を死にゆくにまかせることを許容すること」である[*2]．

　日本で問題が具体化したのは，1980年代に入ってからであり，また，医療現場も含めて実践的議論が始まったのは，1990年代に入ってから，特に，1994年5月26日付けの日本学術会議「死と医療特別委員会報告『尊厳死について』」が出され，さらに，1997年のいわゆる「東海大学病院事件」判決が傍論でこの問題に言及して以降である．そして，21世紀になると，後述のように，各地で具体的事件が起き，各界のルールが作られ，川崎協同病院事件では，2009年に最高裁判所の判例まで登場した．したがって，いまや，人工延命措置の差控え・中止（「尊厳死」）をめぐる医療と法と生命倫理の問題は，日本において，きわめて重要な問題として解決を迫られているといえよう．

　日本の問題状況で最も検討すべき課題は，人工延命措置の差控え（withholding）と中止（withdrawing）の過剰なまでの区別が大きな弊害をもたらしているのではないか，という点である．すなわち，最初から延命治療を差し控えることには過剰に寛大であるが，ひとたび延命治療を開始すれば途中で中止することは犯罪になる可能性があるので中止できない，という奇妙な「呪縛」が蔓延して

おり，その結果，救命可能な患者の延命治療がなされないケースがしばしばあるという．それが，単に刑事訴追を恐れてそうするというのであれば，本末転倒ではないか．ICUで延命治療を開始し，様子を観察して，いよいよ回復困難で予後の見通しが絶望的になった時点で延命治療を中止することは，一定の条件下で（刑）法的にも許容する途を確保しておかないと，この奇妙なジレンマを克服することはできないであろう．本章では，このような問題意識から，近年の日本の議論の動向に焦点を当てて，法的・倫理的観点から論じることにする．

1 近年の日本における議論の動向概観

21世紀に入り，尊厳死問題のルールをめぐり各方面でにわかに動きが活発化し始めた．各種の調査が示すように，それは，上述の1997年の「東海大学病院事件」横浜地裁判決当時の問題関心[*3]を上回っているように思われる．例えば，厚生労働省「終末期医療に関する調査等検討会報告書——今後の終末期医療の在り方について」(2004年7月) では，大病院対象のアンケート分析が中心ながら，すでに一定の場合に人工延命治療中止の方向性を許容する傾向が看取された．

また，2004年に北海道羽幌町の道立羽幌病院で患者（90歳）の人工呼吸器を家族の同意を得ただけで取り外して患者を死亡させたという事件が2005年になって書類送検され，注目を集めた．最終的には行為と結果との因果関係がないということで不起訴処分になったが，類似の事件は相次いだ．とりわけ2006年，富山県の射水市民病院において主治医が単独で家族の同意を得て（一部は家族の同意を得ずに）7名の患者の人工呼吸器を取り外して死亡させたという事件が書類送検となり，社会的にもきわめて大きな関心を集めた[*4]．しかし，本件も，2009年に不起訴処分になったことから，この種の事案で刑事事件性はほとんどないかのような印象を与えている．それにもかかわらず，この処分が判決でないことから，司法の法的基準が明確でなく，医療関係者や法曹（特に病院の顧問弁護士等）の間では，一度開始した延命治療を打ち切ることは依然として殺人罪として訴追の対象となりうる，という呪縛が続いており，最初から延命治療を差し控えることは許されるが，一度開始した延命治療を中止することはできない，という奇妙なジレンマに陥っている．これは，法的・倫理的に大きな問題である．ただし，冷静に分析すれば，捜査機関は，第1に，延命治療中止と死亡との間の因果関係が明確になければ起訴しないという（刑法上は当然の）立場をとって

おり，第2に，延命治療中止に関して本人または家族の意思を無視しないかぎりは殺人罪として起訴しない傾向が強い，と推測される．

この間にあって，日本尊厳死協会によるリビング・ウイルを中心とした立法化要請の動き[*5]や，2005年には自民党と公明党が「尊厳死」の容認に向けた与党協議機関を新設して活動をし，さらに超党派の議員での立法化の動きがある．後述のように，司法の場では，2005年3月25日に，人工延命治療の中止の許容性について川崎協同病院事件第1審判決（横浜地判平成17年3月25日判例タイムズ1185号114頁）が終末期医療における患者の自己決定権を基軸とした実に興味深い論理を展開している．もっとも，第2審判決（東京高判平成19年2月28日判例タイムズ1237号153頁）は，自己決定権アプローチには批判的である．なお，最高裁決定（前出）は，必ずしも明確な態度を示していないが，後述のように，そこから一定の方向性を読み取ることも可能である．

このような状況下で，2007年5月に，厚生労働省「終末期医療の決定プロセスのあり方に関する検討会」（樋口範雄座長）は，「終末期医療の決定プロセスに関するガイドライン」を公表した．この問題に関して日本で唯一の公的ガイドラインである．しかし，このガイドラインの性格は，「話合い」により終末期医療の決定プロセスを明確化しようとするものであり，実体的基準がなお不明確なままであるため，医療現場ではなお戸惑いがあるという．その他，2007年から2008年にかけて日本救急医学会や日本医師会第X次生命倫理懇談会が相次いで「ガイドライン」を公表した（後述）．しかし，これら一連のガイドライン相互の関係については，依然として詰めた検討がなされていないことから，どこか「ぎくしゃく」した状況が続いているのが現状である[*6]．

以上の動向を踏まえて，尊厳死問題における病者の自己決定はどのように扱われるべきであろうか．家族の意思はどのように位置づけるべきであろうか．あるいは，「最善の利益モデル」はどのように位置づけるべきであろうか．以下では，このような問題意識の下で人工延命措置（治療）の差控え・中止をめぐるルール化の意義と問題点を論じることとする．

2　司法の動向

2.1　東海大学病院事件

まずは司法の動向を概観しておきたい．1997年のいわゆる「東海大学病院事

件」判決（横浜地判平成7年3月28日判例タイムズ877号148頁）は，医師による安楽死の是非が争点であったが，傍論ながら，治療中止の要件についても，次のように述べた（一部要約）[*7]．

治療行為の中止（いわゆる尊厳死）は，意味のない治療を打ち切って人間としての尊厳性を保って自然な死を迎えたいという患者の自己決定権の理論と，そうした意味のない治療行為までを行うことはもはや義務ではないとの医師の治療義務の限界を根拠に，一定の要件の下に許容される．

①患者が治癒不可能な病気に冒され回復の見込みがなく死が避けられない末期状態にあること．治療中止が患者の自己決定権に由来するとはいえ，その権利は死ぬ権利を認めたものではなく，死の迎え方ないし死に至る過程についての選択権を認めたにすぎず，早すぎる治療中止を認めることは生命軽視の一般的風潮をもたらす危険がある．「死の回避不可能の状態に至ったか否かは，医学的にも判断に困難を伴うと考えられるので，複数の医師による反復した診断によるのが望ましい」．またこの状態は，当該対象行為の死期への影響の程度によって相対的に決してよい．

②治療行為の中止を求める患者の意思表示が中止の時点で存在すること．この「意思表示は，患者自身が自己の病状や治療内容，将来の予想される事態等について，十分な情報を得て正確に認識し，真摯な持続的な考慮に基づいて行われることが必要」であり，そのためには，病名告知やいわゆるインフォームド・コンセントが重要である．しかし，現実の医療現場においては治療行為中止の検討段階で患者の明確な意思表示が存在しないことがはるかに多く，一方では家族から中止を求められたり家族に意向を確認したりすることも少なくない．「こうした現実を踏まえ，今日国民の多くが意味のない治療行為の中止を容認していることや，将来国民の間にいわゆるリビング・ウイルによる意思表示が普及してゆくことを予想し，その有効性を確保することも必要であることなどを考慮すると，中止を検討する段階で患者の明確な意思表示が存在しないときには，患者の推定的意思によることを是認してよいと考える」．

まず，事前の文書による意思表示（リビング・ウイル等）あるいは口頭による意思表示は，推定的意思確認の有力な証拠となる．かかる意思表示も，中止検討段階で改めて本人により再表明されれば，その段階での意思表示となるが，一方，中止の意思表示は，自己の病状，治療内容，予後等についての十分な情報と正確な認識に基づいてなされる必要があるので，事前の意思表示が中止検討時点

と余りにかけ離れた時点でのものであるとかその内容が漠然としたものに過ぎないときには，家族の意思表示により補って推定的意思認定を行う必要がある．

　つぎに，事前の意思表示が何ら存在しない場合，医療現場での現実や，国民の大多数が延命医療中止を容認しつつも具体的には事前の意思表示がある場合が圧倒的に少ないという現実間のギャップの存在，中止に際しては医師による医学的観点からの適正さの判断がなされ，家族の意思だけで全措置が中止されるわけではないこと，さらに，患者の過去の日常生活上の断片的言動からよりもむしろ家族の意思表示による方がはるかに中止検討段階での患者の意思を推定できることなどを考慮すると，家族の意思表示から患者の意思を推定することが許される．これを推定するには，家族が患者の性格，価値観，人生等を十分に知り，その意思を適確に推定しうる立場にあること，患者の病状，治療内容，予後等について十分な情報と正確な認識を持っていることが必要である．そして，患者の立場に立った上での真摯な考慮に基づいた意思表示でなければならない．また，医師側も，患者及び家族との接触や意思疎通に努めることによって，患者自身の病気や治療方針に関する考えや態度，患者と家族の関係の程度や親密さなどについて必要な情報を収集し，患者及び家族をよく認識し理解する立場にあることが必要である．

　③治療行為中止の対象となる措置は，薬物療法，人工透析，人工呼吸器，輸血，栄養・水分補給など，疾病を治療するための治療措置及び対症療法である治療措置，さらには生命維持のための治療措置など，すべてが対象となる．「しかし，どのような措置を何時どの時点で中止するかは，死期の切迫の程度，当該措置の中止による死期への影響の程度等を考慮して，医学的にもはや無意味であるとの適正さを判断し，自然の死を迎えさせるという目的に沿って決定されるべきである」．

　この判決は，第１に，患者の自己決定権と医師の治療義務の限界を根拠に許容要件を考えているが，内容的にやや曖昧である．判決が，自己決定権は「死ぬ権利」を認めたものではなく，死の迎え方ないし死に至る過程についての選択権を認めたにすぎないとする点は妥当であるが，治療義務の限界がそれとどのように関係するのか，その限界がどこから導かれるかは，明らかでない．また，延命拒否と自殺関与罪との関係についても不明確である．第２に，判決が，患者の意思表示が治療中止時点で存在することを原則としつつ，事前の文書による意思表示（リビング・ウイル等）もしくは口頭による意思表示がある場合はこれを有

力な証拠として推定的意思で足りるとする点は，それが「明白かつ説得力ある証拠」として認められるかぎりで基本的に妥当である．しかし，事前の意思表示が何ら存在しない場合にも家族の意思表示から患者の意思を推定してよいとする点は，家族の判断に安易に頼りすぎる懸念があり，疑問が残る．家族の有り様も様々であり，より慎重な判断が求められる．第3に，判決は，治療行為中止の対象として，薬物療法，人工透析，人工呼吸器，輸血，栄養・水分補給など，疾病を治療するための治療措置および対症療法である治療措置，さらには生命維持のための治療措置など，すべてを挙げているが，栄養分や水分の補給の全面中止については，議論が多い．病態によっても扱いに差が出てくるであろう点を慎重に考慮する必要があるものと思われる．もちろん，本人が明確にすべてを拒否していた場合は，その意思を尊重してよいと思われるが，そうでない場合は，その延命措置が患者に何をもたらすかを慎重に見極めて判断する必要がある．

2.2 川崎協同病院事件

　その後，川崎協同病院事件が裁かれた．事案は，以下のとおりである．
　被告人（呼吸器内科部長）は，主治医として担当していた患者 I（当時58歳）が，気管支喘息重積発作に伴う低酸素性脳損傷で意識が回復しないまま入院し，治療中の患者 I について，延命を続けることでその肉体が細菌に冒されるなどして汚れていく前に，I にとって異物である気道確保のために鼻から気管内に挿入されているチューブを取り去ってできるかぎり自然なかたちで息を引き取らせて看取りたいとの気持ちをいだき，同病院南2階病棟228号室において，患者 I に対し，前記気管内チューブを抜き取り呼吸確保の措置を取らなければ I が死亡することを認識しながら，あえてそのチューブを抜き取り，呼吸を確保する処置を取らずに死亡するのを待った．ところが，予期に反して，I が「ぜいぜい」などと音を出しながら身体を海老のように反り返らせるなどして苦しそうに見える呼吸を繰り返し，鎮静剤を多量に投与してもその呼吸を鎮めることができなかったことから，そのような状態を在室していたその家族らに見せ続けることは好ましくないと考え，このうえは，筋弛緩剤で呼吸筋を弛緩させて窒息死させようと決意し，事情を知らない准看護婦（当時24歳）に命じて，注射器に詰められた非脱分極性筋弛緩薬である臭化パンクロニウム注射液（商品名「ミオブロック注射液」）を，I の中心静脈に注入させて，まもなくその呼吸を停止させ，同室において，I を呼吸筋弛緩に基づく窒息により死亡させた．

第7章　日本における人工延命措置の差控え・中止(尊厳死)　133

　争点は，本件抜管行為が，治療不可能で回復の見込みがなく死が不可避な末期状態において，治療を中止すべく被害者の意思を推定するに足りる家族の強い意思表示を受けて，被害者に自然の死を迎えさせるために治療行為の中止としてなされたものであり，東海大学病院事件判決の説示に照らしても実質的違法性ないし可罰的違法性がないかどうか，であった．第1審判決（横浜地判平成17年3月15日判例タイムズ1185号114頁）は，次のような論理を展開してこの主張を否定し，被告人を懲役3年執行猶予5年に処する判決を下した[*8]．

(1) 治療中止は，患者の自己決定の尊重と医学的判断に基づく治療義務の限界を根拠として認められる．これは，生命の尊貴さを前提としつつ，自己の生き方の最後の選択としての死の迎え方・死に方の問題である．実行可能な医療行為のすべてを行うことが望ましいとは必ずしもいえない．
(2) 終末期における患者の自己決定の尊重は，自殺や死ぬ権利を認めるというものではなく，あくまでも人間の尊厳，幸福追求権の発露として，各人が人間存在としての自己の生き方，生き様を自分で決め，それを実行してことを貫徹し，全うする結果，最後の生き方，すなわち死の迎え方を自分で決めることができるということのいわば反射的なものである．
(3) 自己決定には，回復の見込みがなく死が目前に迫っていること，それを患者が正確に理解し判断能力を保持しているということが不可欠の前提である．回復不能でその死期が切迫していることについては，医学的に行うべき治療や検査等を尽くし，他の医師の意見等も徴して確定的な診断がなされるべきであって，あくまでも「疑わしきは生命の利益に」という原則の下に慎重な判断をすべきである．
(4) 自己決定の前提として十分な情報（病状，考えられる治療・対処法，死期の見通し等）が提供され，それについての十分な説明がなされていること，患者の任意かつ真意に基づいた意思の表明がなされていることが必要である．
(5) 病状の進行，容体の悪化等から，患者本人の任意な自己決定及びその意思の表明や真意の直接の確認ができない場合には，前記自己決定の趣旨にできるだけ沿い，これを尊重できるように，患者の真意を探求していくほかない．
(6) その真意探求に当たっては，本人の事前の意思が記録化されているもの（リビング・ウイル等）や同居している家族等，患者の生き方・考え方等を良く知る者による患者の意思の推測等もその確認の有力な手がかりとなる．その

探求にもかかわらず真意が不明であれば、「疑わしきは生命の利益に」医師は患者の生命保護を優先させ、医学的に最も適応した諸措置を継続すべきである.

(7) 医師が可能な限りの適切な治療を尽くし医学的に有効な治療が限界に達している状況に至れば、患者が望んでいる場合であっても、それが医学的にみて有害あるいは意味がないと判断される治療については、医師においてその治療を続ける義務、あるいは、それを行う義務は法的にはない.

(8) この際の医師の判断はあくまでも医学的な治療の有効性等に限られるべきである. 医師があるべき死の迎え方を患者に助言することはもちろん許されるが、それはあくまでも参考意見に止めるべきであって、本人の死に方に関する価値判断を医師が患者に代わって行うことは、相当でない.

これらの枠組みのうち、(7)の治療義務限界論については、なお不明確な部分があり、問題があると思われるが、自己決定権アプローチの部分は、私見に近いものであり、妥当なものと思われる. 特に、(4)で自己決定について患者の任意かつ真意に基づいた意思の表明がなされていることを原則としつつ、(5)で病状の進行、容体の悪化等から、患者本人の任意な自己決定及びその意思の表明や真意の直接の確認ができない場合には、前記自己決定の趣旨にできるだけ沿い、これを尊重できるように、患者の真意を探求していくほかない、としている点、そして、(6)でその真意探求に当たっては、本人の事前の意思が記録化されているもの(リビング・ウイル等)や同居している家族等、患者の生き方・考え方等を良く知る者による患者の意思の推測等もその確認の有力な手がかりとなる、としている点は重要である. さらには、その探求にもかかわらず真意が不明であれば、「疑わしきは生命の利益に」医師は患者の生命保護を優先させ、医学的に最も適応した諸措置を継続すべきである、としている点も看過してはならない. これらは、私の考えからも支持できる内容である. ただ、「患者の真意の探求」に際して家族等による「患者の意思の推測」について、緩やかすぎるように思われる.

ところが、第2審(東京高判平成19年2月28日判例タイムズ1237号153頁)は、次のように、自己決定権アプローチには批判的であり、現実的な意思の確認といってもフィクションにならざるをえないとの立場から、刑法解釈論上無理があるとし、治療義務の限界というアプローチにも批判的である.

「治療中止についての自己決定権は、死を選ぶ権利ではなく、治療を拒否する

権利であり，患者の死亡自体を認容しているわけではないという解釈が採られているが，それはやや形式論であって，実質的な答えにはなっていないように思われる．さらに，自己決定権説によれば，本件患者のように急に意識を失った者については，元々自己決定ができないことになるから，家族による自己決定の代行か家族の意見等による患者の意思推定のいずれかによることになる．前者については，代行は認められないと解するのが普通であるし，代行ではなく，代諾にすぎないといっても，その実体にそう違いがあるとも思われない．そして，家族の意思を重視することは必要ではあるけれども，そこには終末期医療に伴う家族の経済的・精神的な負担等の回避という患者本人の気持ちには必ずしも沿わない思惑が入り込む危険性がつきまとう．なお，このような思惑の介入は，終末期医療の段階で一概に不当なものとして否定すべきであるというのではない．一定の要件の下で法律にこれを取り入れることは立法政策として十分あり得るところである．ここで言いたいのは，自己決定権という権利行使により治療中止を適法とするのであれば，そのような事情の介入は，患者による自己決定ではなく，家族による自己決定にほかならないことになってしまうから否定せざるを得ないということである．後者については，現実的な意思（現在の推定的意思）の確認といってもフィクションにならざるを得ない面がある．患者の生前の片言隻句を根拠にするのはおかしいともいえる．意識を失う前の日常生活上の発言等は，そのような状況に至っていない段階での気楽なものととる余地が十分にある．本件のように被告人である医師が患者の長い期間にわたる主治医であるような場合ですら，急に訪れた終末期状態において，果たして患者が本当に死を望んでいたかは不明というのが正直なところであろう．このように，自己決定権による解釈だけで，治療中止を適法とすることには限界があるというべきである」．そして，「尊厳死の解釈を抜本的に解決するには，尊厳死を許容する法律の制定ないしこれに代わり得るガイドラインの策定が必要」だとも述べて合意形成を図るよう促す．

　この第2審判決に賛同する見解もある[*9]．しかし，私自身は，第2審判決による第1審判決の治療義務論批判には賛同できる部分もあるが，自己決定権アプローチ批判の論理については疑問を覚える[*10]．これまでの学説の理論的努力をまったく考慮せず，しかもそれでいて，「尊厳死の問題を解決するには，尊厳死を許容する法律の制定ないしこれに代わり得るガイドラインの策定が必要である」とルール化を説くが，何ら論理も示さずに「ルールを皆で作れ」というのは，司法消極主義的色彩が強すぎ，かえって無責任と思われる．ともかく，われ

われは，その批判を克服する理論的努力をさらに積み重ねる必要がある．そして，自己の生を最期まで自分らしく生きることを保障する重要な砦として患者の延命拒否権を位置づけ，川崎協同病院事件第1審判決も説くように，可能なかぎり「患者の真意の探求」の途を模索すべきだと考える．

　その後，被告人の上告に対して，最高裁判所は，次のような判断を示して上告を棄却した（最決平成21年12月7日刑集63巻11号1899頁）[*11]．

　「上記の事実経過によれば，被害者が気管支ぜん息の重積発作を起こして入院した後，本件抜管時までに，同人の余命等を判断するために必要とされる脳波等の検査は実施されておらず，発症からいまだ2週間の時点でもあり，その回復可能性や余命について的確な判断を下せる状況にはなかったものと認められる．そして，被害者は，本件時，こん睡状態にあったものであるところ，本件気管内チューブの抜管は，被害者の回復をあきらめた家族からの要請に基づき行われたものであるが，その要請は上記の状況から認められるとおり被害者の病状等について適切な情報が伝えられた上でされたものではなく，上記抜管行為が被害者の推定的意思に基づくということもできない．以上によれば，上記抜管行為は，法律上許容される治療中止には当たらないというべきである」．

　最高裁は，特別に新たな判断を示してはいないが，事実関係の中から敢えて，「本件気管内チューブの抜管は，被害者の回復をあきらめた家族からの要請に基づき行われたものであるが，その要請は上記の状況から認められるとおり被害者の病状等について適切な情報が伝えられた上でされたものではなく，上記抜管行為が被害者の推定的意思に基づくということもできない」という点を重視して，「上記抜管行為は，法律上許容される治療中止には当たらない」という法的判断を下している点に注目する必要がある．本決定はいわば個別事例に対する判断にすぎないとはいえ，裏を返せば，被害者の病状等について適切な情報が伝えられ，かつ抜管行為が被害者の推定的意思に基づいていれば，気管内チューブの抜管は許容される，という解釈も成り立ちうるのである．

　以上のように，日本の司法の立場も，犯罪として処罰に値するほどの一方的な延命治療中止を行わないかぎり，犯罪として処罰すると考えていないように思われる．そして，何より検察も，前述の射水市民病院事件の処理に見られるように，第1に，延命治療中止と死亡との間の因果関係が明確になければ起訴しないとの（刑法上は当然の）立場をとっており，第2に，延命治療中止に関して本人または家族の意思を無視しないかぎりは殺人罪として起訴しない傾向が強い

と推測される．

3　人工延命措置の差控え・中止（尊厳死）をめぐる法理と倫理

では，人工延命措置の差控え・中止の問題をどのように考えればよいか．

3.1　延命拒否権としての自己決定権

まず，患者の現実の意思ないし事前の意思といった自己決定を可能なかぎり尊重する方向が考えられる．しかし，この考えには，批判も多い．例えば，法哲学者の河見誠教授は，私見の「死の管理化」に着目され，「患者の明確な治療拒否の意思表示がない限り尊厳死が認められないとすれば，医療によりもたらされる死の管理化への抵抗は，不十分なものに留まることにならないだろうか」，「また逆に，個人の『自己決定』を強調しすぎる場合，意思による『死の管理化』の問題が生じうる，ということも考える必要があるのではないだろうか」[*12]と説かれる．この点に関しては，以下の点を補足しておきたい[*13]．

第1に，終末期医療にかかわらず，生命の発生の諸問題を含めて生命と法に関する諸問題において，私は，基本的に自己決定万能主義に警鐘を鳴らしてきた．安楽死を例にとると，まず，その前提となる嘱託・同意殺人の可罰根拠については，「1人の人間は，個人とはいえ，単に個として孤立的に存在するものではない．同時に社会的存在である．個的存在と社会的存在とは不可分の関係にある．生命は，そのような存在を担う法価値である．そして，各個人は，その生命という法益の享受者なのである．……個としての存在が同時に社会的紐帯を有するところに人間の人間たる所以がる．それゆえ，法は，その社会の根幹を形成する個々の人間の生命の放棄を許容しえない」[*14]．とりわけ積極的安楽死について，自己決定権を強調して正当化を論じる見解は「結局，法自体が人間の社会的存在としての側面を危殆化せしめることになる」し，また，「殺害による苦痛除去は，規範論理的に矛盾である」[*15]．このように，自己決定権を過度に強調する見解に対して，私は批判的立場である．「自己決定権は重要だが，万能ではない」[*16]という命題をここで再度確認したい．

第2に，自己決定権の問題を尊厳死の問題に当てはめて考えるとき，自己決定（権）の内容は，「延命拒否（権）」という意味での自己決定（権）に本質がある．「人間の尊厳」の内容をカントに倣って「人間を手段としてのみ使ってはな

らない」という脈絡で理解すると*17，そこには自ずと，合理的根拠のない強制を拒否する権利を保障する内容が含まれざるをえないように思われる．人工延命器具を中心とした侵襲的介入に対して，患者が拒否権を持たない以上，生死を病院に管理されきってしまうことになるのではなかろうか．私が主張しているのは，その意味における自己決定権の尊重である．最高裁が輸血拒否権を認めたのも（最判平成12年2月29日民集54巻2号582頁），この脈絡で理解すべきである．したがって，「個人の『自己決定』を強調しすぎる場合，意思による『死の管理化』の問題が生じうる」という批判は，説得力を持たない．

　第3に，「患者の明確な治療拒否の意思表示がない限り尊厳死が認められないとすれば，医療によりもたらされる死の管理化への抵抗は，不十分なものに留まることにならないだろうか」，という点も，若干の誤解があるように思われる．私見は，「患者の明確な治療拒否の意思表示がない限り尊厳死が認められない」というリジッドな見解ではない．私は，患者の延命拒否の意思を，①明確な場合，②十分に明確でない場合，③不明確な場合，という具合に3段階に分け，とりわけアメリカのニュージャージー州のコンロイ事件上告審判決（In re Conroy, 486 A. 2d 1209（1985））の3つのテスト（後述）を意識しつつ，①の場合は当然にその意思を尊重してよく，②の場合も事前の意思表明に一定の合理的根拠があればこれを尊重してよいとし，③の場合は患者が単なる客体に貶められているような場合（例えば，臓器提供のためにだけ延命されているとか，人体実験の客体にされている場合）を除き，基本的に延命治療の中止は認められない，という見解を展開している*18．このうち，最も争いになるのは，②の場合であろう．この場合，私見によれば，コンロイ事件判決の説く制限的・客観的テスト（患者の治療拒否を推定せしめるある程度信頼に値する証拠があるとき，および患者の生存保持の負担が生存利益より明らかに重いと決定者が判断するとき，人工延命措置の差控え・中止（抜去）を認める）をクリアーする場合が延命治療中止の許容性の限界だと考えるので，この場合に許容範囲が限定されすぎている点に批判が向けられているものと思われる．すなわち，「もしそうだとすれば，尊厳死問題が生じてきた根幹にある，『一分一秒でも』可能な限り延命をすべきだという近代医療の『延命至上主義』それ自体に対しては，正面からの問い直しが展開されていないことにならないだろうか」*19，と．このような批判の根底には，②の場合には（そして③の場合にも同様に）医師の裁量を広く認め，治療義務の限界をもっと緩やかに設定して広く延命治療の中止を認めてよいし，そのために

は患者の意思に厳格に固執する必要はない，とする考えがあるように思われる．確かに，このような考えは，ある意味では，現実的な解決策となり，医療現場にも歓迎されるかもしれない．しかし，他方で，それは，安易に第三者の判断を優先する方向に舵を切ることになりはしなかという危惧の念もある．

3.2 「物語としての生と身体」論と家族の役割

　以上と関連して，「物語としての生と身体」論の意義と問題性，さらには家族の役割について触れておきたい．河見教授は，「身体の尊重を，『一分一秒でも』身体的生命を延長することを求める『身体の絶対化』には結び付かせるべきではないだろう．それは身体を『肉体』として人工的制御のもとに置こうとすることであり，むしろ身体をモノ化，手段化し，侮辱的に破壊してしまう恐れがある」[*20]，と適切にも説かれる．この点に異論はない．問題は，その先にある．河見教授は，続けて，「人間として『死の過程』に突入しているにもかかわらず，『一分一秒でも』長く『肉体』を生かそうとすることは，『肉体』のみに身体の尊重，ひいては人間の尊厳性を矮小化しており，『肉体』に収まりきらない言わば『からだ』としての身体の存在性を無視しているのではないか．その意味で，死の過程において『肉体としての生命』の尊重を無条件に貫くことは『人間としての生命』の尊重につながらず，むしろ人間の尊厳の尊重に反する恐れがあるということになろう」[*21]，と説かれる．

　確かに，「死の過程において『肉体としての生命』の尊重を無条件に貫くこと」は，問題がある．例えば，患者が単なる客体に貶められているような場合（例えば，臓器提供のためにだけ延命されているとか，実験の客体にされている場合）には，「人間を手段としてのみ扱ってはならない」というカントの命題に照らしても，「人間の尊厳」に反すると考えられる．しかし，むしろ問題とすべきは，河見教授が，「人が『死の過程』に入っているのを無理に引き戻そうとすることは，生命それ自体の尊厳に反する」との観点から，「身体がもはや生きようとしておらず，人間として『死の過程』に入っているときには，延命治療はむしろ原則的に行うべきでない」とされ，その「死の過程」とは「『人間として』の末期状態であり，人格的苦悩すらもはや不可能な状態（例えば遷延性植物状態や継続的激痛に苛まされ思考すら不可能に近い状態など）であることに加えて，身体全体として機能停止の段階に入りつつある状態である」[*22]，とされている点である．はたして，この立論は，妥当であろうか．確かに，遷延性植物状態患者は，尊厳

死論議の対象の典型であるが，しかし，これも医学的には幅があり，救急医は絶望的でない以上，可能なかぎり救命措置をとるという．「死の過程」に入っているかどうかは，きわめて微妙であり，河見教授の見解だと，このような可能性も閉ざされてしまいはしないだろうか．ましてや，本人の意思から離れて，そのような判断を医師が下せるであろうか．また，「継続的激痛に苛まされ思考すら不可能に近い状態」の患者をその範疇に入れてよいかも，疑問である．

河見教授は，ここで，「単に生命を引き延ばすに過ぎないことが明らかな積極的延命治療（主因たる病気の治療のための治療や，蘇生術など）は，患者の明確な要望の意思表示がない限り原則的に行うべきでないし，反対に基本看護（必要な程度の水分や栄養補給）や疼痛緩和治療等は，患者の明確な拒否の意思表示がない限り原則的に行うべきであろう」としつつ，両者の間の「グレイゾーン」においては延命治療一辺倒で対処することでは済まされない」として，「どう対処すべきかについての『対話空間』を当事者（患者，家族，医療者など）に開くこと」を提唱される．すなわち，「患者の明確な意思表示がある場合には，それを最大限尊重するべきであろうが，明確な意思表示がない場合でも，『当該患者にふさわしい』扱いであるかどうかという基準で他の当事者（まず第一位は家族などの近親者であり，それを医療者などがサポートする形になろう）が判断する余地が開かれる．何が『当該患者にふさわしい』か，というのは，家族の独断でも，医療上の判断であってもならず，……『患者の物語としての生』に基づくものでなければならない」[*23]，と．

この「対話空間」への参加を基軸とした「物語としての生と身体」論は，確かに，魅力的なものである．そして，「たとえ遷延性植物状態になったとしても身体全体として『生きよう』とする方向に向かっているならば，身体はなおその個人の人間としての生を切り開こうとしていると思われる．もはや意識や意思や思考が停止してしまっているとしても，過去においてその人が形成してきた人生の物語は存在する」[*24]という主張には，共感を覚える．「他者との新たな関係性」の展開可能性，あるいは「『からだ』を通してのコミュニケーションの可能性」を重視するこの立場は，存在論を志向する私見と重なる部分が多い．しかし，「微妙に異なる帰結をもたらす」部分こそが重要である．それは，「延命治療に関する具体的な意思表示が過去に見られず，現在の意思が確認できない場合でも，その人生の物語から推測して，治療拒絶という生き方を選ぶであろうと確言しうるならば，家族など近親者による推定的意思判断を認めることが可能であろ

う」*25，とされる点である．

　患者の現実の意思表示がない場合に，家族の意思による患者の意思の推定を広く認めようとする見解は，近時，刑法学者の佐伯仁志教授によっても唱えられている*26．もっとも，佐伯教授の見解は，「家族の意思と患者の意思が合致しない可能性が高いことを医師が特に知っている場合や，家族の判断が著しく不合理で患者の意思と合致しない可能性が高いと思われる場合のような，例外的場合を除いて，原則として家族の意思から患者の意思を推定することが許される」という限定が付いており，しかも，「問題は，家族の意思による推定を広く認めることが理想的かどうかではなく，認めない場合と比較してどちらが望ましいかである」*27，とされる点で，河見教授の見解と若干基本的スタンスが異なる．河見教授においては，「人格共同展開」の人間関係を構築してきた者として家族が位置づけられているので，より比重が重い．確かに，これは，傾聴に値する．しかし，安易に家族の判断を優先することもできない．また，医療者がサポートするにせよ，医師が生命に関する自己の価値観を患者側に押し付けるような懸念もある．したがって，「物語」を他者が改竄する懸念ないし「暗雲」を指摘しつつ，この問題に取り組まざるをえないと考える．それは，決して「意思の絶対化」を主張するものではない．意思決定の一定の場合に，家族も重要な役割を果たすことを否定はできない．近時，法哲学者の山崎康仕教授が，自己決定権に一定の意義を認めつつも，「個人主義的な自己決定権を補完する，集合的なまたは集団的な自己決定権」を提唱されているのは*28，私見と軌を一にするところがある．

4　尊厳死問題の法的・倫理的ルール化

　最後に，ルール化について述べておこう*29．まず，尊厳死問題を考えるうえで重要な基本的視点を確認しておく必要がある．

4.1　基本的枠組み

　第1に，「疑わしきは生命の利益に（in dubio pro vita）」という基本的視点は不可欠である．この原則は，生命の尊重および平等性の保障を与えるものであり，人工延命治療を最初から施さない場合，あるいは中止する場合，そこに合理的な疑念が存在する以上，生命に不利益に解釈してはならないことを意味する．「疑わしきは生命の利益に」の原則は，具体的には，例えば，本人の意思を何ら

確認することなく，医師が一方的に当該延命治療について「無意味」とか「無益」という価値判断を押し付けてはならないことを意味する．

　第2に，「人間の尊厳」を保障することである．これは，生存権の保障と生命の平等性の保障を当然含むほか，患者を医療技術の単なる客体に貶めること（人間を手段としてのみ用いること）を避けるよう要請する．もちろん，過剰な延命が「人間の尊厳」を侵害する場合とはどのような場合かをより具体的に呈示する必要がある．少なくとも，移植用の臓器確保のためにだけ，あるいは人体実験のためにのみ延命する場合は，それに該当する．

　第3に，対象の明確化が必要である．典型例とされるいわゆる植物状態患者の病状も多様であり，遷延性植物状態（persistent vegetative state = PVS）の段階からそこに至らない程度のものまであるのでその慎重な把握が必要であるし，がんの末期患者の病状も多様であるのでその慎重な把握も必要である．また，慢性疾患や認知症の場合もあるし，救急患者の場合もある．さらには，筋萎縮性側索硬化症（amyotrophic lateral sclerosis = ALS）のような難病患者の場合もある．治療中止が患者の自己決定権に由来するとはいえ，その権利は「死ぬ権利」を認めたものではなく，死の迎え方ないし死に至る過程についての選択権を認めたにすぎない点，および差控え・中止対象となる延命治療の内容も，人工呼吸器，人工栄養補給，化学療法等多様である点を再確認する必要がある．ちなみに，重大な侵襲を伴わない水分や栄養分の補給については，争いがある．すべてを対象にしてよいとする見解もあるが，本人が栄養分・水分のすべてについて拒否をしていない以上，最低限それらは（特に水分は）補給することが「人間の尊厳」に適った「段階的な治療解除」であると思われる．

　第4に，患者の意思の確認が重要である．厳密には，それも，いくつかの場合分けが必要である．そこで，つぎに，その場合分けをしつつ，「患者の事前指示」について検討する．

　まず，「患者の事前指示」のように，患者の延命拒否の意思が明確な場合は，患者が延命治療当時に直接意思表示ができかつ延命拒否の意思表示をしていた場合と同様，患者の意思を尊重して，かりに患者が死亡しても，法的に民事・刑事の責任を負わないであろう．より厳密には，延命治療当時には直接意思表示ができなかったが，一定期間内の事前の明確な意思表示がある場合，原則としてその意思が継続しているとみることができ，基本的にその意思に拘束力があると解釈してもよいと思われる．リビング・ウイルやアドバンス・ディレクティヴないし

事前の指示は，そのかぎりで尊重してよいと考える．しかし，「患者の事前指示」やリビング・ウイルの拘束力については，かねてより，その場面に直面した場合と事前の健常時の判断状況とでは（情報を含め）格差があるという観点から，その後の意思の変更可能性に関する疑念がある．当然ながら，この点については，事前の意思表示の撤回を保障することが重要である．同時に，延命治療の差控え・中止の決断を迫られる場面とはいかなるものかを広く情報提供しておくことも重要だと思われる．また，ドイツの議論では，書面に固執する傾向が強いが，アメリカの議論に見られる「明白かつ説得力ある証拠」（複数人の証言）があれば，口頭でも認めるべきではないかと考える．

とはいえ，現実には患者の意思が必ずしも十分に明確でない場合やまったく明確でない場合が多いという現実がある．前者の場合には，「代行判断（substituted judgment）」を考えざるをえない．問題は，どのような場合に誰が代行判断をすることが許されるか，である．前述のアメリカのコンロイ事件上告審判決では，代行判断の際の代行決定方式として，(a) 主観的テスト（代行決定者が患者の願望を十分に知ったうえで明確な証拠に基づいて決定する），(b) 制限的・客観的テスト（患者の治療拒否を推定せしめるある程度信頼に値する証拠があるとき，および患者の生命保持の負担が生存利益より明らかに重いと決定者が判断するとき，差控え・中止〔抜去〕を認める），そして (c) 純客観的テスト（患者の生の負担が生存利益より明らかに重く，治療実施がインヒューマンなものになる場合，主観的証拠なしで差控え・中止〔抜去〕を認める）というテストが呈示された．主観的テストは患者本人の意思と同視してよいであろうし，制限的客観的テストも患者の意思の手がかりを探りつつ客観的状況を加味して判断するというものであるから，客観面の状況把握をきめ細かく行う体制が整えば考慮に値すると思われる．しかし，純客観的テストは，すでに代行判断の枠組みを超えるものであり，例えば，遷延性植物状態の患者を単なる人体実験の客体としてのみ延命するとか，臓器確保のためにだけ延命する場合が考えられるが，むしろこのような過剰な延命措置の場合には「人間の尊厳」に反するという論理で延命治療を中止すべきであると考える．以上の点に留意すれば，これは，日本でも導入可能なテストであると思われる．

患者の意思がまったく不明確な場合には，なお「代行判断」を採用できるか，疑問である．家族の判断は複数人にわたることもあり，確認しにくいケースもある．正確な情報提供ないし説明が誰に対してなされたかも，重要な要因となる．

また，仮に正確な情報が家族に伝わっていて，家族が判断を迫られた場合，家族が本人に代わって本当にこの種の問題で判断できるか，あるいはその判断が適法性を導けるかは，もう少し慎重に議論する必要がある．近時，前述のように，家族の意思による推定を認めることを支持する有力説も出始めたが，家族の有り様が多様なだけに，疑問がある．それが認められるのは，患者本人の延命拒否の意思の合理的な推定が可能な場合に限定されるべきものと思われる．

この点について，前述の川崎協同病院事件第1審判決が，患者の自己決定権（延命拒否権）を尊重しつつ，「病状の進行，容体の悪化等から，患者本人の任意な自己決定及びその意思の表明や真意の直接の確認ができない場合には，前記自己決定の趣旨にできるだけ沿い，これを尊重できるように，患者の真意を探求していくほかない」とし，しかも，「その真意探求に当たっては，本人の事前の意思が記録化されているもの（リビング・ウイル等）や同居している家族等，患者の生き方・考え方等を良く知る者による患者の意思の推測等もその確認の有力な手がかりとなる」とした点は評価できる．そして，その探求にもかかわらず真意が不明であれば，「疑わしきは生命の利益に」の原則に則り，患者の生命保護を優先させるべきである．

そして，以上の条件が整えば，人工延命措置の差控えと中止に実質的差異はなく，ともに不作為として正当化される枠組みが導かれるであろう．

4.2 ルール化の方法

残る課題は，ルール化の方法である．患者の事前指示（アドバンス・ディレクティヴ）ないしリビング・ウイル（書面による生前の意思表示）については，患者の意思を尊重するにせよ，立法というハードな方式（ハードロー）ではなく，選択肢としては，書面に限らず多様な方式を採用するガイドライン方式（ソフトロー）のような柔軟な対応をする方が妥当ではないかと思われる．なぜなら，立法化は，技術的にかなりの困難を伴い，必ずや拡張解釈が繰り返されるだろうからである．もちろん，ガイドラインの場合でも，患者の意思の確認には慎重さが要求され，意思確認を繰り返し行う必要がある．

以上の観点から，私は，暫定的ながら，「あらゆる病態に共通の人工延命治療差控え・中止の基本的ガイドライン」と「病態ごとの人工延命治療差控え・中止の基本的ガイドライン」から成る「尊厳死問題ガイドライン要綱私案」[*30]を提言したことがある．そして，公的ガイドライン策定の動向も，厚生労働省「終末期

医療の決定プロセスのあり方に関する検討会」(樋口範雄座長)が2007年5月に「終末期医療の決定プロセスに関するガイドライン」[*31]を公表した．これについて若干のコメントを述べておくと，膠着状態にある喫緊の問題について，手続面という限定ではあれ，チーム医療を基軸として患者の意思の尊重を中心に各界の議論を集約して公的ガイドラインを策定したことは，評価できるが，しかし，患者の意思が不明確な場合の取扱いや倫理委員会の質の確保の問題，さらには病態毎の扱いといった繊細な部分の関連学会のガイドラインとの整合性等，細部では課題が多い．これを出発点として，さらに洗練したガイドラインが策定されることを期待する．

　その他，厚生労働省厚生科学研究「がん医療における緩和医療及び精神腫瘍学のあり方と普及に関する研究班」「苦痛緩和のための鎮静に関するガイドライン」(2004年)，日本救急医学会・救急医療における終末期医療のあり方に関する特別委員会「救急医療における終末期医療のあり方に関する提言(ガイドライン)」(2007年)，日本医師会「終末期医療に関するガイドライン」(2008年)，日本循環器学会等による「循環器病の治療に関するガイドライン——循環器疾患における末期医療に関する提言」(2010年)等，関連医学界の動きも活発になってきた．これは，議論がオープンになるという点で歓迎すべきことである．とりわけ日本救急医学会のガイドラインは，本人の意思が確認できない場合，家族の意思だけでも人工延命治療の差控え・中止を認めるという内容が盛り込まれているが，はたして法的にそれが許されるか，なお検討を要する．ということは，患者本人が明確な意思表示または何らかの手がかりとなる意思表示をしていない以上，現段階では問題点の解決にはならないということであろうか．さらに，今後の課題として，ドイツのように成年後見制度（本書第11章参照）を絡ませる場合には，立法論議が出てくるであろう．フランスの尊厳死法（2005年）の今後の運用等もフォローする必要がある．オープンな議論を踏まえて，具体的提言を深化させていきたい．

おわりに

　以上，日本における人工延命措置の差控え・中止（尊厳死）について論じてきた．「自己決定は重要だが，万能ではない」という命題を意識しつつも，可能なかぎり患者の延命拒権を尊重し，それで賄いきれない場面（例えば，意思決定能

力が減退した人や子どもの場合）で，医師の裁量ないし「最善の利益」テストを補完的に使用して対応すべきだというのが，結論である．例えば，1993 年のイギリスのトニー・ブランド事件貴族院判決に代表されるように（本書第 11 章参照），患者の意思に固執せずにむしろ「最善の利益（best interests）」判断で対応する方が妥当な場合もありうる．もちろん，「最善の利益」テストの論理構造を明確に示さないと，安易な「他者決定」に途を譲ることになるのではないかとの批判が付きまとう点を自覚しなければならない．

　いずれにせよ，この種の領域では，法の役割は限定されざるをえない．法律は，基本的に踏み外してはならない外枠を規律するところに意義がある．むしろ，医療現場では，適正な生命倫理ないし医療倫理を踏まえた対応こそ，患者および患者を支える家族等の支えとなるように思われる．法律と生命倫理・医療倫理は，その意味で，相互補完的にこの問題に連携して取り組む必要がある．同時に，今後の実践的重要課題としては，医療現場でのコミュニケーション・スキルの向上，終末期医療体制・緩和医療体制の整備を忘れてはならない．法的・倫理的な規範的ルールだけでは，対応が不十分であることを強調して擱筆する．

〔早稲田大学大学院法務研究科教授〕

【注】
* ＊1　20 世紀の議論については，宮野彬，1984『安楽死から尊厳死へ』弘文堂，唄孝一，1990『生命維持治療の法理と倫理』有斐閣，中山研一，2000『安楽死と尊厳死——その展開状況を追って』成文堂，甲斐克則，2004『尊厳死と刑法』成文堂等参照．
* ＊2　甲斐・前掲＊1，2004『尊厳死と刑法』1 頁．
* ＊3　東海大学病院事件当時の議論については，甲斐・前掲＊1，2004，279 頁以下参照．
* ＊4　北日本新聞編集局編，2006『いのちの回廊』北日本新聞，共同通信社，2008『さよならのプリズム』日本評論社参照．この問題の実証的研究として，会田薫子，2011『延命医療と臨床現場——人工呼吸器と胃ろうの医療倫理学』東京大学出版会参照．なお，筋萎縮性側索硬化症（ALS）の患者に対する母親による人工呼吸器の取外しに関する刑事判例として，横浜地判平成 17 年 2 月 14 日（判例集未登載）がある（山本輝之，2006「家人による在宅患者の人工呼吸器の取外し」宇都木伸ほか編『医事法判例百選』有斐閣，198-199 頁参照）．
* ＊5　最近の立法提言として，日本尊厳死協会東海支部編著，2007『私が決める尊厳死——「不治かつ末期」の具体的提案』中日新聞社がある．
* ＊6　以上の点については，甲斐克則，2009「終末期医療のルール化と法的課題」年報医事法学 24 号，81 頁以下および同誌掲載の諸論稿参照．
* ＊7　本判決の詳細な分析については，甲斐克則，2003『安楽死と刑法』成文堂，157 頁以下，特に 163 頁以下，および甲斐・前掲＊1，2004『尊厳死と刑法』284 頁以下参照．
* ＊8　本判決の詳細については，甲斐克則，2005「終末期医療・尊厳死と医師の刑事責任——川

崎協同病院事件第1審判決に寄せて」ジュリスト1293号，98頁以下参照．
*9 例えば，辰井聡子，2009「治療不開始／中止行為の刑法的評価——『治療行為』としての正当化の試み」明治学院大学法学研究86号，57頁以下参照．
*10 第2審判決に批判的なのは，町野朔，2007「患者の自己決定権と医師の治療義務——川崎協同病院事件控訴審判決を契機として」刑事法ジャーナル8号，47頁以下，田中成明，2008「尊厳死問題への法的対応の在り方」法曹時報60巻7号，1頁以下である．
*11 最高裁決定については，小田直樹，2011「こん睡状態患者の治療中止が許容されるための条件」『平成22年度重要判例解説』ジュリスト1420号，200頁以下，同，2010「治療行為と刑法」神戸法学年報26号，1頁以下参照．
*12 河見誠，2005「人間の尊厳と死の管理化——甲斐克則『尊厳死と刑法』を読んで」法の理論24号，160-161頁．なお，ホセ・ヨンパルト，秋葉悦子（共著），2006『人間の尊厳と生命倫理・生命法』成文堂，93頁参照．
*13 詳細については，甲斐克則，2005「尊厳死問題における患者の自己決定のアポリア——河見誠助教授の批判に答える」法の理論24号，173頁以下参照．なお，甲斐克則「終末期医療における病者の自己決定の意義と法的限界」飯田亘之・甲斐克則編，2008『終末期医療と生命倫理』太陽出版，13頁以下参照．
*14 甲斐・前掲＊7，2003『安楽死と刑法』25頁．
*15 甲斐・前掲＊7，2003『安楽死と刑法』41頁．
*16 甲斐・前掲＊7，2003『安楽死と刑法』5頁．
*17 この点については，甲斐克則，2005『被験者保護と刑法』成文堂，1頁以下および11頁以下，同，2007「人体構成体の取扱いと『人間の尊厳』」法の理論26号，3頁以下等参照．
*18 甲斐・前掲＊1，2004『尊厳死と刑法』92頁以下，209頁以下，286頁以下参照．
*19 河見・前掲＊12，2005，163頁．なお，河見誠，2009『自然法論の必要性と可能性——新自然法論による客観的実質的価値提示』成文堂，218頁以下参照．
*20 河見・前掲＊12，2005，165頁．
*21 河見・前掲＊12，2005，165頁．
*22 河見・前掲＊12，2005，166頁．
*23 河見・前掲＊12，2005，166-167頁．
*24 河見・前掲＊12，2005，167頁．
*25 河見・前掲＊12，2005，168頁．
*26 佐伯仁志，2004「末期医療と患者の意思・家族の意思」樋口範雄編著『ケース・スタディ 生命倫理と法』有斐閣，86頁以下．
*27 佐伯・前掲＊26，2004，90-91頁．
*28 山崎泰仕，2007「『死の迎え方』と自己決定権」法の理論26号，101頁以下．
*29 詳細については，甲斐・前掲＊6，2009，81頁以下参照．
*30 この基本的視点は，甲斐克則，2006「法律からみた尊厳死」医療情報センター編『尊厳死を考える』中央法規，77頁以下，特に91-92頁でも示しておいた．
*31 厚生労働省の「終末期医療の決定プロセスに関するガイドライン」（平成19年（2007年）5月）は，以下のとおりである．
  1 終末期医療及びケアの在り方
    ① 医師等の医療従事者から適切な情報の提供と説明がなされ，それに基づいて患者が医療従事者と話し合いを行い，患者本人による決定を基本としたうえで，終末期

医療を進めることが最も重要な原則である．
② 終末期医療における医療行為の開始・不開始，医療内容の変更，医療行為の中止等は，多専門職種の医療従事者から構成される医療・ケアチームによって，医学的妥当性と適切性を基に慎重に判断すべきである．
③ 医療・ケアチームにより可能な限り疼痛やその他の不快な症状を十分に緩和し，患者・家族の精神的・社会的な援助も含めた総合的な医療及びケアを行うことが必要である．
④ 生命を短縮させる意図をもつ積極的安楽死は，本ガイドラインでは対象としない．

2 終末期医療及びケアの方針の決定手続

終末期医療及びケアの方針決定は次によるものとする．

(1) 患者の意思の確認ができる場合
① 専門的な医学的検討を踏まえたうえでインフォームド・コンセントに基づく患者の意思決定を基本とし，多専門職種の医療従事者から構成される医療・ケアチームとして行う．
② 治療方針の決定に際し，患者と医療従事者とが十分な話し合いを行い，患者が意思決定を行い，その合意内容を文書にまとめておくものとする．
　上記の場合は，時間の経過，病状の変化，医学的評価の変更に応じて，また患者の意思が変化するものであることに留意して，その都度説明し患者の意思の再確認を行うことが必要である．
③ このプロセスにおいて，患者が拒まない限り，決定内容を家族にも知らせることが望ましい．

(2) 患者の意思の確認ができない場合
患者の意思確認ができない場合には，次のような手順により，医療・ケアチームの中で慎重な判断を行う必要がある．
① 家族が患者の意思を推定できる場合には，その推定意思を尊重し，患者にとっての最善の治療方針をとることを基本とする．
② 家族が患者の意思を推定できない場合には，患者にとって何が最善であるかについて家族と十分に話し合い，患者にとっての最善の治療方針をとることを基本とする．
③ 家族がいない場合及び家族が判断を医療・ケアチームに委ねる場合には，患者にとっての最善の治療方針をとることを基本とする．

(3) 複数の専門家からなる委員会の設置
上記(1)及び(2)の場合において，治療方針の決定に際し，
・医療・ケアチームの中で病態等により医療内容の決定が困難な場合
・患者と医療従事者との話し合いの中で，妥当で適切な医療内容についての合意が得られない場合
・家族の中で意見がまとまらない場合や，医療従事者との話し合いの中で，妥当で適切な医療内容についての合意が得られない場合

等については，複数の専門家からなる委員会を別途設置し，治療方針等についての検討及び助言を行うことが必要である．

第8章

医療現場からみた
人工延命措置の差控え・中止

有賀　徹

はじめに——人工延命措置の意味するところ

　医療者は患者のために有益となる医療行為を行うことを旨とする．そこで，治療に必要とあらば，人工呼吸器を用いて患者の不充分な呼吸機能を補う．また，心筋梗塞などで心機能が保てないと判断すれば，経皮的心肺補助装置（percutaneous cardiopulmonary support：PCPS）を挿入して心臓への再灌流がなされるまでの時間的な余裕を確保することもある．医療現場，特に救急医療の現場においては，急な病態によって病院の救急部門に搬入され，そこで救命処置が行われるとともに，そのまま上記のような高度な治療方法が開始されることが少なくない．

　確かに，救命救急センターなどで繰り広げられる，上記のような高度の医療機器を用いた救命処置が多くの患者に恩恵をもたらしたことは紛れもない事実である．しかし，その一方で，患者にとって真に益をもたらすとは思われない事態に遭遇することもある．つまり，上記に示すような医療機器を駆使した集中治療的な管理によって，言わば生物学的には延命ができているものの，意識もないまま治療用の管が体中にたくさん付けられて，いずれ臨終を迎えることになるのなら，この状態は人としての尊厳が保たれているのだろうかなどの疑問の生ずる事態である．患者の家族や医療者はこのような事態に惑わされ，この事態について恐らくは当の患者も望んでいなかったのかも知れないなどと思い巡らすこととなる．

　しかし，このような延命そのものにとって切り離せない医療機器を中止することは，いかにもその人を殺すかのようであり，わが国においてはこの部分につい

て誰も答えを出せないまま放置されてきた．つまり，先の恩恵が現代医療の光であるなら，正にその影とも称すべき命題であった．

すでに患者にとって利益となる更なる治療法がなくなった時点，ないしそれ以降において，換言すれば終末期医療の経過において，人工呼吸器，PCPS，人工腎臓，人工肝臓など，人工的に延命に寄与してきた機器を中止すること，または新たに使用し得る機器の導入を差し控えることについて関係者が皆戸惑っていたということである．医療現場における人工延命措置の意義はここにある．そこで，引き続き，わが国における本命題へのいくつかの取り組みを論ずる．

なお，人工延命措置と同じように，延命措置，延命処置，延命医療，生命維持治療，生命維持装置による延命，生命維持処置など，多くの語彙が使用されている．ここでは，患者にとって利益となる更なる治療法がなくなった時点ないしそれ以降において，生物学的な延命を図る医行為という意味で，より広い観点から「延命措置」を用いる．

1 わが国における延命措置の中止などへの取り組み

わが国における延命措置の中止などへの取り組みについては，日本集中治療医学会が延命措置の中止などについて評議員へアンケート調査をした結果を踏まえて，平成18年に「集中治療における重症患者の末期医療のあり方についての勧告」を発表した[1]．その後，平成19年に厚生労働省から初めて国としての指針として「終末期医療の決定プロセスに関するガイドライン」が公表された[2]．そして，同年8月に日本医師会からも第X次生命倫理懇談会によって「終末期医療に関するガイドライン」が発表された[3]．しかし，これらはいずれも，終末期医療における方針の決定に関するプロセス，ないし手続きについて述べるに止まっていて，延命措置の中止基準など具体的な言及には至っていなかった．このことについては，平成19年10月に日本救急医学会が具体的な提言を示したので，ここではそれについて引き続き詳述する．ちなみに，会田によれば[4]，同学会のこの行動は日本の医学界のさきがけであり，つまるところ，救急現場における問題の深刻さを反映していると評価している．

日本救急医学会では，救急医療における終末期医療に関する諸問題を検討するために，平成16年に「救急医療における終末期医療のあり方に関する特別委員会」を組織した．そして平成19年2月に「救急医療における終末期医療のあり

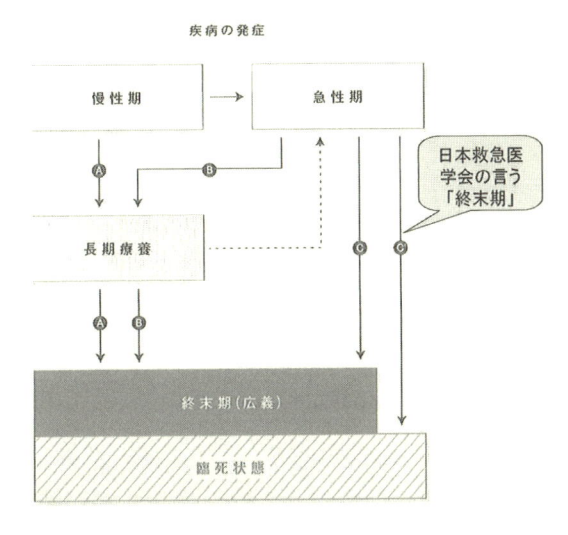

第8章 医療現場からみた人工延命措置の差控え・中止　151

図8-1　終末期に向かうまでの類型

方に関する提言（ガイドライン）」（案）をホームページ上に提示し，意見を募ったところ日本救急医学会会員ならびに非会員から多くの意見が寄せられた．それらを参考にしながら，委員会で推敲を重ね，平成19年11月に「救急医療における終末期医療に関する提言（ガイドライン）」として公表するに至った[5]．

図8-1は日本医師会の公表[3]に引き続く解説[6]からの引用であるが，これによれば，日本救急医学会による「救急医療における終末期医療に関する提言（ガイドライン）」の対象症例は主として急性期からそのまま臨死状態に陥った「C′」となるであろう．まずはこのことの理解の上で，この提言（ガイドライン）（以下，本ガイドラインと言う）について概略を説明する．その後，本ガイドラインが会員らにどのように取り入れられ，活用されているのかなどについて平成20年8月〜9月にかけてアンケート調査を行ったので，それらの結果[7]を引用しながら，わが国の延命措置の中止などについての問題点などへの考察を試みる．

2　「救急医療における終末期医療に関する提言（ガイドライン）」の概略

本ガイドライン[5]の全体構成は，1）本ガイドラインの必要性について，2）終末期の定義・判断と延命措置への対応について，3）診療録の記載に関する注意事項についての3つの部分からなる．引き続き，2.1以降に説明を進める．

2.1 本ガイドラインの必要性

　ここでは，我々の行っている救急医療における終末期と，一般的ながん患者らの終末期とは異なること，前者の場合に延命措置の中止が必要であることなどに言及されている．すなわち，当初"救命の可能性があるかもしれない"と考えて装着した生命維持装置や"救命するためには行った方がよい"と考えた医療は，"治療のため"ではなく"単なる延命措置"となり得る．しかし，家族から"おまかせします"と医療者に委ねられても，中止すればすぐに心停止となる作業を行うことは難しい．このようにして，一度開始してしまうと，誰にも止められないまま，延命措置が続き得るということである．

　それでも中止を強行すれば，恐らくは安易な判断で最善を尽くさなかったと追求を受ける可能性もあろう．というわけで，本ガイドラインを作成した意義は，このような問題が存在する救急医療の現状においてこそ，検証可能で妥当な終末期状態の判断と延命措置の中止基準が必要であるということである．

　先に，人工的に延命に寄与してきた機器を中止すること，または新たに使用し得る機器の導入を差し控えることについて関係者がみな戸惑っていたと状況を説明し，延命措置の必要性を解説したことと同義である．

2.2 終末期の定義・判断と延命措置への対応
2.2.1 終末期の定義とその判断

　この部分は全く医学的な判断を問うている．つまり，以下①から④に示す「救急医療における終末期」は主治医と主治医以外の"複数の医師"により客観的になされる．定義としては"突然発症した重篤な疾病や不慮の事故などに対して適切な医療の継続にもかかわらず死が間近に迫っている状態"である．すなわち，我々が行う救急医療の現場で，①不可逆的な全脳機能不全（脳死診断後や脳血流停止の確認後なども含む）と診断された場合，②生命が新たに開始された人工的な装置に依存し，生命維持に必須な臓器の機能不全が不可逆的であり，移植などの代替手段もない場合，③その時点で行われている治療に加えて，さらに行うべき治療方法がなく，現状の治療を継続しても数日以内に死亡することが予測される場合，④悪性疾患や回復不可能な疾病の末期であることが積極的な治療の開始後に判明した場合の，いずれかの状況を指す．

　我々の行う救急医療で集中治療が行われている場合を想定すれば，①は重篤な脳外傷が典型例であろうし，②や③については敗血症，多臓器不全，脳血管障害

などの絶望的な病態が想像できよう．④もあわただしい蘇生室での処置の後に間もなく関係者から状況を知らされるなどとしばしば経験するところである．

そのような状況で医師，看護師らによるチーム医療が引き続き展開することになる．ここで本ガイドラインの冒頭に記載されている「あらかじめの確認事項」が重要な意味を持つ．そこには箇条書きで，本ガイドラインは，そのまま辿れば何らかの目的に至るような診療手順やマニュアルといったものではないこと，つまりは"考える道筋"を示したものであること，したがって遭遇した症例について，このような"考える道筋"が必要であると主治医として判断するなら，本ガイドラインが利用できること，"道筋"とは患者にとって最善の医療を行うためのコンセンサスを構築するチーム医療の実践であること，"考える道筋"が必要でない症例の場合には，本ガイドラインは必要ないなどと記されている．

つまり，複数の医師（上述），看護師らを含む医療チームとして最も肝要なことは，以下に述べる「延命措置への対応が倫理的に正しく，かつ患者にとって最善の医療を行うことを具現している」ということである．

2.2.2 延命措置への対応――特に延命措置の中止などの決定に関する対応

ここでは医学的に「終末期である」と判断した後の対応が示される．まず主治医は家族らに対して「患者が終末期の定義①～④のいずれかで，絶対的に予後不良で，治療を続けても救命の見込みがないこと」を説明し，理解を得る．その後，本人のリビング・ウイルなど有効な事前指示（advanced directives）があればその内容などを確認する．ここでは，患者にとって最善の選択肢は，患者の自律的な意思表示によるという考え方に則っている．

しかし，家族らが積極的な対応，つまり延命措置を続けてほしいと希望している場合もあろう．本人の事前指示があればそれを尊重することは当然であるが，いずれにせよ，家族らの意思が延命措置について積極的である場合においては，あらためて「救命が不可能である」ことを家族らに説明する．そして家族らの意思を再確認して，やはり家族らの意思が，引き続き積極的な延命措置の続行を希望している時には，その意思に従って，基本的に現在行われている措置を維持することが妥当である．

家族らが延命措置の続行を希望していない場合には，複数の医師，看護師らを含む医療チーム（以下，医療チームという）は，(1)家族らが延命措置中止に対して"受容する意思"がある場合，(2)家族らの意思が明らかでない，あるいは家族

らでは判断できない場合の2通りのいずれかで「患者にとって最善の対応をする」という原則を実践することになる．

(1) 家族らが延命措置の中止に対して"受容する意思"があり，本人の事前指示が存在し，家族らがこれに同意している場合はそれに従う．事前指示がなく，本人の意思が不明であれば，家族らが本人の意思や希望を忖度し，家族らの容認する範囲内で延命措置を中止することとなる．このようにして家族らの総意としての意思を確認した後に，医療チームは延命措置を中止する．事前指示と家族の意思に違いがある時には，患者にとって最善の選択肢は患者の自律的な意思表示であるという原則に則る．

(2) 家族らの意思が明らかでない，あるいは家族らでは判断できない場合には，延命措置中止の是非，時期や方法についての対応は，医療チームの判断に委ねられる．その際，患者本人の事前意思がある場合には，それを考慮して医療チームが対応を判断する．これらの判断は主治医，あるいは担当医だけでなされたものではなく，医療チームとしての結論であることを家族らに説明する．この結果，延命措置を中止する方法（後述）の選択肢を含め，家族らが医療チームの行う対応について理解し，納得していることが前提となる．

本人の意思が不明で，身元不詳などの理由により家族らと接触できない場合には，延命措置中止の是非，時期や方法について，医療チームは慎重に判断することとなる．

医療チームによっても判断がつかない場合は，院内の倫理委員会等において検討する．ただし，現場の医療チームが決められない時に，第三者の倫理委員会などが踏み込んで判断するのは難しいと思われる．いずれにせよ，このような一連の過程については，本ガイドラインの3つ目の部分「診療録の記載に関する注意事項」にある診療録記載指針が示すように，説明内容や同意の過程を記載する．

2.2.3 延命措置への対応——延命措置を中止する方法について

既に装着した生命維持装置や投与中の薬剤などを中止する方法（withdrawal）と，それ以上の積極的な対応をしない方法（withholding）は法的に同等とみなすことができるという．このことは後述するが，いずれにせよ，延命措置を中止する方法として，以下の選択肢①〜④が示されている．すなわち①人工呼吸器，ペースメーカー，人工心肺などを中止，または取り外す．ここには（注）として「このような方法は，短時間で心停止となるため原則として家族らの立会いの下

に行う」とされている．②人工透析，血液浄化などを行わない．③人工呼吸器設定や昇圧薬投与量など，呼吸管理・循環管理の方法を変更する．④水分や栄養の補給などを制限するか，中止する．ただし，以上のいずれにおいても，薬物の過量投与や筋弛緩薬投与などの医療行為により死期を早めることは行わない．つまり安楽死を許すものではないということである．

一連の過程をまとめると，我々は医療に携わる者として患者本人にとって最善の医療を行い，救命の可能性がある場合には治療に専念する．しかし，患者が終末期と判断された場合には，その根拠を家族らに説明し，家族らの総意としての意思などを確認する．そして，選択肢の中から継続中の延命措置を中止するというものである．本ガイドラインでは，家族らへの説明の際には，プライバシーが保てる落ち着いた場所で説明し，十分な時間を提供して，家族らの総意としての意思を確認することが重要であると付記している．

強調したいことは，終末期であるという医学的な判断はあげて専門医らにより医科学的になされるが，その後に続く延命措置への対応は主治医個人の判断ではなく，医療チームの判断によるということである．その中で，もし家族らの意思が変化した場合にも，適切かつ真摯に対応する．このあたりについて，医療チームとして"情の機微"を把握しそれらにも対応しつつ，一連の過程として診療記録に記載することを忘れてはならない．

本ガイドラインの3つ目の部分である「3）診療録の記載に関する注意事項」については「倫理的に正しく，かつ患者にとって最善の医療を行うことを具現している」状況の説明責任を果たす最後の拠り所は診療録の記載であるとされる．ここでは中核的な意義の説明にとどめる．

3　本ガイドラインに関するアンケート調査

アンケートの対象は日本救急医学会の認定する専門医（救急科専門医）で，調査は平成20年8月11日～9月30日に行われた．調査の内容は，本ガイドラインについての認識，必要性，現場への影響とその内容，本ガイドライン適用の状況，終末期の定義や延命措置中止の方法の妥当性に関する意見，具体的な事例があればその内容・結果・感想，断念した場合の理由などである[7]．救急科専門医2764名中715名から回答を得た（回収率25.9％）．ここでは延命措置の中止などの議論に資する結果を中心に解説する．

表 8-1　日本救急医学会によるガイドラインへの認識と必要性

日本救急医学会による本ガイドラインを知っていますか？
(n = 713 名)

1. 内容をよく知っている	123	17%
2. おおむね知っている	401	56%
3. 聞いたことはあるが内容は知らない	164	23%
4. 知らなかった	25	4%

本ガイドラインの必要性についてどうお考えですか？
(同上)

1. ぜひ必要	375	52%
2. どちらかというと必要	275	39%
3. どちらとも言えない	55	8%
4. どちらかというと必要ない	5	1%
5. 全く必要ない	3	0%

(a) 本ガイドライン公開後、何らかの影響がありまし

全く影響ない 0	1	2	3	大いに影響があった 4
179	253	137	114	8

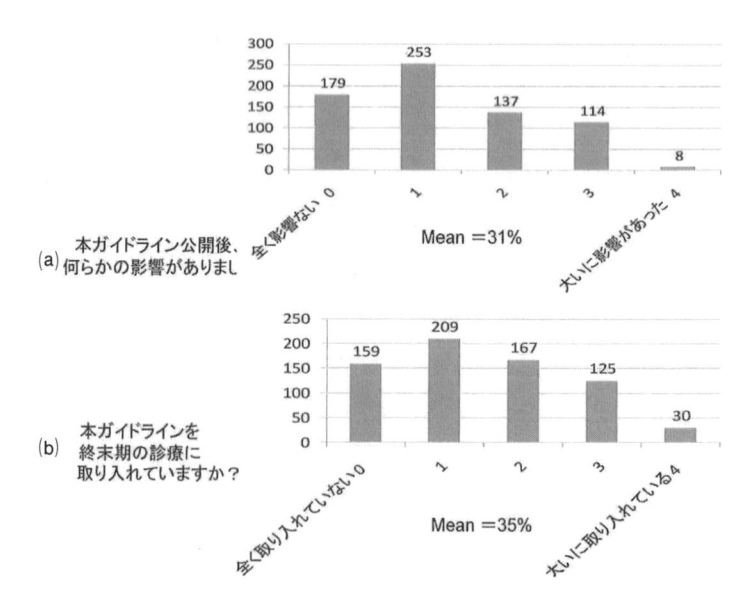

Mean = 31%

(b) 本ガイドラインを終末期の診療に取り入れていますか？

全く取り入れていない 0	1	2	3	大いに取り入れている 4
159	209	167	125	30

Mean = 35%

図 8-2　ガイドラインの影響及び臨床応用について

表 8-2 ガイドラインが及ぼした具体的な影響について

具体的にどのような影響がありましたか？（複数回答可，n＝713名）	
① 本ガイドラインの読み合わせを行なった	29
② 終末期の方針を相談する機会が増えた	(131)
③ Withdraw と Withholding を明確に意識	118
④ 最善を意識して治療方針などを立てるようになった	95
⑤ リビングウィルなど本人の意思を確認するようになった	(127)
⑥ 家族への説明の際，看護師らが同席するようになった	88
⑦ 医療チームと家族らの意見を明確にし，方針を立てる	99
⑧ 医療チームと家族らの意見の一致と不一致を明確に意識	76
⑨ 説明や同意の内容について，正確な記録を残す	(161)
⑩ 記載から終末期プロセスをたどれる	30
⑪ 落ち着いた環境で説明することに配慮	44
⑫ 倫理的な配慮をより意識する	(156)
⑬ 暗黙のうちに行われてきた治療の撤退がかえってしづらい	63
⑭ 主治医の判断が軽視されているように感じる	30
⑮ 本ガイドラインが公表されて現場の混乱が深まった	5
⑯ 家族側らが本ガイドラインを持ち出すことがあった	6
⑰ マスコミや関係者から本ガイドラインに対するコメントを求められた	17
⑱ 他の終末期ガイドラインや指針にも関心や興味を持つようになった	116

　本ガイドラインは専門医の7割が内容を概ね知っていて，9割でその必要性を認めている（表 8-1）．また，現場への影響について，バーの左端（0 cm）を0%（全く影響ない），右端（10 cm）を100%（大いに影響があった）としてスケールバーを用いた質問をすると，平均は3割程度であった（図 8-2 a）．また，臨床応用の可能性についても同じ程度であった（図 8-2 b）．これらの数字そのものからは多大な影響を現場に及ぼしていないと評価することもできようが，具体的には表 8-2 に示すように正確な記録，倫理的な配慮，相談回数の増加，本人意思の確認といった面で好ましい影響が現れているとみなすことができる．

　また，本ガイドラインについて実際に終末期の医療現場に適用した事例があったかを尋ねると，「あった」は96名，13%であったが，その折に適用して「よかった」と「よくなかった，またはどちらとも言えない」とはそれぞれ68名（71%）と28名（29%）であった（表 8-3 上）．どのようであれ，適用しようとして結局使用できなかった理由は，表 8-3 下によると，「法的な問題が未解決である」「本人・家族らの意見が一致しなかった」「社会の合意が得られていない」が多数を占めた．

　前述の終末期の定義①～④，同じく延命措置を中止する方法①～④について，

表8-3 ガイドラインの実際の適用事例及び適用できなかった理由

本ガイドラインを適用しようとした事例がありましたか？	
① 無かった 600　② あった 96（13%）	

そのときガイドラインを適用してよかったと思いますか？
　① はい 68（71%）　② いいえ 1　③ どちらとも言えない 27

適用しようとしたものの，結局使用できなかった理由（複数回答可）
①	家族らの意見がまとまらなかった	㊲ 65
②	本人の意思と家族らの希望とが一致しなかった	17
③	第三者が家族に反対した	23
④	遠縁の家族が近親の家族に反対した	36
⑤	終末期の定義に疑義が残った	22
⑥	中止や撤退の方針が一致しなかった	26
⑦	医療チーム内の意見がまとまらなかった	36
⑧	病院長などの上司や管理者の判断で使用できなかった	13
⑨	病院の倫理委員会の判断で使用できなかった	7
⑩	病院の開設主体の判断で使用できなかった	4
⑪	法的な問題が未解決である	㊲ 75
⑫	終末期の問題について，社会の合意が得られていない	㊲ 56
⑬	その他	14

1) 不可逆的全脳機能不全

全く容認できない 0	1	2	3	大いに賛成 4
2	20	85	236	363

Mean = 77.8%

2) 生命維持に必須な臓器の機能不全が不可逆的で代替手段もない

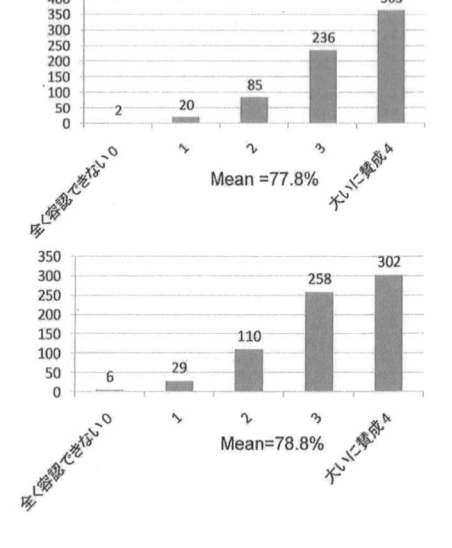

全く容認できない 0	1	2	3	大いに賛成 4
6	29	110	258	302

Mean = 78.8%

図8-3　終末期の定義（その1）

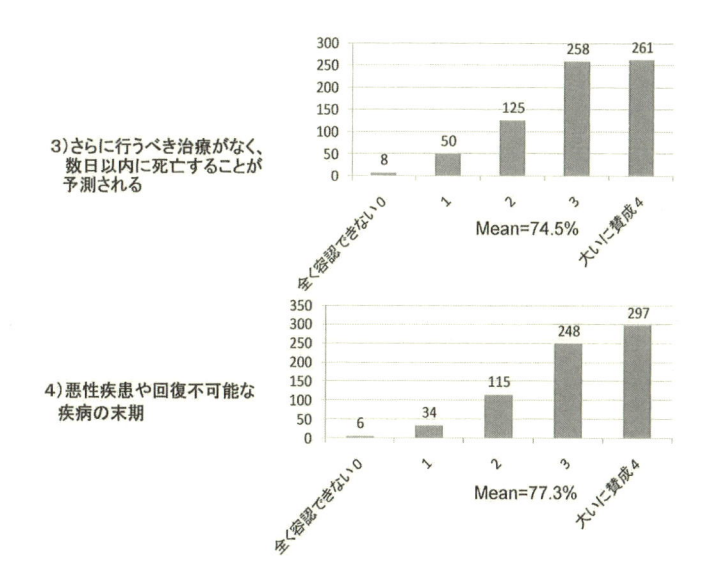

第8章　医療現場からみた人工延命措置の差控え・中止　159

3) さらに行うべき治療がなく、数日以内に死亡することが予測される

全く容認できない0: 8
1: 50
2: 125
3: 258
大いに賛成4: 261
Mean=74.5%

4) 悪性疾患や回復不可能な疾病の末期

全く容認できない0: 6
1: 34
2: 115
3: 248
大いに賛成4: 297
Mean=77.3%

図8-4　終末期の定義（その2）

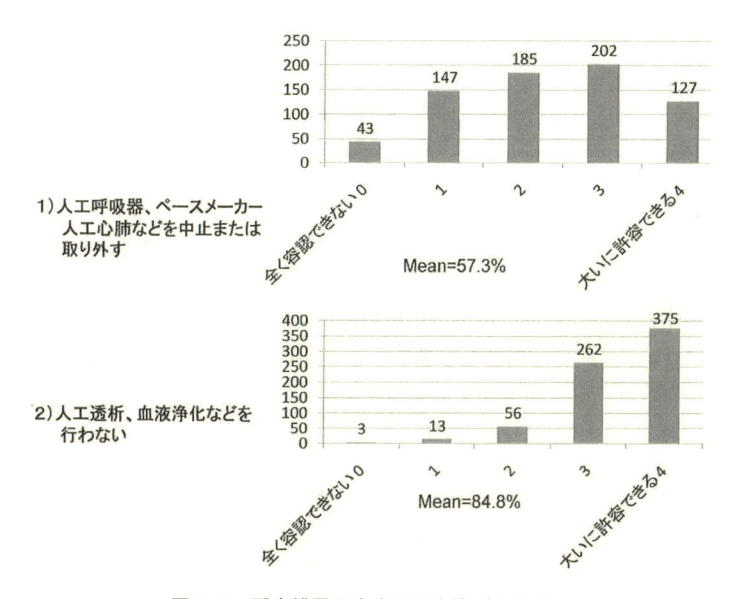

1) 人工呼吸器、ペースメーカー、人工心肺などを中止または取り外す

全く容認できない0: 43
1: 147
2: 185
3: 202
大いに許容できる4: 127
Mean=57.3%

2) 人工透析、血液浄化などを行わない

全く容認できない0: 3
1: 13
2: 56
3: 262
大いに許容できる4: 375
Mean=84.8%

図8-5　延命措置を中止する方法（その1）

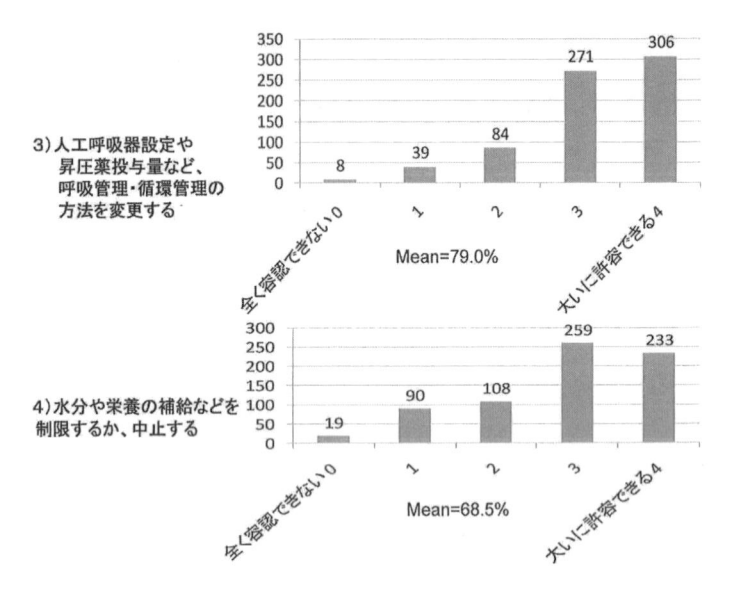

図 8-6　延命措置を中止する方法（その 2）

左端 0%（全く容認できない），右端 100%（大いに容認できる）のスケールバーを用いて各々の妥当性を尋ねると，前者の①～④についての平均はこの順に 78%，79%（図 8-3），75%，77%（図 8-4）であり，後者の①～④は同じく 57%，85%（図 8-5），79%，69%（図 8-6）であり，概ね容認されていると思われる．しかし，後者の「人工呼吸器などを取り外す」と「水分や栄養の中止など」とは相対的に容認の度合いが低く，言わば心情的な抵抗感のようなものが残っていることが示唆される．

4　医療現場からの考察

日本救急医学会では，既に平成 18 年 2 月に「脳死判定と判定後の対応」についての見解を述べている[8]．そこには「脳死は臓器提供の有無にかかわらず正確に診断し，その診断結果を患者家族，あるいはその関係者に正しく伝えるべきである．しかし，脳死診断後の対応については患者本人の意思，患者家族，あるいはその関係者の考え方を十分考慮して決定する」とある．脳死状態は本ガイドラインにおける終末期の 4 つ定義の第 1 番目（①）である．本ガイドラインの主旨は，上記の文章で「本人の意思以下」の部分と基本的に同じであることが理解

できる.ここでは患者の選択ないし自己決定権を意識しつつも,医療者が専門職として医学的に科学的事実を認識し,良心に基づいて客観的に判断する限り,それは患者にとって最良の医療がなされる[9]という認識もある.日本救急医学会による救急診療指針において患者と医療者とは同じ目的に向かって協働するという職業倫理を説明している[10]が,このこととも符合する.

井田は終末期医療に関する法的な考察を詳述している[11].これを参照するなら,もし治療からの撤退が積極的な加害行為であるというなら,治療水準を下げていくことも殺人となる.しかし,そのようではなく,医療側に治療すべき法的義務がなくなる時点において治療を中止しても,それは適法であるという.つまり,患者がおかれた状態において治療の開始が義務付けられていないなら,同じ状態で継続されている治療措置を中止しても刑事責任はないということである.これと同じ考え方は脳神経外科学会の学術集会でも述べられている[12].すなわち,「終末期を定義した」ということは,その時点で,例えば人工呼吸器を開始する義務がないなら,中止しても法的に問題視されない「そのような範囲を医学的に判断した」ということである.このような終末期においてwithdrawalとwithholdingとは法的に同等とみなすとはこのような次第によると考えられる.

本ガイドラインの冒頭にある「あらかじめの確認事項」には,「終末期における作為または無作為などと法律論的な観点から本ガイドラインの意義を問いたいという主治医としての期待や願望は否めないが,本ガイドラインは『人の倫(みち)に適うことを行って法的に咎められることになるはずがない』という考えによっている」とも記載されている.我々医療人としてはこれ以上に表現する術を持たないが,ホセヨンバルトらによれば[9],終末期においても客観的な医学的基準によって平等に人間的なケアがなされるべきで,それが患者にとって最善の医療を保障するはずであるという.つまり,"執拗な治療","釣り合わない治療"が不条理であることを論じている.そして,その背景たる重要なポイントは患者と医療者との信頼関係である.

確かに表8-3にあるように,終末期医療において延命措置を中止するに当たり,法的な支えを求める現場の気持ちを充分に理解できる.しかし,本来あるべきは,患者・家族らとの信頼関係があることと,我々医療職が高い専門性を発揮することである.そして,これら二つは正に表裏一体であるということができる.後者には科学的な側面のみならず,言わば情の機微をも理解し対応できる豊かな人間性も含まれよう.

したがって，延命措置を中止するために何らかの法制化が必要であるという意見が，そのまま社会にとってあるべき姿であるかどうかについては難しい．現状が極めて困難であることは，表8-3下に示す⑪⑫からも理解できる．現状においては，各専門領域におけるガイドラインなどによる具体的なルール化がまずは必要であると思われる．立法というハードな方式（ハードロー）でなく，ガイドライン方式（ソフトロー）のような柔軟な対応によって当面は対応していく方法がより妥当[13]のようにも思われる．引き続き，大所高所から丁寧で緻密な議論が望まれる．

[昭和大学医学部教授]

【引用文献・参考文献】
[1] 日本集中治療医学会：集中治療における重症患者の末期医療のあり方についての勧告．2006年8月．
[2] 厚生労働省終末期医療の決定プロセスに関する検討会：終末期医療の決定プロセスに関するガイドライン，2007年5月．
[3] 日本医師会第X次生命倫理懇談会：終末期医療に関するガイドライン，2007年8月．
[4] 会田薫子，2011『延命医療と臨床現場』東京大学出版会，45-47頁．
[5] 日本救急医学会：救急医療における終末期医療に関する提言（ガイドライン）について，平成19年11月．
[6] 日本医師会：終末期のガイドライン，2007年9月，6頁．
[7] 救急医療における終末期医療のあり方に関する特別委員会：「救急医療における終末期医療に関する提言（ガイドライン）」に関するアンケート結果報告．日救急医学会誌 19：1116-22，2008．
[8] 日本救急医学会：脳死判定と判定後の対応について―見解の提言．2006年2月．
[9] ホセヨンパルト・秋葉悦子，2006『人間の尊厳と生命倫理・生命法』成文堂，81-192頁．
[10] 日本救急医学会，2008『救急診療指針 改訂第3版』へるす出版，663-666頁．
[11] 井田良「終末期医療と刑法」『ジュリスト』No.1339，2007年8月1-15，39-46頁．
[12] 橋本雄太郎：終末期医療の質に関する研究．脳神経外科領域における終末期医療をめぐる法律問題，第66回日本脳神経外科学会総会，2007年10月，東京．
[13] 甲斐克則，2007「尊厳死問題と法的・倫理的ルール化」『生命医療・法と倫理』Vol.2；Sep., 1-9頁．

第9章

医師による自殺幇助
（医師介助自殺）

神馬幸一

はじめに

　不治の病に苦しむ患者が自殺を希望する場合，その自殺の遂行を医師が何らかのかたちで手助けする行為（以下，これを「医師介助自殺[*1]」と表現する）に対し，どのような法的評価が下されるべきであろうか．近年，このような医師介助自殺は，法的に許容されるべきだという主張が国際的に展開されている．実際に，このような主張に後押しされて，医師介助自殺を合法とする地域が世界でも幾つか存在している．2012年8月現在，オランダ・ベルギー・ルクセンブルクのベネルクス3国，アメリカの3州（オレゴン州，ワシントン州，モンタナ州），スイス連邦において，立法上・判例上・解釈上，医師介助自殺を合法的に行うことが可能である[*2]．

　オランダを中心としたベネルクス3国の議論に関しては，本書の別章（第12章「オランダにおける安楽死・尊厳死」）で厚く紹介されることから，そこでの論述を参照されたい．本章では，1点目に，最近，医師介助自殺に関する立法・判例の新たな変化がみられた「アメリカの動向」を紹介する．2点目に，日本では，未だ紹介されることが少ないにもかかわらず，欧州では大問題化しているスイスの状況に関して，とくに自殺介助団体の活動を中心に「スイスの動向」を紹介する．3点目に，立法沿革的な理由から日本における刑法上の議論に根強い影響を及ぼしている「ドイツの動向」に関する紹介を行うものとする．その上で，結びに代えて，日本の議論内容に関する若干の考察を行うことにする．

1 アメリカにおける動向

1.1 前史

アメリカでの医師介助自殺を合法化する社会的運動は，20世紀の初頭における優生学的な議論が発端とされている[*3]．例えば，1906年という早い段階において，アイオワ州とオハイオ州では，医師介助自殺を合法化するための運動が展開されている[*4]．

このような社会運動を基層として，1970年代には生命維持治療の拒否権に関する判例の動きが起こり，1990年代には，ミシガン州のジャック・キヴォーキアン（Jack Kevorkian）医師が40名以上における自殺に関与したことが発覚する[*5]．この問題は，ミシガン州のみならず，全米的な議論を喚起し，1992年には，カリフォルニア州での医師介助自殺を求める住民投票161号[*6]，1990年代後半に展開されたニューヨーク州での自殺幇助禁止規定に関する法廷闘争[*7]というような運動が各州で繰り広げられることになる．このような中にあって，1994年11月に，全米で初めて，オレゴン州が医師介助自殺の合法化に成功する[*8]．

1.2 オレゴン州

オレゴン州では，自殺する権利の擁護団体である「ヘムロック協会（Hemlock Society）」が中心となって働きかけた医師介助自殺に関する法案（1994年期州民発案16号）が1994年11月8日の総選挙の際に住民投票に付された．この法案は，僅差で可決され，成人の末期患者が自殺目的で致死薬の処方等を医師から得ることを全米で初めて合法化する「オレゴン州尊厳死法（Oregon Death With Dignity Act）[*9]」が成立した[*10]．

しかし，同法は，その成立直後から，医師介助自殺の反対派からの攻撃に晒され，同法を廃止すべきとする訴訟が同州連邦地裁に提起されている．そして，その廃止運動が同地裁において功を奏したことから[*11]，同法の運用は，成立後も数年間，実質的に差し止められた状況にあった．しかし，このような膠着した状況にあって，第9巡回区連邦控訴裁は，1997年2月27日に，事件が成熟していないという理由で同法を違憲とした連邦地裁判決を破棄した[*12]．そして，連邦最高裁は，1997年10月14日，本件に関する上訴を受理しなかったことから[*13]，控訴裁判決が確定する．このような経緯を経た上で，オレゴン州では，

1997年11月4日，同法を廃止するか否かの住民投票が行われる．その投票により，同法を廃止しないとする票が過半数を占めたことにより，再び同法は維持された[14]．

しかし，その後も，オレゴン州尊厳死法は，連邦政府における保守的なブッシュ政権からの攻撃を受けることになる．2001年11月9日に，第1次ブッシュ政権の閣僚であるジョン・アシュクロフト（John Ashcroft）司法長官は，連邦薬物規制法を根拠に，医師介助自殺に利用される致死薬の処方を禁止する指令および解釈規則を発した．オレゴン州は，連邦政府に対し，この指令および解釈規則の差止命令を求めて同州連邦地裁に提起した．同連邦地裁は，2002年4月17日，オレゴン州側の訴えを認め，同指令の効力を否定した[15]．本件の上訴を受けた第9巡回区連邦控訴裁も，この連邦地裁の判断を支持した[16]．この判決に対し，連邦政府は，第2次ブッシュ政権の閣僚であるアルバート・ゴンザレス（Alberto Gonzales）司法長官に本件を引き継いだ上で，連邦最高裁に本件を上訴した．そして，2006年1月17日に，連邦最高裁は，結論として，オレゴン州尊厳死法を維持する趣旨の判決を言い渡している[17]．これにより，連邦政府とオレゴン州の医師介助自殺をめぐる法廷闘争は，一応の終局を迎え，以降，同法の施行が安定的に継続されている．

成立したオレゴン州尊厳死法は，オレゴン州民で18歳以上の成人に対する医師介助自殺を取り扱うものである．そして，その者の主治医と終末期の疾患に関して専門性を有する第三者たる医師の2名により，6箇月以内に患者が死を迎える可能性などの要件が確認される．患者は，致死薬の処方を主治医に対して，最低，口頭で2回，書面で1回要請しなければならない．1回目と2回目の口頭による要請の間には，少なくとも15日間の待機期間が必要とされる．書面による要請が提出されてからも，医師が実際に処方せんを患者に交付するまでに48時間の待機時間が必要とされている．そして，患者は，いつでも医師介助自殺に関する手続から撤退することが可能である[18]．

1.3 ワシントン州

ワシントン州では，刑法により自殺幇助を禁止している[19]．その一方で，同時に，1979年のワシントン州自然死法（Washington Natural Death Act）[20]において，終末期患者の明示の意思表示により，延命治療の差控え・中止が合法的に行えるという状況にあった．

1991年に,ヘムロック協会ワシントン州支部は,州民発議119号として,1979年のワシントン州自然死法の改正を提案した.この提案は,終末期の成人患者における医師介助自殺の合法化を求めるものである.この提案に関しては,住民の支持が得られず,否決された[*21].

その後も,医師・終末期患者・医師介助自殺の支持団体である「臨死における慈愛(Compassion in Dying)」協会が医師介助自殺の合法性を主張し,自殺幇助を犯罪とするワシントン州刑法が違憲であることの判決を求めて法廷闘争を展開した.この法廷闘争は「医師介助自殺を求める権利」という合衆国憲法上の地位の確認を本格的に求めたという意味で,重要な意義を有するものと評価されている[*22].同州連邦地裁は,同州法が合衆国憲法第14修正におけるDue Process条項にも平等保護条項にも違反することから,違憲であると判断した[*23].しかし,第9巡回区連邦控訴裁小法廷では,これを支持せず[*24],更に,同控訴裁大法廷での再審理の結果,同州法が判断能力のある終末期患者に適用される範囲でDue Process条項に反するものとして,違憲であると判断した[*25].これを受けて,ワシントン州と州司法長官は,連邦最高裁に本件を上訴した.

この事件に対し,連邦最高裁は,1997年6月26日に,全員一致で,州法を合憲と判断した[*26].すなわち,連邦最高裁は,医師介助自殺を受ける権利は,Due Process条項により保護される基本的自由に当たらないとする.更に,連邦最高裁は,生命維持,自殺防止,医療専門家としての倫理性の保持,社会における弱者の保護,積極的安楽死へと移行する危険性の回避といった事柄は,明らかに正当な州の利益であるとされている.これにより,合衆国憲法上の地位として,医師介助自殺を求める権利は,判例法上,否定されたとも評価されている.

しかし,その後も,ワシントン州では,医師介助自殺を支持する社会的運動は継続され,2008年11月4日,遂に医師介助自殺に関する議会発議1000号が住民投票の結果,過半数の賛成票を集めて可決された.これにより,「ワシントン州尊厳死法(Washington Death With Dignity Act)[*27]」が成立し,オレゴン州に続き,全米で2番目の医師介助自殺を合法とする州が誕生した.前述の1991年における州民発議119号では,医師が終末期の患者に致死量の薬物を処方することができるのみならず,自力で致死量の薬物を摂取できない患者の代わり,医師が患者に,その致死薬を投与できるとする点が急進的と批判された.その反省を受けて,この議会発議1000号は,1991年州民発議119号と異なり,自力で薬物を摂取できる場合にのみ,医師介助自殺を合法化するものと限定化されて

いる[*28]。

　成立したワシントン州尊厳死法は，オレゴン州尊厳死法を模範としたことから，その内容は類似している。すなわち，医師介助自殺は，ワシントン州民の18歳以上の成人において，判断能力を有することが2名の医師により確認され，6箇月以内に死を迎えることが予期される終末期の患者に対して，致死量の薬物を処方するというかたちで実施される。前述したように，そのような患者は自力で薬物を摂取することが求められている。医師は患者に対し，緩和医療等の代替的措置をあらかじめ説明する必要がある。医師と患者との最初の面談から，書面による致死量の処方を求める依頼が患者から医師へ提出されるまでには，少なくとも15日間の待機期間が必要とされる。この依頼書は，更に，2名の証人の立会の下で署名されなければならない。そのような依頼書が提出されてから，医師が実際に処方せんを患者に交付するまで，48時間の待機時間も必要とされている。そして，患者は，いつでも，医師介助自殺に関する手続から撤退することが可能である。

1.4　モンタナ州

　モンタナ州では，医師介助自殺を求めていたロバート・バクスター氏（Robert Baxter：訴訟提起時には，70代後半であり，訴訟係属中に死亡した）と彼の支持者達は，モンタナ州司法長官との間において法廷闘争を繰り広げていた。2008年12月5日に，第1審であるモンタナ州地裁は「個人のプライバシーという憲法上の権利と人間の尊厳は，共に，判断能力を有する終末期患者において，尊厳ある死を求める権利を含有するものである」と判示した[*29]。これに対して，モンタナ州司法長官は，モンタナ州最高裁に本件を上訴した。2009年12月31日，モンタナ州最高裁で，これに関する判決が下され，州内での医師介助自殺は，合法であることが改めて支持された[*30]。これにより，モンタナ州は，判例法というかたちで，全米で3番目に医師介助自殺が合法とされる地域となった[*31]。

　しかし，この州最高裁判決は，第1審とは異なり，州憲法が医師介助自殺を求める権利を州民に付与しているかという点に関して，結論を述べるものではない。単に「医師介助自殺の許容を示唆しうるモンタナ州の各種制定法は，公序良俗に反するものではない」と述べるのみである。したがって，その射程範囲は，限定されたものと評価されている[*32]。

2 スイスにおける動向

2.1 前史

　スイス刑法によれば，114条において，嘱託による殺人は，違法とされている．しかし，自殺への関与に関しては，115条により「利己的な動機」がみられる場合にのみ，可罰的とされている[*33]．したがって，そのような「利己的な動機」が認められない自殺への関与は，解釈上，不可罰とされることになる．また，ベネルクス3国および前述したアメリカ3州において自殺への関与が合法とされるのは医師による場合のみである．医師のみに限定化する理由は，それにより，濫用的な自殺の予防が期待されるからである．しかし，スイスでは，刑法115条の解釈上，「利己的な動機」さえ無ければ，医師以外の者でも自殺介助を行うことが理論的には，可能である．実際，スイスには，そのような自殺を介助する組織的活動が一般的に許容されている現状がある．

　スイスでは，1980年代から90年代にかけて，「エグジット（Exit）」，「ディグニタス（Dignitas）」に代表される自殺介助団体が相次いで設立された．この自殺介助団体の活動は，多くのメディア報道を受けて，国内外における議論を喚起した[*34]．とくにスイスでは，自殺介助が合法的に行えることを最後の頼みにして，「自殺渡航（Suizidtourismus）」と揶揄されるように，世界各地からスイス国内へと自殺するためだけに訪れる外国人が増加していることが批判された．最近の世論調査によれば，この自殺介助団体の活動目的自体は「個人の自己決定」に資するものとして，概ねスイス国民により支持されていることが示されているのに対して，外国人による「自殺渡航」問題に対しては，スイス国民の間でも否定的な意見が多数を占めている[*35]．

　立法府であるスイス議会においても，しばしば，国際的な非難の的となっている自殺介助団体に関する問題が検討された．しかし，従前，その議論の結末は，決定的なものに至らなかった．スイス議会は，小規模な政策支援組織を有するだけである．したがって，大部分の立法政策は，連邦内閣（Bundesrat：連邦参事会・連邦閣僚理事会とも訳される．ドイツのBundesrat：連邦参議院のような立法機関とは異なる）により主導されるのがスイスでは，一般的である．

　そこで，1997年に，スイス連邦内閣は，この自殺介助団体の問題に対応するために，多職種の専門調査委員会を招集した．この医学・法学・倫理学の領域からなる専門家集団である「臨死介助調査会（Arbeitsgruppe Sterbehilfe -

Groupe de travail Assistance au décès)」は，1999年3月に報告書を公表している*36．この報告書では，苦痛緩和医療を改善することの重要性に加え，死に際しての援助を法的に規制することの必要性が述べられている．しかし，刑法典114条および115条を，どのように改正するべきかに関する合意には達することができなかった．

2.2 ブロッハー大臣下での動き

　自殺介助団体に関する議論は，2003年後半に転換点を迎えた．2003年7月の時点で，スイス司法・警察省は，連邦内閣の諮問機関である「国家倫理委員会（Nationale Ethikkommission - Commission nationale d'éthique：NEK-CNE)」に対し，自殺介助団体の活動に関する倫理的および法的側面に関する調査を依頼し，法的規制のための提案を準備するように求めていた．しかし，2003年12月に，新しく組閣された連邦内閣は，この規制の立案を一転して棚上げにした．すなわち，新しい司法・警察省大臣であるクリストフ・ブロッハー（Christoph Blocher）は，2003年7月における前任者の要請を取り下げた*37．急進的な保守主義を掲げる国民党員のブロッハー大臣は，自殺介助団体の活動に関して，何らかの法的根拠を与えることに消極的な見解を有していた*38．彼が政権にいた2003年から2007年の4年間は，自殺介助団体における活動の合法化を要求する自由主義的な世論と自殺介助団体の活動領域に関して連邦内閣の更なる関与を支持する勢力とが拮抗した時代である．

　2006年1月31日に，ブロッハー大臣率いる司法・警察省は，公式見解を発表し，自殺介助団体における活動の法制化に反対する趣旨の報告書案を公表した*39．その報告書によれば，先ず，終末期医療においては，各々の事案に特殊な事情があることから，自殺介助団体に関する包括的な規制は，実際的ではないと指摘されている．そして，そのような現場では，スイス医科学アカデミーといった職能団体における指針が個々の事案を判断するのに十分な役割を果たしているとされた．この報告書においても，自殺介助団体における活動内容は，しばしば杜撰であることが認められた一方で，それは，法規範の欠如によるものではなく，現行法の不十分な運用によるものであると主張された．結論として，自殺介助団体に関する法規制は，必然的に自殺介助の官僚化をもたらすものであり，そのような団体の活動に公的な正当性・合法性を付与することになると注意を喚起している*40．

更に，同報告書では，自殺介助に用いられる致死薬として麻酔薬が含まれていることに関連して，麻酔薬の取扱いに関する法律を厳格化する可能性も示唆されている．すなわち，何らかの法改正により，患者に致死量の麻酔薬が処方される際，医師は，より徹底的な診察を行い，その致死薬摂取の場における立ち会いを義務付けることも検討されている．そして，そのような薬物が入手可能な者として，精神病に罹患していない終末期患者に限定するという対策案も論じられている[*41]．

この麻酔薬法改正問題とは別に，同報告書によれば，連邦内閣は，緩和医療を促進させることにも力を入れるべきだという指摘もなされている．そして，前述した「自殺渡航」の問題も含め，自殺介助団体に対する規制は，州の権限内における問題であり，連邦内閣により合意形成されるべき問題ではないことが指摘されている[*42]．

2006 年 5 月 31 日，連邦内閣は，この司法・警察省の公式見解を承認して，司法・警察省に対し，内務省と協議しながら，麻酔薬の取扱いに関する法律の改正および緩和医療の促進に関する具体的指針案を準備するように依頼した．2007 年 7 月に，これに関する報告書が公表されている．その内容は，自殺介助団体に関して，どのような内容の規制に対しても否定的なブロッハー大臣の態度を如実に反映したものであり，その麻酔薬法改正案の内容は，控えめなものとなっている．この提案書の主張によれば，麻酔薬の取扱いに関して詳細な規制を設けることは，法律によるべきではなく，医学上の準則によるべき事柄だとされている．そして，患者が致死量の薬物を使用する際に医師の立会いを求めることは，医師に「警察」の役割を強いるものであり，そのような職務は，医療が専門とするところではないと指摘されている．更に，医師の職務を監督することは，州の管轄であり，連邦内閣の管轄ではないことも主張されている[*43]．緩和医療の促進に関しても，同様に，報告書は，連邦内閣の限定的な管轄権を強調することで，大綱的な法案を提出することにも消極的であった[*44]．

2.3　スイス連邦裁判所 2006 年 11 月 3 日判決

このようなスイス連邦内閣の動きに対して，2006 年 11 月 3 日，スイスの最高司法府であるスイス連邦裁判所は，自殺介助団体の連邦的規制を求める者の見解を後押しする判決を下した．その判決における事案は，スイスでも有力な自殺介助団体ディグニタスの会員で，重篤な双極性障害に罹患した男性が致死量の麻

酔薬の処方を医師に求めたというものである．この原告の男性によれば，自らは，一個人として人生の終焉の在り方を選択する権利を有しており，したがって，たとえ医師が自殺幇助の要請に応じることを拒否したとしても，そのような薬物を受け取る権利があることを主張した．

　この主張に対して，裁判所は，原告における生命処分権を認めた一方で，そのような権利を根拠に，医師に対し，そのような生命処分を手助けする義務までをも要求することはできないと述べた．その上で，麻酔薬の使用に関して規制を施すことは，社会の構成員における健康と公共の利益を保護する国家的義務の一部とされ，個々人における私的自由は，麻酔薬に関する規制に疑問を提起する権利までをも付与するものではないとする．更に，原則として，医師介助自殺は，重篤な精神病に苛まれている患者において，一律，排除されるものでないにしても，そのような者に対する自殺介助の実施に関しては，特段の注意を要するものと説明されている．医師介助自殺を要求する患者に判断能力があることを確定する責任は，自殺介助団体に対してのみ委ねられているわけではなく，国家も，その責任を負担しており，とくに，精神病患者においては，判断能力に関する診断が重要であり，国家は，医師に対してのみ麻酔薬の処方を許可する権利を有しているとも述べられている[*45]．

　このように，スイス連邦裁判所は，自殺介助団体を監督するための国家の役割を主張した．この判決は，間接的であるにしても，効果的なかたちで，自殺介助団体の活動を規制するための公的許可を連邦内閣に付与したものとも評価することができる．

2.4　ヴィトマー゠シュルンプフ大臣下での動き

　2007年12月に，クリストフ・ブロッハーが司法・警察大臣として再選されなかったことを受けて，自殺介助団体に対する規制が制定される見込みが高まった．新任の司法・警察大臣であるエヴェリン・ヴィトマー゠シュルンプフ（Eveline Widmer-Schlumpf）は，「自殺渡航」を明確に批判し，自殺介助団体に対する明確な最低限度の遵守基準が連邦内閣により提案されるべきことを表明していた[*46]．

　この司法・警察大臣の交代に当たり，自殺介助団体の急進的な活動が更なる注目を浴びるに至った．新政権下では，致死量の麻酔薬の処方が規制される方針が見込まれ，それにより，事実上，自殺介助の活動に支障を来たすことを回避する

ために，自殺介助団体ディグニタスは，2008年2月から，ヘリウム・ガスを使用し始めた[*47]．ヘリウム・ガスであれば，医師の処方なしで利用可能だからである．ディグニタスによる新しい自殺介助の方法は，患者の頭部をヘリウムで満たされたビニール袋で，きつく縛り，窒息死させる手法によるものである．

このディグニタスのヘリウム・ガスによる自殺装置の使用は，2008年7月2日に，連邦内閣が本格的に，そのような団体の規制に乗り出す契機を与えたものと報告されている[*48]．2008年7月13日における記者会見において，当時のヴィトマー゠シュルンプフ大臣は，患者における最初の面談と自殺介助の実施までの間に待機期間を設けるべきことを示唆した．この待機期間を設けることにより，安易な外国人の「自殺渡航」が制限されることが期待された．更に，大臣は，自殺介助団体における財政的透明性の確保，各々の自殺介助の事案に関する完全な記録化，自殺介助者の資格認定制度を設けるべきことを提案した[*49]．

このような経緯を受けて，2009年10月28日に，ヴィトマー゠シュルンプフ大臣率いる司法・警察省は，2件の法改正起草案（Vorentwurf）を公表した．1件目の起草案は，自殺介助に際して，厳格な注意義務基準により監督がなされるというものであり，それに対して，2件目の起草案は，組織的な自殺介助を完全に犯罪化して禁止するというものである[*50]．

連邦内閣において，より好ましいとされる1件目の起草案に従えば，そこで設定される注意義務基準を満たしていない限り，自殺介助は，刑事法上，犯罪ということになる．衝動的な判断を避けるために，自殺介助を求める人々は，死に対する強固で継続的な希望を示し続ける必要があり，そのような要請による自殺が実施される以前において，相当な待機期間の経過が必要とされることになる．自殺介助団体に所属しない2名の医師は，自殺を希望する者が判断能力を有しており，近いうちに死に至ることが確実な身体的疾患に罹患していることを確認しなければならない．起草案では，終末期にない慢性疾患の患者又は精神病に罹患している患者は，対象者から排除されている．更に，自殺介助に当たっては，代替的な選択肢（例えば，緩和医療）の提案が患者に示されなければならない．自殺介助に関する実費を上回る報酬は，いかなるものでも受け取ってはならず，捜査機関による照会を容易にするために，自殺介助に関する経過を慎重に記録化することが求められている．

自殺介助団体は，即座に，これらの起草案に対する異議を主張した．例えば，エグジットは，提案された規制内容が患者の自己決定権を実質的に排除するもの

であると主張し，ディグニタスは，従来，合理的に判断することができるとされた慢性疾患の患者や精神病に悩まされている者達を信じ難く侮辱するものであると起草案を批判している[*51]．

2010年6月の段階において，これらの起草案に関する州・政党・関係団体からの「意見聴取手続（Vernehmlassungsverfahren）」の結果報告書が司法・警察省により，まとめられた．その報告結果を受けて，2010年9月の時点で，前述1件目の起草案を基本に，刑法および麻酔薬法が改正されることにより，自殺介助団体の活動に法的規制が施される方針が連邦内閣で確定した．

2.5 ソマルガ大臣下での動き

2010年11月に，司法・警察大臣は，エヴェリン・ヴィトマー＝シュルンプフからシモネッタ・ソマルガ（Simonetta Sommaruga）へと交替し，自殺介助団体に関する法案制定の議論も新任のソマルガ大臣に引き継がれた．

2011年6月の時点になると，連邦内閣において，従前の決定方針とは異なり，刑法および麻酔薬法改正による自殺介助団体の規制を断念する旨が発表された．その理由として，現行刑法の改正による対応は，スイスにおける終末期医療に混乱をもたらし，その多大なる不利益が法案策定の議論の中で改めて確認されたと説明されている[*52]．そして，終末期医療の現場における濫用を回避するためには，刑法の改正ではなく，緩和ケア医療の充実化の方が重要であるとも指摘されている．その認識から，連邦内閣は，司法・警察省の案件としてではなく，内務省保健局において実施中の「緩和ケア医療の国家戦力」の中で，この問題が取り扱われるべきことを確認した[*53]．

3 ドイツにおける動向

3.1 ヴィティヒ事件

ドイツ刑法216条は，嘱託殺人罪のみを規定しているため，自殺に関与することは，刑法上，不可罰とされている．そのため，嘱託殺人であるのか，不可罰の自殺関与であるのかの限界を画することは，ドイツの議論では，非常に重要な意義を有している[*54]．

このようにドイツでは自殺関与を処罰する規定がないにもかかわらず，実質的には，自殺関与を防止する方策が解釈上，展開されてきた．ドイツでは，1984

年7月4日のヴィティヒ事件連邦通常裁判所判決[*55]が，この議論の契機とされている．この事案は，冠状動脈硬化症や股関節症等に罹患した患者U（76歳女性）が夫の死後，生き甲斐を失い，家庭医であるヴィティヒ医師（Dr. Wittig：以下，W）らに繰り返し自殺の希望や延命治療拒否の意思を表明していたところ，Wが往診日に訪問すると，Uが多量の薬物服用で意識不明の状態で倒れており，Wは，その状況から判断して救助困難であり，仮に救助しても重い後遺症に苦しむであろうと考え，患者の従前の明確な延命拒否の意思表示を尊重して，応急措置も採らず，その場でUを死にゆくにまかせたという事案である．

連邦通常裁判所判決は，結論として，Wを無罪とした．しかし，本件のように自殺企図患者が意識喪失後は，その場における行為支配が保障人的地位にある者に移行し，この行為支配を有する保障人（本件の場合，W）は，作為義務を有することから，意識喪失者を発見して必要かつ期待可能な救助措置を採らなければ，原則として「不作為による殺人罪」が成立すると述べた点が重要である．ただし，本件の特殊事情からWが生命保護義務と自己決定権尊重との良心的葛藤に陥った点を考慮して免責されるという理論構成により，無罪という結論を導いた．

3.2　1986年臨死介助法対案

ヴィティヒ事件判決は，学説および実務に大きな波紋を提起した．この判決内容に批判的な学者（刑法学者・医学者）22名は，現行刑法典において，終末期医療の特殊性が全く考慮されていないとの問題認識から，1986年に4箇条を盛り込んだ「臨死介助法対案[*56]」を公表した．ヴィティヒ事件判決により提起された問題に関して，立法的解決を図ろうとするものである．その指導的理念は，患者の自己決定権を優先し，それに医師の裁量をも拘束させようとするものである．

例えば，自殺関与の問題に関して，対案215条では「自殺の不阻止」という項目の下に，第1項では「他人の自殺を阻止しない者は，その自殺が，明示的な意思表明により，自ら責任を引き受けるものであり，または，諸事情から真筆なものであると認識できる判断を前提にしている場合，違法に行為するものではない」と規定し，第2項では「とくに，自殺者が18歳未満の場合又は自殺者の自由な意思決定が刑法20条および21条に相応する程の障碍による場合，前項の判断を前提にしたものとはされない」と提案されている．

3.3　ハッケタール事件

　この自己決定権尊重を基調とした「対案」を巡る議論の影響は，その後の判例にも生じた．例えば，この影響を受けたものとして，1987年7月31日のハッケタール事件ミュンヘン上級地裁決定[*57]が挙げられる．この事件内容には「作為による医師介助自殺」という従前の事案には見られない経緯が含まれている．すなわち，顔面に癌が生じた患者（69歳女性）が病気を苦に死を決意し，医師のハッケタール教授（Prof. Dr. Hackethal：以下，H）に介助を依頼したところ，Hが患者の要求に応じて青酸カリを調達し，他の医師を介して患者に当該毒物を渡したことにより，患者が自らこれを飲んで死亡した事案である．

　ミュンヘン上級地裁決定は，結論として，Hを無罪とした．その理論構成は，判断能力のある自殺者において，その明示的な意思表明がなされ，自ら危険発生の責任を引き受けるかたちで行われた自殺は，その周囲の者における保障人的地位を脱落せしめるものであり，この場合には，患者の自己決定権は，死への自己決定権をも含み，自己答責的な患者の決定が医師の目からみて合理的であるか否かは，患者の決定に関する有効・無効の基準にならないというものである．この事件は，下級審のものであるにしても「患者の自己決定権」を重視した点に「対案」の影響が垣間見え，内容的にも画期的なものとして評価されている．

結びに代えて

　最後に，以上を念頭において，医師介助自殺の日本刑法における解釈論上の問題点を検討する．2011年における日本の人口10万人あたりの自殺者数は，24人で総自殺者数は30,651人と報告されており，過去14年連続で3万人を突破している．年間の死者における3％前後が自殺により死亡しており，その深刻さは，社会問題化しているものといえよう．日本では，現在までに，医師介助自殺が表立って議論されたという事件は見当たらない．しかし，終末期医療の現場で医師による治療の差控え・中止を巡る刑事事件が日本においても耳目を集め，絶え間なく議論を喚起している現状がある．この治療の差控え・中止が本人の意思，そして，本人の主導的な行為によるものと判断される場合，それは，ある意味，医師の手を借りた「自殺」であると捉えることも可能であろう．その意味で，医師介助自殺に関する解釈論上の検討は，わが国の現状に対しても，充分，有意義であるように思われる．

日本では，自殺自体の評価に関して，それを違法とする説と適法とする説の両者が存在する．しかし，結論的には，不可罰とされるのが一般的である．そして，自殺関与の主たる論点は，その不可罰とされる自殺に関与する行為が，何故，202条により可罰的とされるのかということにあった．これは，いわゆる「共犯の従属性」に関わる問題，すなわち「正犯がいないところに共犯は成立するのか」という刑法の体系的な解釈論にも連なる論点である．刑法学説は，この問題に関して，体系的な整合性を与えることに主たる関心が払われてきた[*58]．

　しかし，結論を急ぐと，どの学説においても，日本の刑法上，他者が自殺に関与すると，原則として，可罰的とされることには，変わりがない．そこで，問題となるのは，医師自殺介助という特殊な自殺関与形態も，一律に，処罰されなければならないのかということであり，そこにおいて例外的に不可罰とされるべき要件は，見出せないのかということが論じられなければならない[*59]．

　この点に関して，安楽死（臨死介助）の類型化を参考にして，自殺関与に関しても，不作為による幇助形態である「消極的自殺関与[*60]」と作為による幇助形態である「積極的自殺関与[*61]」という類型化の可能性を主張する見解が注目される[*62]．その見解によれば，前者の「消極的自殺関与」においては，その違法性判断において，正当化の余地を認める一方で，後者の「積極的自殺関与」においては，正当化は困難であり，場合により，責任阻却が認められるにすぎないという理論構成が導出しうる．

　以上，医師介助自殺に関する諸外国の状況に加え，その問題に関する我が国の刑法解釈論の可能性を簡略に示した．最後に，医師介助自殺に関する規制には多くの問題があり，今後とも，諸外国の動向を見定める必要性があることを改めて強調したい．

[静岡大学人文社会科学部准教授]

【注】　　　　　　　　　　　　　　（インターネット情報最終閲覧日→2012年8月15日）
* 1　ドイツ語圏（とくに，スイス・ドイツ語圏）では，「介助（Beihilfe）」という言葉を，刑法上の従犯（正犯に従属する者）を意味する「幇助（Gehilfe）」と異なり，対等の地位にある者同士の助け合いという意味合いで用いることがある．本稿でも，そのような用例に従い，「自殺幇助」と「自殺介助」を使い分ける．
* 2　この他にも，コロンビア，アルバニア，イングランド及びウェイルズにおいて，医師介助自殺は，処罰されない余地がある．外国における最新の法的状況に関しては，自殺する権利の擁護団体であるERGO（Euthanasia Research & Guidance Organization）のウェブサイト（www.finalexit.org/index.html）において，入手可能である．

*3 Emanuel, E. J. 1994, "History of Euthanasia Debates in the United States and Britain," *Annals of Internal Medicine*, vol.121, no.10, pp.793-802.
*4 Appel, J. M. 2004, "A Duty to Kill? A Duty to Die? Rethinking the Euthanasia Controversy of 1906" *Bulletin of the History of Medicine*, vol.78, no.3, pp.610-634.
*5 事件の経緯に関しては，安村勉，1997「ジャック・キヴォキアン(Jack Kevorkian)関連事件年表」町野朔ほか編『安楽死・尊厳死・末期医療』信山社，111 頁以下を参照．キヴォーキアン氏自身の考えに関しては，キヴォーキアン，J．，松田和也訳，1999『死を処方する』青土社が詳しい．
*6 Clark N. and Liebig P. S. 1996, "The politics of physician-assisted death: California's Proposition 161 and attitudes of the elderly," *Politics and the Life Sciences*, vol.15, no.2, pp.273-280.
*7 Vacco v. Quill, 521 U. S. 793（1997）．この事件は，連邦最高裁に「自殺する権利」の判断を求めたという意味で，非常に重要な意義を有する．この連邦最高裁判決に関しては，藤井樹也，1999「自殺幇助を禁止する州法の合憲性」『ジュリスト』1150 号，109 頁以下，村上史世，1999「判例評釈」『比較法学』32 巻 2 号，424 頁以下を参照．
*8 オレゴン州尊厳死法に関する最近の論稿で詳細なものとして，久山亜耶子・岩田太，2005「尊厳死と自己決定権 ― オレゴン州尊厳死法を題材に」樋口範雄・土屋裕子編『生命倫理と法』弘文堂，51 頁以下．
*9 ORS 127. 800-995.
*10 同法は，「尊厳死法」という名称であるとしても，内容は，従来の「尊厳死」と異なり，終末期患者に対する医師介助自殺を合法化するものである．
*11 Lee v. Oregon, 891 F. Supp. 1421 (D. Or. 1995).
*12 Lee v. Oregon, 107 F. 3d. 1382 (9th Cir. 1997).
*13 Lee v. Harcleroad, 522 U. S. 927 (1997).
*14 このような経緯の紹介に関しては，谷直之，2005「アメリカ合衆国における安楽死議論の礎石」『同志社法学』56 巻 6 号，760 頁以下が詳しい．
*15 Oregon v. Ashcroft, 192 F. Supp. 2d. 1077 (D. Or. 2002).
*16 Oregon v. Ashcroft, 368 F. 3d. 1118 (9th Cir. 2004).
*17 Gonzales v. Oregon, 546 U. S. 243 (2006).
*18 同法の内容に関しては，久山＝岩田・前掲＊8，55 頁以下を参照．
*19 Wash. Rev. Code 9A. 36. 060 (1).
*20 Wash. Rev. Code § 70. 122. 070 (1).
*21 Annas, G. 1994, "Death by Prescription," *The New England Journal of Medicine*, vol.331, no.18, pp.1240-1243.
*22 同事件の評価に関しては，藤井・前掲＊7，109 頁以下，村上・前掲＊7，415 頁以下参照．
*23 Compassion in Dying v. Washington, 850 F. Supp. 1454 (W. D. Wash. 1994).
*24 Compassion in Dying v. Washington, 49 F. 3d. 586 (9th Cir. 1994).
*25 Compassion in Dying v. Washington, 79 F. 3d. 790 (9th Cir. 1996).
*26 Washington v. Glucksberg, 521 U.S. 702 (1997).
*27 Chapter 70. 245 RCW.
*28 Ostrom, C. M. 2008, "Initiative 1000 would let patients get help ending their lives," *The Seattle Times*, Sep. 21. 2008.

* 29　Baxter v. Montana, 2008 Mont. Dist. LEXIS 482 (2008).
* 30　Baxter v. Montana, 224P.3d1211 (2009). 同判例に関しては，古川原明子，2012「医師による自殺幇助の合法性に関するモンタナ州最高裁判決」『明治学院大学法科大学院ローレビュー』16号，67頁以下が詳しい。
* 31　Brinkmann, S. 2010, "Montana To Permit Assisted Suicide," *Philadelphia Bulletin*, Jan. 12. 2010.
* 32　Johnson, K. 2009, "Montana Ruling Bolsters Doctor-Assisted Suicide," *The New York Times*, Dec. 31. 2009.
* 33　スイスにおける医師幇助自殺の刑法上の問題に関しては，神馬幸一，2008「組織的自殺介助問題を巡るスイスの議論状況」『静岡大学法政研究』13巻2号，440頁以下，シュワルツェネッガー，C.，神馬幸一訳，2008「自殺の誘導及び介助（スイス刑法第115条）における利己的な動機」『静岡大学法政研究』13巻2号，320頁以下，クンツ，K.-L.，神馬幸一訳，2008「スイスにおける臨死介助及び自殺介助」『静岡大学法政研究』13巻2号，266頁以下を参照されたい。
* 34　スイスにおける自殺介助団体の活動状況に関しては，神馬・前掲＊32，420頁以下。
* 35　最新の世論調査は，チューリッヒ大学法学部のシュワルツェネッガー教授の研究班により公表されている。Schwarzenegger, C., et al. 2010: "Was die Schweizer Bevölkerung von Sterbehilfe und Suizidbeihilfe hält," *Jusletter*, 13. Sep. 2010.
* 36　EJPD 1999: *Bericht der Arbeitsgruppe "Sterbehilfe"*, EJPD.
* 37　NEK-CNE, 2005: "Beihilfe zum Suizid," *Stellungnahme Nr.* 09/2005, NEK-CNE: S. 11.
* 38　Blocher, C. 2007, "Kein Freipass für Suizidhilfe," *Weltwoche*, 15. Nov. 2007.
* 39　EJPD 2006, *Bericht. Sterbehilfe und Palliativmedizin – Handlungsbedarf für den Bund?*, EJPD.
* 40　EJPD, a. a. O. (39), S. 42 ff.
* 41　EJPD, a. a. O. (39), S. 46.
* 42　EJPD, a. a. O. (39), S. 51.
* 43　EJPD 2007, *Ergänzungsbericht zum Bericht. Sterbehilfe und Palliativmedizin – Handlungsbedarf für den Bund?*, EJPD: S. 6 ff.
* 44　EJPD, a. a. O. (43), S. 9 ff.
* 45　BGE 133 I 58.
* 46　Widmer-Schlumpf, E. 2008, "Es gibt keine ideale Sterbehilfe," *Beobachter*, 24. Jul. 2008.
* 47　Eicker, A. und Frank F. 2008, "Rechtsmissbräuchlicher Methodenwechsel in der Schweizer Sterbe- und Suizidhilfe," *Neue Kriminalpolitik*, 4/2008: S. 142.
* 48　EJPD 2008, "Vertiefte Abklärungen im Bereich der organisierten Suizidhilfe," *Medienmitteilungen*, 2 Jul. 2008.
* 49　Widmer-Schlumpf, E. 2008, "Diese Schrankenlosigkeit müssen wir verhindern", *Sonntags Zeitung*, 14. Jul. 2008.
* 50　EJPD 2009, "Organisierte Suizidhilfe soll geregelt warden," *Medienmitteilungen*, 28. Okt. 2009.
* 51　Geiser, U. 2009, "Experte kritisiert geplante Schranken bei Sterbehilfe," *Swissinfo*, 31. Okt. 2009.

* 52 Der Bundesrat 2011, "Suizidhilife:Stärkung des Rechts auf Selbstbestimmung," *Medienmitteilungen*, 29. Jun. 2011.
* 53 スイスにおける法改正の議論状況に関しては，スイス司法・警察省のウェブサイト（www.ejpd.admin.ch）で検索すれば，最新の情報が入手可能である．
* 54 ドイツの議論に関しては，Roxin, C. 2010, "Zur strafrechtlichen Beurteilung der Sterbehilfe," Roxin, C. und Schroth, U. (Hrsg.), *Handbuch des Medizinstrafrechts*, 4. Aufl., S. 108 ff. 日本語による紹介として，最近のものは，只木誠，2009「医師による自殺幇助の可罰性について ―ドイツの理論状況の紹介」只木誠『刑事法学における現代的課題』中央大学出版部，127頁以下，甲斐克則，2003『安楽死と刑法』成文堂，65頁以下参照．
* 55 BGHSt 32, 367.
* 56 Baumann J., u. a. 1986, *Alternativentwurf eines Gesetzes über Sterbehilfe*, Georg Thieme Verlag. この対案の内容に関しては，松宮孝明，1988「西ドイツの『臨死介助対案』とその基本思想」『刑法雑誌』29巻1号，167頁以下を参照．
* 57 NJW 1987, 2940.
* 58 日本の学説状況に関しては，塩谷毅，2004『被害者の承諾と自己答責性』法律文化社，99頁以下，曽根威彦，2002「自己決定の自由と自殺関与罪」西原春夫編『刑事法の理論と実践』第一法規，261頁以下，中山研一，2000『安楽死と尊厳死』成文堂，191頁以下，吉田宣之，1995「自殺教唆・幇助罪の処罰根拠」西原春夫・渥美東洋編『刑事法学の新動向［上巻］』成文堂，547頁以下，谷直之，1993「自殺関与罪に関する一考察」『同志社法学』230号，121頁以下，秋葉悦子，1991「自殺関与罪に関する考察」『上智法学論集』32巻2=3号，137頁以下を参照．
* 59 中山・前掲＊57，205頁において，医師介助自殺が「辛うじて『不可罰的な行為』」と評価されていることも同様の趣旨であるように思われる．
* 60 例えば，ドイツのヴィティヒ事件のように，自殺患者における真摯な願望に応じて死にゆくにまかせる不作為的態様．
* 61 例えば，ドイツのハッケタール事件，アメリカのキヴォーキアン事件のように，致死薬の摂取ないしは自殺装置による作為的態様．
* 62 甲斐克則，2006『医事刑法への旅Ⅰ［新版］』イウス出版，218頁以下．

第10章
アメリカにおける尊厳死

新谷一朗

はじめに

　アメリカにおける尊厳死をめぐる議論は，3つのフェイズを持つとされる[*1]．すなわち——患者の権利意識の高揚と時代を同じくするため，いささか響きの強い言葉ではあるが——「死ぬ権利」という段階，そして生命維持に必要な医療行為であっても，患者がその提供を望んでいないのであればその医療行為を拒否する権利を有する，という意味合いでの「尊厳死」という時期，さらに医師による自殺幇助を含む，他者の手を介した自殺の容認を意味する「積極的安楽死」という局面である．近年の立法，例えば1994年のオレゴン州尊厳死法や2009年のワシントン州尊厳死法は，余命6か月未満と診断された意思決定能力のある成人が，致死薬の処方を受けることを許容するものであり，「尊厳死法」の名の下に，伝統的な「尊厳死」の概念とは異なる「医師による自殺幇助」を許容する法律であるから，用語には注意が必要であるが，本章では特に断りのない限り，「生命維持治療の差控えおよび撤去」という意味で「尊厳死」という言葉を使用している．

　わが国においても，「リビング・ウイル」という言葉自体は一般的になりつつあり，2009年には，患者の家族の要請に基づいてこん睡状態にあった患者から気道確保のため挿入されていた気管内チューブを抜き，筋し緩剤を投与して死亡させた事案について，はじめて最高裁判所が判断を示したことから，尊厳死に対する関心は高まりを見せている．このような中で，アメリカにおける尊厳死をめぐる立法の変遷ならびに学術的な議論および判例の蓄積が，我が国の議論にもたらす知見は決して少なくないと思われる．そこで本章は，アメリカにおける尊厳死に関する主要な出来事を年代史的にピックアップしてその都度説明を加えるのではなく，第1節で尊厳死に関する議論の礎石となった出来事をフォローした

うえで，第2節，第3節および第4節で特に注目すべき「延命拒否権」「代行判断」およびリビング・ウイルを含む「事前指示」という本人の意思を基軸とするトピックに焦点を当て，第5節においては尊厳死の客観的な側面に関わる重要な議論を参照する，という構成をとることによって，日本においても問題となりうる論点に対する一定の解決の筋道と今後の動向を検討することとする．

1 尊厳死をめぐる議論の前史

1.1 第2次世界大戦以前

アメリカにおいては現在もなお，尊厳死をめぐる様々な議論および政治的な対立が存在しているが，このような論争は，回復の見込みがない患者のための自発的な積極的安楽死が識者たちによって提案された1870年代のイギリスの運動にその起源を有するとされる[*2]．アメリカにおける動きとしては，1937年に結成されたアメリカ安楽死協会（American Euthanasia Society）に尊厳死をめぐる議論の端緒を見出すことができるが，これもまたイギリスで1935年に設立された自発的安楽死立法協会（Voluntary Euthanasia Legislation Society）の影響の下で結成されたものである．このアメリカ安楽死協会はニューヨーク州において安楽死立法を成立させることを目指したものの，支持者を得ることができず立法化への試みは失敗に終わった．その後，いくつかの州においても安楽死を立法化する試みがなされたが，立法者が政治的な反発を恐れたこともあり，すべてが不首尾に終わった．これらの第2次世界大戦以前の議論の特色として，作為により病者の苦痛を除去する積極的安楽死と，延命治療を差し控えることによって死期が早まる消極的安楽死とがいまだ区別されていなかったことが挙げられる．もっともこれは，緩和医療や延命医療がまだ十分に発達していなかったことと，患者が家庭で息を引き取るケースが大多数であったため，これらを区別する医療上の前提がいまだ存在していなかったことを理由とするものである．

1.2 1960年代以前

その後，尊厳死をめぐる議論，とりわけ死ぬ権利をめぐる議論が活発に行われるようになるのは1960年代後半のことであるが，1954年に，神学者であり安楽死協会の指導者であったジョセフ・フレッチャー（Joseph Fletcher）が，医療倫理に対して，正確に言えば当事の医療倫理を支配していたカトリックの教義

に対して加えた批判は，アメリカにおける尊厳死をめぐる議論，特に患者の自己決定という側面の展開にとって非常に重要である．フレッチャーは，カトリックの教義に対する批判を通じて，倫理的な医療処置は人間の諸権利を中心として考えるべきであり，人格と自由こそが「道徳（morality）の心臓であり筋肉である」と主張した[*3]．フレッチャーの著作は，アメリカにおける尊厳死に関する一連の論稿の中で最も初期のものであるが，医療における患者の立場に個人主義という思想を持ち込み，これ以後の死ぬ権利に関する議論の拡張に大きく貢献した．1950年代のもう一つの大きな出来事は，1957年に当事のローマ教皇のピウス12世が，国際麻酔学会の質問に対して，カトリックは通常の処置を受け入れる必要があるが，過剰な処置を受け入れる必要はない，と述べたことである．この言明を契機として，これまではプロテスタントの神学者，カトリックの倫理ならびに安楽死立法の推進者との間でのみなされていた議論を超えて，死ぬ権利への関心および注目が一般に広まったのである[*4]．

　尊厳死をめぐる議論の下地としては，1969年に刊行されたエリザベス・キューブラー＝ロス（Elisabeth Kübler-Ross）のベストセラー『On Death and Dying』やその翌年に出版されたポール・ラムゼイ（Paul Ramsey）の『The Patient as Person』など優れた著作が，専門家のみならず大衆にも死ぬ権利の問題に対する関心を引き寄せたことは注目に値する[*5]．他方で，尊厳死に関わる立法，とくにリビング・ウイルの法制化をめぐる動きとして，1967年にシカゴの弁護士が安楽死協会に対してリビング・ウイルの原型を提案し，翌年にはフロリダ州議会にはじめてのリビング・ウイル法案が提出されたことが挙げられる．また1969年に，イリノイ州の弁護士であったルイス・カットナー（Luis Kutner）が提案したリビング・ウイルは大きなインパクトを与えた[*6]．さらに，1969年に生命倫理問題のためのヘイスティングス・センターが設立されたことと，ジョージタウン大学ケネディ倫理研究所が1971年に立ち上げられたことは，尊厳死を含む生命倫理問題全体に関する研究への関心が社会的に急激に広まったことを反映している．このように，後述するクインラン（Quinlan）判決によってニュージャージー州最高裁判所がはじめて死ぬ権利に関する公的な言明をなしたことは，確かにメディアおよび世間の大きな関心を呼びその後の尊厳死をめぐる議論を加速させたが，クインラン判決が突如としてこの問題を提起したのではなく，アメリカにおける尊厳死をめぐる議論の土壌は，以上の展開によってクインラン判決以前にすでに形成されていたと見ることができる[*7]．

2 延命拒否権

2.1 治療拒否権と延命拒否権

このような医療における患者の権利意識の高まり，および生命倫理学自体に対する関心の広がりによって築かれた礎石の上に，1976年，著名なクインラン判決が下されたのである．当時21歳であったカレン・クインランは友人宅のパーティの後に意識喪失状態となった．そして病院に運ばれた際には，呼吸が中断して彼女は酸欠状態に陥り人工呼吸器に接続された．そこで彼女の養父は，彼女に接続された人工呼吸器を撤去して彼女の自然死を承認するために，自らを身上後見人に指定するように申し立て，ニュージャージー州最高裁判所がこの申立てを認めたのが本件である[*8]．クインラン判決は，生命維持のために必要な治療であっても患者はその治療を拒否することができるのか，という延命拒否権をめぐる議論と，延命拒否権が存在するとしても，患者が意思決定能力を喪失している場合には，誰がどのような基準によってその権利を行使することができるのか，という代行判断をめぐる議論との双方において重要な意義を有する．

前者の議論，すなわち延命拒否権の前提となる望まない医療行為を拒否する権利をめぐる議論は，コモン・ローが民事上および刑事上，不法な身体接触（Assault and battery）から身体的統合性を保護していることにその根拠を有している[*9]．アメリカではすでに100年以上前の判例において，医師の良心的な治療行為よりも，身体的侵襲に対して同意する患者の権利が優越することが明らかにされている[*10]．この判例，すなわち右耳への外科手術に同意した女性が，手術中に左耳により重症の疾患を発見し，善意で左耳に対して外科手術を施した医師に対して行った損害賠償請求が認められた判例は，アメリカの損害賠償法の中心テーマとなり，インフォームド・コンセントの原理となったのである．このインフォームド・コンセントの要件を通じた医療における患者の自律の保護もまた，近年では，治療拒否権の論拠として認められている．では判例は，どのような論拠でこの「治療拒否権」を「延命拒否権」へと展開してきたのだろうか．

2.2 プライバシー権と自由利益

クインラン判決が人工呼吸器の撤去を認めた判断枠組みは次のようなものであった．すなわち，合衆国憲法および州憲法にその根拠を有する患者のプライバシー権は治療を拒否する権利を含むが，他方で，このプライバシー権に対抗する

利益として，州民の生命を保護する，という州の利益もまた存在している．しかしながら，病気の状況と治療の種類によっては，プライバシー権が州の権利に優越することがあるので，本件のように，プライバシー権に基づく治療の打切りが死に繋がる場合であっても，それは殺人罪に該当せず，また違法でもないとしたのである[*11]．この判決を受けて，後の判決もまた，合衆国憲法上のプライバシー権[*12]，州憲法上のプライバシー権[*13]，あるいはその双方に基づいて[*14]，延命拒否権を認めてきた．しかしながら，プライバシー権が望まない治療を拒否する権利を当然に含むとしても，なぜ生命維持に必要な治療まで拒否することができるのか，換言すれば州民の生命を保護する州の利益がプライバシー権に劣後する場合の具体的な理由付けは，これらの一連の判例によっても明らかにされていない．

延命拒否権の具体的根拠について，この問題をはじめて連邦最高裁判所が扱ったクルーザン（Cruzan）判決は，これまでの判例に現れた「プライバシー権」対「州の利益」という枠組みを用いずに，「この問題は，修正14条の自由利益という意味合いにおいて，より適切に分析される」という見解を採用した．そしてこの見解を基に，「合衆国憲法は，意思決定能力者に，生命維持のための栄養・水分補給を拒否する憲法上保護された権利を認めていると仮定する」と述べたのである[*15]．延命拒否権について，連邦最高裁判所が，プライバシー権ではなく，合衆国憲法修正14条を参照したことは，その権利の根拠を議論するうえで参考になるであろう．

3 代行判断

1976年にはクインラン判決以外にもう1つ，アメリカにおける尊厳死をめぐる議論にとって画期的な出来事が起こった．すなわち，カリフォルニア州自然死法の制定である．後者が，延命拒否の意思を事前に表明した文書，すなわちリビング・ウイルに法的効力を与えることの問題に関わるのに対して，クインラン判決は，延命拒否の意思が事前に明確に表明されていなかった場合に，本人の意思を代行することができるのか，できるのであれば誰がどのような基準に従って本人の意思を代行するのか，という代行判断（substituted judgment）に関わる問題を提起した．そこで以下では，クインラン判決以後に下されたこの問題点に関する多数の判例を，治療の負担の大きさなどの客観的要素を重視する「客観的判

断基準」と，本人の意思に関する証拠を手がかりとする「主観的判断基準」との2つの軸に大別したうえで，それぞれの判例の変遷を辿ることによって，代行判断をめぐる議論を検討する．

3.1 客観的判断基準

クインラン判決においてニュージャージー州最高裁判所は，患者が，生命維持治療を拒否するプライバシー権を有していると認めたうえで，このプライバシー権の破壊を防止する唯一の手段は，彼女の後見人および家族に，この状況で彼女がプライバシー権を行使するか否かについて，最善の判断をなすことを認めることである，と述べた[*16]．本判決においては，患者本人の意思を具体的に推測することは重視されず，むしろその意思を代行する後見人が最善の判断をなすことに重点が置かれている．クインラン判決から9年後のコンロイ（Conroy）判決において，同じくニュージャージー州最高裁判所は，生命維持治療を受け入れるか拒否するかについて，意思を述べたことがない者の治療拒否権を排除しないために，「制限的客観的テスト」と「純客観的テスト」というテストを提示した．前者は，患者がその処置を拒否していたことについて，何らかの信頼に値する証拠が存在し，かつその処置によって生命を継続する患者の負担が，彼にとってのその生命の利益よりも優越する，と決定者が満足している場合に，後者は，その処置が施されている患者の生命の正味の負担が，生命からもたらされる患者の利益を明白かつ著しく優越しており，さらにその処置が施されている患者の生命に，繰り返し起こる不可避で重度の苦痛が，その生命維持処置の実行を非人道的なものとさせる場合に処置の撤去を認めるものである[*17]．

このように，生命維持治療を施されている状況において，もし患者本人に意思決定能力があればどのような判断をしていたか，ということに関する具体的な証拠が存在しない場合であっても，患者にとっての治療の負担を後見人等の代行者が客観的に判断して，その「代行判断」をもって本人の意思と同視し，生命維持措置の撤去を認めることが，判例における1つの大きな流れを形成したと言ってもよいだろう．例えば，スプリング（Spring）判決においては，患者に提供されている生命維持処置を継続するか取り外すかに関する被後見人の願望を，患者自身に意思決定能力があった間に表明していたことを示す証拠は何一つ存在しないことを認めつつも，後見人が善意で判断をしているという理由のみをもって，患者自身の意思の代行判断が認められ[*18]，ヒアー（Hier）判決においては，

生命維持のための手術が患者の身体に対して大きな負担となること，およびその処置に身体的拘束が伴うことなどが考慮されたうえで，生命維持治療を差し控える代行判断が許容された[*19]．

また，このような本人の意思の客観的代行判断が，「最善の利益」の名の下にも行われてきたことには注意を要する．例えば，コリヤー（Colyer）判決においては，患者の意思に関する具体的な証拠が存在しないにもかかわらず，無能力者が有する生命維持治療を拒否する個人的な権利を主張するか否かについて，後見人が最善の判断をなすことが許容されたうえで，生命維持措置の撤去が認められ[*20]，トーレス（Torres）判決においては，生命補助の継続がもはや被後見人の最善の利益に資さないならば，検認裁判所（遺言の検認や遺産管理などの裁判権を有する裁判所）は，生命補助の撤去を命じる権限を後見人に対して与えることができるとされた[*21]．

3.2 主観的判断基準

他方で，延命拒否権が自己決定に基づく個人に固有の権利であることを重視し，基本的に患者は生存することを望んでいると推定しなければならないとの前提に立ったうえで，本人が当該処置を拒否していたことに関して民事事件で最も重い証拠負担である「明白かつ説得力ある証拠（clear and convincing evidence）」を要求してきた判例も数多く存在する．例えば，アイクナー（Eichner）判決において裁判所は，患者がレスピレータを使用することによって植物的昏睡状態で維持されるように望んでいなかったことについて，提示された証拠が明白かつ説得力をもって示していることを理由として，生命維持措置の撤去を認め[*22]，ラスムッセン（Rasmussen）判決においては，医療処置を中止する決定は，取り返しのつかないことが多々あるので，裁判所は，患者は医療処置の継続を希望していると推定しなければならず，これを反証する負担は，明白かつ説得力ある証拠という形で処置の中止を求める当事者に課される，と述べられた[*23]．

以上のように州最高裁判所のレベルでは，それぞれの州で特徴的な代行判断のメソッドがとられていたが，このような見解の対立の中で，1990年に連邦最高裁判所が一定の判断を下したのがクルーザン判決である．25歳のナンシー・クルーザンは交通事故に遭い，救急措置によって呼吸と心拍は回復したものの，酸欠状態にあったため脳に損傷を受け，意識を喪失した遷延性植物状態となった．彼女に栄養および水分を補給するために胃瘻チューブが取り付けられていたが，

彼女の両親は，この処置の中止を病院に対して求めた．ところが病院は，処置を中止するためには裁判所の許可が必要だとしたので，両親はミズーリ州の巡回裁判所にこれを認める宣言的判決を求めた．同州巡回裁判所は両親の申立てを認めたが，同州最高裁判所は，患者本人の治療拒否の意思が「明白かつ説得力ある証拠」によって証明されない限り，本人以外の者が治療中断の代行判断をすることはできない，とした．両親からの裁量上告を容れた連邦最高裁判所は，以下のように述べて原判決を支持した．すなわち，「遷延性植物状態にあると診断された者の栄養および水分補給を中止するように後見人が求める手続において，州は明白かつ説得力ある証拠基準を適用することができる，と我々は結論付ける」と[*24]．

　もちろん，クルーザン判決は，生命維持治療を撤去する患者の意思について明白かつ説得力ある証拠基準を充足するように要求している州法の規定が違憲ではない，と述べたにすぎず，このような証拠基準を用いることを他の州に要求したり奨励したりするものではないが，本判決によって生命維持治療の撤去および差控えに対する本人の意思の代行判断をめぐる判例上の議論には一定の解決が見られたと言ってよい．なお，本判決の後に出された生命維持治療の撤去もしくは差控えをめぐる判決の多くが「明白かつ説得力のある証拠」基準を用いている[*25]．

4　事前指示

4.1　リビング・ウイル，持続的代理権，そして事前指示

　1976年に制定されたカリフォルニア州自然死法は，世界ではじめて，リビング・ウイルに法的拘束力を付与した法律である．1980年までにその他のいくつかの州でも同様の立法が可決された．これによって延命拒否権を事前に行使することが可能になったわけであるが，当初より医療側からは，この種の立法は問題解決に不向きであると見られていた．なぜならば，患者が自身の病状を正確に予期することはほぼ不可能なのであるから，その病状に対する医療行為を事前に具体的に指示することもまたほとんど不可能であると理解されていたからである[*26]．

　このようなリビング・ウイル法の不確実さを補うために，1980年代に多くの州で可決されたのが持続的代理権（durable power of attorney）を認容する立法である．これは，患者自身が指定した代理人に持続的代理権を与えておけば，患者が意思決定能力を喪失した場合にその代理人が本人に代わって生命維持治療の

撤去および差控えを含む医療に関する意思決定を行うことができる，というものである．このような持続的代理権の利用は，前述の連邦最高裁判所のクルーザン判決における反対意見でオコナー（O'Connor）判事が，代行決定者の指定というプロセスが利用できることは「医療処置を拒否する患者の自由利益を保護するために憲法上要請されうる」[*27]と述べたことによってさらに後押しされることとなった．

しかしながら，持続的代理権もまた問題を抱えている．すなわち，延命拒否権は自己決定権に基づくものであるにもかかわらず，意思決定能力喪失後の具体的な医療行為に関する決定が，実質的に持続的代理権を与えた他者への丸投げになる可能性が大きい，という問題である．そこで，リビング・ウイルと持続的代理権を組み合わせた書面が1980年代後半から1990年代にかけて用いられるようになったのである．このように，医療行為に対する指示と代行決定者の指名を結合した文書が事前指示（advance directives）と呼ばれる書面であり，2000年までにすべての州でリビング・ウイルか持続的代理権，もしくは双方に法的効力を与える立法が可決された[*28]．しかしながら，事前指示に拘束力を付与する法律の制定が合衆国全土に広まったとはいえ，事前指示の作成および実行に伴う問題はいまだ一向に解決されておらず，むしろ以下で述べる通り，意思決定能力を喪失する前に延命拒否の意思を表示する方法をめぐっては，いまだ激しい議論が続いている．

4.2　ヘルスケア意思決定統一法

連邦議会が尊厳死の問題に介入することは稀であるが，事前指示に関しては，1990年の患者の自己決定法がすでに事前指示に伴う問題に対応している．すなわち本法は，適切な終末期医療を提供したいと望んでいるのに，患者が書き記した事前指示には，具体的な医療行為に対する指示に関する情報が何も含まれていない，という不満を抱える医師によって報告された問題点に対処するために制定された法律である．さらに1993年には，事前指示の実行に伴う問題に，より具体的に対応し，これをもって事前指示の普及率を上げることを目的とする，ヘルスケア意思決定統一法（Uniform Health-Care Decision Act）が制定された．本法は，例えばその5条b項で，医師が信頼をおくべき代行決定者が，リビング・ウイルや持続的代理権からは読み取れない場合が多々あるという不満へ対応する形で，医師が法的確実性をもって信頼できる決定者のリストを作成している．ま

た事前指示を普及させるために，4条は，事前指示が一定の書式に基づいて書かれることを要求しておらず，どのような書式でも法的有効性を持つと規定している．さらに本法はその9条において，法の下で決定をした者は，医師および家族の双方とも，それが善意である限り民事上および刑事上の責任を負わない，とする免責の規定をも有している．しかしながら，このような連邦議会による事前指示の作成および実行に関する指針の提示によっても，事前指示の利用に伴う実際の医療の場での問題点はいまだ解決されておらず，近年ではむしろ事前指示とは異なる書式の利用が注目されている．

4.3　生命維持治療のための医師指示書

「論理は完全に理解しているが，医療の文化を理解していない者にとっては，ヘルスケア意思決定統一法は，終末期の意思決定過程に関する医師の不満をほぼ完全に補うものとして映るであろう」[*29]と指摘されるように，同法の成立によっても，終末期医療における意思決定をめぐる医療現場での問題は解決されることはなく，また事前指示の普及率も依然として低いままである．

このような状況の中で，1990年代以後，事前指示の作成が強く奨励されてきたことによって，すなわち患者の自己決定権が非常に強調されてきたことによって，終末期医療における意思決定過程において主体性を失った医師の不満を反映する形で生まれた，生命維持治療のための医師指示書（Physician Orders for Life-Sustaining Treatment: POLST）の利用が広がりを見せているのは注目に値する[*30]．この生命維持治療のための医師指示書は，伝統的な事前指示に取って代わるものではなく，むしろ現存している事前指示を，医療側が容易に理解できる形での医療指示（medical orders）へと変換するものである[*31]．それゆえ，この指示書は医師が独断で作成するのではなく，むしろ患者，家族および医師との間で真剣かつ徹底的な協議がなされた後で作成される必要がある．そして，協議の結果として形成された意思決定能力を喪失した後の医療行為に対する意思表示が，患者の指示（patient's directive）ではなく，医師の指示（doctor's order）としての地位を有する点に，事前指示との違いが存在している．すでに2009年の段階で，カリフォルニア州，アイダホ州，メリーランド州，ノースカロライナ州では，この生命維持治療のための医療指示書の有効性が立法で認められており，今後の動向が注目される書式である．

5 尊厳死の客観的側面をめぐる諸問題

　尊厳死の問題の中心に据えられるべきは患者の自己決定権であるので，これまでは「患者の意思」がどのように取り扱われるべきか，という主観的側面に焦点を当てて検討してきたが，「患者の意思」を捨象した尊厳死の客観的側面にもまた重要な論点が存在している．そこで本節では，「患者の処置拒否の意思にかかわらず，客観的に最低限提供すべき医療行為が存在するのではないか」という問題，そして逆に「患者の処置継続の意思にかかわらず，医療上，客観的に患者の利益にならない治療は提供しなくてもよいのではないか」という論点，さらに「一度も意思決定能力を持ったことがない患者の生命維持治療の撤去および差控え」という争点を順に検討する．

5.1　人工栄養補給の拒否

　延命拒否権が認められるとしても，最低限のケアとして人工的な水分補給と栄養補給（以下これらを合わせて「人工栄養補給」という）まで拒否することはできないのではないか．1980年代より，この問題をめぐり激しい議論が交わされ，立法においても，当時の多くの州（1986年には17の州）におけるリビング・ウイル法は，人工栄養補給の撤去および差控えを不可能なものとして扱っていた．このように人工栄養補給の拒否を否定する見解の1つは，人工栄養補給を行わないことは必然的に患者の死を招くのであるから，十分な食べ物や栄養物を与えないことは患者を殺害することと同等に扱われるべきだと主張する[*32]．もう1つの見解は，人工栄養補給は，人間の生命が社会的であり共同であることが不可避であるという事実の完全な象徴であると主張したうえで，人工栄養補給の拒否を否定するものである[*33]．このように，人工栄養補給を通常の医療行為とは区別し，患者が拒否できる医療からこれを除外する見解の実質的な根拠は，人工栄養補給を停止することから帰結する死は，非人道的な結果を招くという理解から導かれている．判例において，人工栄養補給の拒否という問題が正面から扱われたブロフィ（Brophy）判決におけるリンチ（Lynch）判事の一部反対意見もまた，脱水症状による死がいかに陰惨な結果を招くか，という克明な描写を行っている[*34]．

　しかしながら，人工栄養補給を停止し，もしくは差し控えたとしても，患者がそのような過酷な状態に至ることはむしろ稀である，ということがすでに当事

医療によって指摘されてきた．例えば，人工栄養補給の停止は餓死ではなく急性脱水症状による死を結果することが確認されたうえで，医療機関において患者が急性脱水症状によって死亡する際には，鎮静剤や鎮痛剤の利用，ならびに乾燥した呼吸部位や目の周辺を湿らせるのなどの看護のもとで死亡するのであるから，これは否定説が主張するところの，ハンガー・ストライキによる餓死のような凄惨な状況とはまったく異なり，むしろ家族に見守られて穏やかに息を引き取ることができる，と主張されている[*35]．大統領委員会もまた，その提供が常に正当化され，それゆえ患者が常に受け入れなければならない医療行為というものは，人工栄養補給を含めて存在しないと述べており[*36]，ヘイスティングス・センターもまた，患者が拒否することが可能な医療行為に人工栄養補給を含めたうえで，生命維持治療の停止に関するガイドラインを提示している[*37]．

判例もまた，実質的には一貫して，人工栄養補給を他の医療形態と区別して議論することを拒否し続けてきた．つまり，人工栄養補給もまた，伝統的な医療手続に対して適用される基準によって規定される医療介入の一形式としてみなしてきた[*38]．ところで，すでに触れた連邦最高裁判所のクルーザン判決もまた，患者からの撤去が求められた医療行為は人工栄養補給であった．それにもかかわらず，人工栄養補給を通常の医療行為と区別するこの一連の議論について，本判決においては何も述べられていない．これはこの議論の結論を連邦最高裁判所が先延ばしにしたのではなく，むしろすでに解決した問題として，人工栄養補給を通常の医療行為に含めてその拒否を可能とする一連の判例の立場を当然のこととして容認したと見るべきであろう[*39]．

5.2 無益な医療

患者もしくはその代理人が生命維持治療を拒否する，という従来の議論とは正反対であり，それゆえ「逆向きの死ぬ権利」[*40]と呼ばれている「無益（futility）」をめぐる議論にも触れておく．1990年代後半から患者の生命維持治療の要求を医療側が拒否することを正当化する議論が行われ始めた．つまり，これまで論じてきた伝統的な「死ぬ権利」の状況では，患者もしくはその代理人が生命維持治療の実施を医療側に対して拒否するのに対して，この法律の下では，患者もしくはその代理人が生命維持治療を求めているにもかかわらず，医療側がその治療を「無益」あるいは「不適切」だと思えば，その提供を拒否することが可能とされているのである．

もちろん，このような条項が恣意的に利用されることを防ぐために，例えば1999年テキサス州事前指示法は，次のような規定を有している．すなわち，①患者もしくは代行者の治療要請を拒否する医師の決定は，病院が指定した医療・倫理委員会による審査を受けなければならず，その委員会に主治医は関与しない，②審査の過程には，家族が参加しなければならない，③倫理委員会は，その所見を詳細に書いた報告書を家族に提供しなければならず，またその報告書は医療記録に含ませなければならない，④倫理委員会が問題解決できなかった場合には，家族が要請する治療を提供できる他の医師もしくは施設に患者を移送する合理的な努力を，家族とともにしなければならない，⑤もし10日経過しても他の医師もしくは施設が見つからないのであれば，病院および医師は，無益だと決定した治療を片面的に（unilaterally）差し控え，もしくは撤去してもよい，⑥患者および代行者は，裁判所の命令のための期間延長を求めることができるが，これは当該治療を提供する医療機関を見つけることができる合理的な可能性があると裁判官が判断した場合にのみ認められるべきである，⑦家族が期間の延長を求めない場合，あるいは裁判所がこれを認可しなった場合，無益な治療は片面的に撤去されうるが，これについて医療チームは民事上および刑事訴追から免責される．

このような立法に対しては，「無益」という用語の曖昧さはもとより，特にその手続面に対して，医療側の決定に対する最小限の手続的なセーフガードさえも設けられていない，と指摘されている．すなわち，病院の倫理委員会という「内部者」によって構成された組織は，医師の決定を公正に判断するために必要な自主性を持っていないとの批判が加えられている[*41]．さらにテキサス州においては，2003年の法改正によって，この事前指示法の主要部分たる§166.046が未成年者にまで適用されることになったことから，より注意深い運用が必要となるであろう[*42]．

5.3 生来の意思決定無能力者

これまでの議論は，意思決定能力を失った者の意思をどのように判断するか，あるいは意思決定能力を失った場合に備えて，どのように意思表示をしておくか，という問題に焦点が当てられていた．それでは一度も意思決定能力を有したことがない生来の意思決定無能力者の意思は，どのように取り扱われてきたのだろうか．

判例の中には，この問題もまた代行判断という枠組みで解決したものがある．サイケヴィッチ（Saikewicz）判決においては，50年以上も施設に収容されていた生来の意思決定無能力者であり，精神年齢が2歳8か月ほどであったジョセフ・サイケヴィッチに対する医療行為について，「もし意思決定能力があれば，彼がなしたであろう決定」を代行して判断することが認められたうえで，施設の長の申立てに基づいて患者にいかなる治療も施さないように命じた検認裁判所の判断の正当性が確認された[*43]．これに対して，正反対のアプローチを採用している判例もまた存在している．ストラー（Storar）判決は，当時52歳であり5歳の時から施設に収容されていた生来の意思決定無能力者であり，精神年齢が18か月程度であったジョン・ストラーに対する，生命維持に必要であるが患者に対する苦痛を伴う輸血について，その撤去を求める彼の母親と継続を求める施設の長が争った事案である．これについて，ニューヨーク州控訴審裁判所は，患者が一度も能力者であったことはないことを理由として，彼にもし意思決定能力があれば，生命を延長する治療を続けることを望んでいたか否かを決定しようと試みることは非現実的である，と述べたうえで，生命維持に必要な処置を拒否する両親の決定が，善き意図から出たものであっても，宗教への信仰のように憲法上の根拠に基づくものであっても，生命を保持する義務を負う州のパレンス・パトリエが，その決定に優越するべきである，と結論付けた[*44]．

　延命拒否権の根拠を，患者の自律，インフォームド・コンセント，あるいはプライバシー権いずれに置くとしても，その中核に存在するのは自己決定権であるから，一度も意思決定能力を有したことのない者の「意思」を代行判断することは論理矛盾であり，少なくとも生命維持措置を拒否するという文脈においては，認められるべきではない．生命維持治療の撤去および差控えにとどまらず，中絶および断種など生殖に関わる事柄から臓器移植まで，自己決定を中心とする重大な医療処置と生来の意思無能力者との関わりは，非常に複雑かつ困難な問題を提起しているが，特に生命維持治療の撤去および差控えの領域においては，生来の意思決定無能力者の「意思の代行」を認めることが生命の切捨てに容易に繋がりうることに鑑みれば，生来の意思決定無能力者の意思を擬制するのではなく，むしろ彼らの道徳的地位ならびに法的地位を確認したうえで，彼らにとっての医療上の最善の利益を具体的かつ慎重に検討する立場が採られるべきであろう[*45]．

おわりに

　2005年までおよそ15年をかけて争われたシャイボ（Schiavo）事件は，1人の女性に対する延命治療を，夫は拒否しているが彼女の両親はその継続を求めている，という事案であった[*46]．この事案が最終的には大統領による介入まで招くこととなり，日本を含む世界中の耳目を集めることとなった．この事件をめぐっては，プロライフとプロチョイスとの間で論争が合衆国全土を二分した，という政治的な対立が強調されがちであるが，このような論争の背景にもまた，本章で示された「代行判断」や「無益な治療」などの問題点をめぐる見解の対立が存在している．

　尊厳死の問題は，我が国においても生命倫理学，医学，および法学など1つの学問の枠組みには収まらない学際的な一大論点となっているが，アメリカにおいて特に議論されてきた問題点を抽出しこれに検討を加えたことは，日本とアメリカの文化的基盤の差異を差し引いたとしても，我が国における尊厳死の議論にとって有益であると思われる．もちろん，すでに見てきたように多数の立法や判例を有するアメリカにおいても，多くの難問に対する解が提示されているわけではなく，むしろ問題がなお山積しているのが現状であるが，そこに至るプロセスで提示された理論には参考にすべきものが多く，今後のアメリカにおける尊厳死をめぐる議論の展開が注目される．

［海上保安大学校講師］

【注】

* [*1] Hillyard, D., 2001, *Dying Right: the Death with Dignity Movement*, Routledge, p.26.
* [*2] Kamisar, Y., 1958, *Some Non-Religious Views against Proposed "Mercy-Killing" Legislation*, 42 Minn. L. Rev. 969, p.1014.
* [*3] Fletcher, J., 1954, *Morals and Medicine*, Princeton University Press, p.26.
* [*4] Weir, R., 1989, *Abating Treatment with Critically Ill Patient*, Oxford University Press, pp.23-24.
* [*5] Kübler-Ross, E., 1969, *On Death and Dying*, Touchstone; Ramsey, P., 1970: *The Patient as Person*, Yale University Press.
* [*6] Kutner, L., 1969, *The Living Will: A Proposal*, 44 Ind. L. J. 539.
* [*7] Glick, H., 1992, *The Right to Die*, Columbia University Press, p.66.
* [*8] In re Quinlan, 70 N.J. 10, 23, 355 A.2d 647（1976）．本判決に検討を加えた代表的な邦語文献として，甲斐克則，2004『尊厳死と刑法』成文堂，9頁以下参照．
* [*9] Meisel, A., 1992, *The Legal Consensus about Forgoing Life-Sustaining Treatment*, 2 Kennedy Institute of Ethics Journal 309, p.315.

*10 Mohr v. Williams, 95 Minn. 261, 104 N.W. 12 (1905).
*11 In re Quinlan, *supra* note 8 at 51, 669.
*12 Satz v. Perlmutter, 362 So. 2d 160 (Fla. Dist. Ct. App. 1978); John F. Kennedy Memorial Hosp. v. Bludworth, 452 So.2d 921 (FIa. 1984); McConnell v. Beverly Enterprises-Connecticut, Inc., 209 Conn. 692, 553 A.2d 596 (1989).
*13 In re Barry, 445 So. 2d 365 (FIa. Dist. Ct. App. 1984), In re Grant, 747 P.2d 445 (Wash. 1987).
*14 In re Farrell, 108 N.J. 335, 529 A.2d 404 (1987).
*15 Cruzan v. Director, 497 U.S. 261, 279, 110 S. Ct. 2841, 2852 (1990). 本判決に検討を加えた代表的な邦語文献として，甲斐・前掲＊8，261頁以下参照．
*16 In re Quinlan, *supra* note 8 at 41, 664.
*17 In re Conroy, 98 N.J. 321, 486 A.2d 1209 (1985). 本判決に検討を加えた代表的な邦語文献として，甲斐・前掲＊8，192頁以下参照．
*18 In re Spring, 380 Mass. 629, 405 N.E.2d 115 (1980). 本判決に検討を加えた邦語文献として，宮野彬，1982「蘇生処置の適否とスプリング事件—米マサチューセッツ州最高裁判決について」判例タイムズ456号，2頁以下．
*19 In re Hier, 18 Mass. App. Ct. 200, 464 N.E.2d 959 (1984).
*20 In re Colyer, 99 Wn.2d 114, 660 P.2d 738 (1983).
*21 In re Torres, 357 N.W.2d 332 (Minn. 1984).
*22 In re Eichner v. Dillon, 52 N.Y.2d 363, 420 N.E.2d 64 (1981). 本判決に検討を加えた代表的な邦語文献として，甲斐・前掲＊8，16頁以下参照．
*23 Rasmussen v. Fleming, 154 Ariz. 207, 741 P.2d 674 (1987).
*24 Cruzan v. Director, supra note 15 at 284, 2854.
*25 Mack v. Mack, 329 Md. 188, 618 A.2d 744 (1993); In re Tavel, 661 A.2d 1061 (Del. 1995); In re Martin, 450 Mich. 204, 538 N.W.2d 399 (1995); In re Edna M.F., 210 Wis. 2d 557, 563 N.W.2d 485 (1997).
*26 Schwartz, R., 2009, *Childress Lecture: End-of-Life Care: Doctors' Complaints and Legal Restraints*, 53 St. Louis L.J. 1155, pp.1161-62.
*27 Cruzan v. Director, supra note 15 at 289, 2857.
*28 Olick, R., 2001, *Taking Advance Directives Seriously*, Georgetown University Press, p.22.
*29 Schwartz, R., 2009, *supra* note 26, p.1166.
*30 同様の書面は，ニューヨーク州では Medical Orders for Life Sustaining Treatment (MOLST) と呼ばれ，ウェストヴァージニア州では Physician Orders for Scope of Treatment (POST) と呼ばれている．
*31 Sonderling, K., 2009, POLST: *A Cure for the Common Advance Directive—It's Just What the Doctor Ordered*, 33 Nova L. Rev.451, p.452.
*32 May, W. et al., 1987, *Feeding and Hydrating the Permanently Unconscious and Other Vulnerable Persons*, 3 Issues L. & Med. 203, p.204.
*33 Callahan, D., 1983, *On Feeding the Dying*, 13:5 Hastings Cent. Rep.22.
*34 Brophy v. New England Sinai Hosp., Inc., 398 Mass. 417, 444, 497 N.E.2d 626, 641 (1986). 本判決に検討を加えた邦語文献として，甲斐・前掲＊8，186頁以下参照．
*35 Cranford, R., 1991, *Neurological Syndromes and Prolonged Survival: When Can Arti-*

ficial Nutrition and Hydration Be Forgone?, 19 Law, Med. & Health Care 13, pp.18-19.
* 36　President's Commission for the Study on Ethical Problems in Medicine and Biomedical and Behavioral Research 1983: *Deciding to Forego Life-Sustaining Treatment*, pp.89-90.
* 37　The Hastings Center Task Force on Death and Dying 1987: *Guidelines on the Termination of Life-Sustaining Treatment and the Care of the Dying*, pp.60-62.
* 38　In re Jobes, 108 N.J. 394, 529 A.2d 434（1987）, In re Guardianship of L.W., 167 Wis. 2d 53, 482 N.W.2d 60（1992）.
* 39　See Cantor N., 1993, *Advance Directives and the Pursuit of Death with Dignity*, Indiana University Press, p.19.
* 40　Mayo, T., 2005, *Living and Dying in a Post- Schiavo World*, 38 J. Health L. 587, p.608 n.68.
* 41　Truog, R., 2007, *Tackling Medical Futility in Texas*, 357 New Eng. J. Med.1, p.2.
* 42　See Mayo, T., 2009, *The Baby Doe Rules and Texas'S Futility Law in the NICU*, 25 Ga. St. U.L. Rev. 1003,p.1006.
* 43　Superintendent of Belchertown State School v. Saikewicz, 373 Mass. 728, 370 N.E.2d 417（1977）．本判決に検討を加えた代表的な邦語文献として，甲斐・前掲＊8，46頁以下参照．
* 44　In re Storar, 52 N.Y.2d 363, 420 N.E.2d 64（1981）．本判決に検討を加えた代表的な邦語文献として，唄孝一，1990「In the Matter of John Storar; Soper v. Storar; Eichner v. Dillon, 420 N.E.2d 64（N.Y. 1981）―治療打切りの要請に対しニュー・ヨーク州が事案も法理も結論も異なる2つの判決を組み合わせて発表した事例」アメリカ法〔1989-2〕，440頁以下参照．
* 45　See Cantor, N., 2005, *Making Medical Decisions for the Profoundly Mentally Disabled*, MIT Press.
* 46　谷直之，2006「シャイボ事件―アメリカ合衆国における尊厳死をめぐる新展開」同志社法学57巻6号，355頁以下参照．

第11章

欧州（イギリス・ドイツ・フランス）における安楽死・尊厳死

甲斐克則
本田まり

はじめに

　安楽死・尊厳死をめぐる議論は，欧州でも熱心に議論されてきた．特にイギリス，ドイツ，フランスおよびオランダでは，裁判や立法を通じて真摯な議論が続けられてきた．このうち，オランダは，特に安楽死において独自の展開を見せていることから，第12章で別途扱われる．本章では，イギリス，ドイツ，およびフランスにおける安楽死・尊厳死について，法制度，ガイドライン，および裁判例を中心に述べることにする．

1　イギリス

　イギリス（ここでは，イングランドおよびウェールズのほか，スコットランドも加えることにする）においては，安楽死の問題は，古くから議論され，現在に至るまで，いくつかの裁判例もある．イギリスでも，日本やドイツと同様，一般的に「安楽死（euthanasia）」という場合，「任意的安楽死（voluntary euthanasia）」を前提とすることが多いが，議論においては，「非任意的安楽死（involuntary euthanasia）」を射程に入れる場合もある．また最近では，自殺幇助の問題が真摯に議論されている．これに対して，人工延命措置の差控え・中止の問題を中心とする尊厳死の問題は，20世紀末になって具体的に裁判で争われるようになった．そこで，以下，これらを分けて述べることにする．

1.1　イギリスにおける安楽死

　イギリスにおいては，1950年代にアダムス医師事件（R. v Adams The Times, 9 April 1957）*¹ が起きて，議論を醸成した．アダムス医師事件とは，1950年11月13日，アダムス医師（Dr. Tohn Bodkin Adams）が，脳動脈硬化症に罹患した81歳の高齢の女性M（3年来の彼の患者）に，死の結果を認識したうえで大量のヘロインおよびモルヒネを投与して死亡させた事案である．しかも，彼女は，当日苦痛などもなく，最後の数日間は昏睡状態にあったという．アダムス医師は，1956年12月19日，謀殺罪で起訴されたが，審理の結果，1957年4月9日，無罪とされた．その際，デヴリン（Devlin）判事は，陪審員に対する説示の中で，次のように述べた．

　　「たとえ医療の第1の目的——健康の回復——がもはや達成されなくても，医師にはまだなすべき多くのことがあり，また医師は，たとえ彼が用いる手段が付随的に数時間あるいはおそらくそれ以上生命を短縮するとしても，苦痛を緩和・除去するのに適切かつ必要なすべてのことをなす権限が与えられている．薬剤を投与すべきか否かを決定する医師は，数時間だとか数か月の生存期間のことを考えていたのでは仕事をすることができない．本件の抗弁は，アダムス医師によって施された処置が快適さを増進するよう考えられたものであり，もしそれが正当で適切な処置であれば，それが生命を短縮したという事実は，彼を謀殺で有罪たらしめるものではない」．

　デヴリン判事の見解は，患者の自己決定権の重視というよりも，医師の権限重視の傾向が強い．それは，イギリス国民健康サービス（NHS）という医療制度と関係がありそうである．また，デヴリン判事は，結局，医師の行為は死因ではない，といういわゆる「死因転換論」を採用している．この論理は，医師の行為が法律上の死因になるという結論を回避するためにときおり用いられることがあるが，安易にこれを用いることには，警戒感もある．いずれにせよ，イギリスでは，本件を契機に，安楽死の問題が激しく議論された*²．1969年に10か条から成る安楽死法案が提出されたが，成立せず，単発事件に対して個別的対応をしている．

　その後，1991年8月16日には，コックス医師事件が起きた．本件は，王立ハンプシャー病院に勤務するリウマチ専門医のナイジェル・コックス医師（Dr.

Nigel Leigh Cox) が，13年間ほど担当してきた末期症状のリウマチ患者（Lillian Boyes という70歳の女性）に塩化カリウムを注射して死亡させたという事案である．すでに遺体が埋葬された後だったこともあって，同医師は謀殺未遂罪で起訴された．1992年9月19日，ウィンチェスターのクラウンコートは，陪審員による審理の結果，同医師を謀殺未遂罪で1年間の拘禁刑（執行猶予12か月）に処した（R.v Cox, 12 B.L.M.R.38：陪審評決は11対1）[*3]．患者は，1973年から1991年までに21回も入院していたし，今回も凄まじい激痛に苛まされていた．また，死の数日前には，何人かの人に死ぬ意思を表明していたし，医療スタッフにも生命の終結をしてくれるよう何度も表明していた．

オグナル（Ognal）判事は，陪審員に対する説示の中で，医師と患者の信頼関係があったことを強調しつつも，「もし彼が，彼女を殺害することを主たる目的で塩化カリウムを注射したのであれば，彼女の死を早めたことにつき，起訴された犯罪で有罪とされる」と述べた．本件は，死期が切迫した患者の要求に基づいて塩化カリウムを注射して死なせたので，積極的安楽死の範疇であるといえる．この種の積極的安楽死は，イギリスでは，一般に刑事責任を問われうる．

1.2 イギリスにおける医師による自殺幇助

イギリスでは，自殺法により，自殺自体は犯罪でないものの，自殺幇助は犯罪である．しかし，上述のように，積極的安楽死が違法で法的に認められないことから，自殺幇助の合法性に打開策を見いだす動きがある．特に，進行性ニューロン病に罹患した女性が夫に自殺幇助を依頼するに当たり，法務総裁に起訴をしないよう請願書を出し，ヨーロッパ人権裁判所まで争った（最終的には棄却された）2002年7月29日のダイアン・プリティー事件判決（Case of Pretty v The United Kingdom.29 July 2002 Reports of Judgements and Decisions 2002 Ⅲ）は，世界の注目を浴びたが，最終的に，「死ぬ権利」ないし「自殺の権利」はヨーロッパ人権条約には含まれないという判決が下された[*4]．しかし，それ以後も，いくつかの事件が起きた．とりわけパーディー事件（R（Purdy）v Director of Public Procecutions [2009] UKHL 45, [2010] ac 345 at [56]）を契機に，議会の要請を受けて，公訴局長官（Director of Public Procecutions=DPP）が，自殺幇助の訴追について「検察官のための指針」（DPP, Policy for Prosecutors in respect of Cases of Assisted Suicide）を公表した[*5]．それは，訴追に有利な要素と不利な要素を計14個挙げて，訴追の際の基準にするものである．公訴局

長官は，本件ではじめて同指針を適用して，自己の両親のためにスイスのホテルを予約し，スイスまでその両親を送り出し，その後，自殺支援団体ディグニタス（Dignitas）の援助を受けてその両親に自殺を実行させるに至らせた被疑者の行為は，「犯罪の定義に十分に該当するけれども，きわめて軽微な幇助にすぎなかった」として不起訴の決定を下したのである．この指針は，イギリスでも論議を呼んでおり，今後の動向に注目する必要がある．

1.3 イギリスにおける尊厳死

イギリスにおける尊厳死の問題は，1970年代後半から1980年代にかけて議論され始めたが[*6]，本格的に議論されたのは，1993年2月4日のアンソニー（愛称トニー）・ブランド（Anthony Bland）事件貴族院判決（Airedale NHS Trust v Bland, [1993] 1 All ER 821)[*7] 以来である．本件では，1989年4月15日，サッカー場で惨事に巻き込まれ，肺が押しつぶされ，脳への酸素供給ができなくなり，遷延性植物状態（persistent vegitative state = PVS）が続いた患者（事件発生当時17歳）の人工栄養補給を中止してよいか，が争われ，貴族院は，延命治療中止を認めた．その論拠は，患者は延命処置に同意することを拒否する権利を認めつつ，意思決定能力のない患者の場合，患者の「最善の利益」テストを中心にして判断すべきだとするものである．そこから治療義務の限界も導かれるというわけである．本判決は，イギリスにおいて大きな影響を持った．

その後，貴族院は，問題点を検討すべく特別委員会を作り，1994年2月に『報告書』[*8] を作成し，一方で，法は作為による意図的殺人の許容まで緩和されるべきではない，と勧告しつつ，他方で，遷延性植物状態患者に対するチューブによる栄養補給の中止については正当とみなした．この見解に対しては，若干の疑問も提起されたが，概ね好意的に受け止められた．そして，1994年には，この『報告書』に基づいて，4か条から成る「治療中止法案（Withdrawal of Treatment Bill）」が提出されたが，すぐ撤回された．議論は続き，1999年に英国医師会が，『延命治療の差控え・中止——方針決定のためのガイドライン』[*9] を発表した．このガイドラインは，概ね好意的に受け止められていたが，その後，1998年に成立し2000年10月から施行された人権法（Human Rights Act）と整合性をとるために2001年に第2版が出され，さらに2005年に精神能力法（Mental Capacity Act）が成立し，2007年に施行されたことに伴い，2007年に

第3版*10 が出された．BMA ガイドラインは，きわめて詳細であるが，良好なコミュニケーションに基づいた決定を重視している．そして，「心理学的には治療を差し控えることのほうが，すでに開始された治療を中止することよりも容易であるけれども，その2つの行為の間に法的もしくは道徳的に重要な必然的相違はない」(para.15.1)，と述べている点が重要である．これは，筆者（甲斐）が2010年8月にイギリスに調査に行って確認したところ，イギリスにおいて一般的に承認された命題である．

2010年には英国一般医療審議会（General Medical Council：GMC）報告書『終末期に向けた治療とケア：意思決定における良き実践』*11 が公表されたが，筆者（甲斐）が2010年8月にオックスフォード大学に調査に赴いたときに確認したところによれば，これが，現在のイギリスにおいて最も権威ある見解であり，ガイドラインである．その基本的スタンスは，BMA ガイドラインと共通するものが多いが，GMC のガイドラインの基本理念は，人の生命の尊重，患者の健康保護，尊重と尊厳をもって患者を処遇すること，および患者のケアであり，主に12か月以内に死亡するであろう患者を対象としている．延命治療の差控え・中止の場合，一連の措置のベネフィット，負担，およびリスクの証拠は，必ずしもクリアーカットではなく，一定の条件の下では，死にゆくプロセスを引き延ばすにすぎない場合があるが，特に，いかなる場合に延命治療を中止してよいかを慎重に判断することが求められている．その際，医師と患者の共同意思決定に基づき，しかも「患者の最善の利益」が中心に置かれる．また，従来の「人工的（artificial）」栄養・水分補給という用語に代えて「臨床的に補助された（clinically assisted）」栄養・水分補給という用語を用いている点にも留意する必要がある．さらに，(1)意思決定能力のある患者と(2)意思決定能力のない患者に分けて対応をしている．特に後者の場合，患者の「最善の利益」のほか，家族の同意も考慮している．また，「あなたは，患者の近親者およびヘルスケアチームに対して，その治療がチェックされ審査されることを明確に説明しなければならず，そして，その治療がベネフィットとの関係で患者にとって効果のない過大な負担を提供するものであれば，後の段階で中止することができる」(para.33)，とも述べている．GMC ガイドラインも，延命治療の差控えと中止に法的・倫理的差異を認めていないのである．

[甲斐克則　早稲田大学大学院法務研究科教授]

2 ドイツ

2.1 ドイツにおける安楽死

　ドイツにおける安楽死問題は，古くから刑法学上議論されていた．しかし，1920年に刑法学者のカール・ビンディングと精神医学者のアルフレッド・ホッヘが『生存の価値なき生命の毀滅の許容性』というショッキングな書を公刊し，その後ヒトラーが政権をとってからはそれを「T4計画」という秘密指令を通じて実践し，「安楽死（Eutahasie）」という名目でナチスによるユダヤ人等の大量虐殺が行われた[*12]．安楽死といえば「非任意的安楽死」の濫用を想起させるというその歴史的反省から，第二次世界大戦後，ドイツでは安楽死論議は停滞した．しかし，1970年代に入り，アメリカの議論の影響もあり，患者の自己決定権に基づいた安楽死論議が高まった[*13]．

　そして，1980年代になると，1984年のヴィティヒ事件連邦通常裁判所判決（BGHSt 32, 367=NJW 1984, 2639）を契機に，議論が沸騰した[*14]．この事件は，高齢の未亡人患者（76歳）が夫の死後，生き甲斐をなくし，病気を苦にしつつ自殺を試みて意識喪失状態に陥っているのをホームドクターのヴィティヒ医師が発見しながら，手に握られたメモ等に書かれた患者の治療拒絶意思（死ぬ意思）を察してそのまま死にゆくにまかせた事案である．1987年7月4日，連邦通常裁判所は，医師を無罪としたが，患者の治療拒絶意思を正面から考慮せずに違法性を阻却せず，医師の良心の葛藤という特殊事情に重きを置いて責任を阻却した．

　学者たちは，この判決に異議を唱えて，1985年に「臨死介助法対案」（Alternativentwurf eines Gesetzes über Sterbehilfe）を公表し，間接的臨死介助（日本でいう間接的安楽死）の適法化，自殺不阻止の適法化，積極的臨死介助（日本でいう積極的安楽死）について一定の条件下での刑の免除，消極的臨死介助（生命維持措置の差控えもしくは中止）の適法化を呈示した[*15]．しかし，反対意見も強く，この案は否決された．

　しかし，1987年7月31日のハッケタール事件ミュンヘン上級地方裁判所決定（OLG München, Beschl. v. 31.7.1987-1 Ws 23/87. NJW 1987, 2940）は，むしろ自己決定権を前面に出した判断を示した．事案は，顔面にがんができて顔が著しく醜変したのを苦にしていた女性（68歳）がハッケタール医師に自殺幇助を依頼し，同医師が青酸カリを調合してこの女性に与え，女性がこれを飲んで死亡したというものである．ドイツ刑法は，自殺関与罪の処罰規定がないため，検

察官は，同医師を嘱託殺人罪（刑法216条）で起訴したが，ミュンヘン上級地方裁判所は，1987年7月31日，自由答責的に行為する自殺者の死を阻止すべき刑法上の義務はなかったし，このような患者の決定が医師の目から見て理性的であるか否かは，有効か無効かの決定基準にならないと述べ，患者の自己決定権を尊重して無罪の決定を下した[*16]．

以上のように，患者が自殺する場合，医師が患者の自由答責的な自殺意思を尊重して幇助しても，ドイツでは不可罰であるというのが現状である．

2.2 ドイツにおける尊厳死

ドイツにおける尊厳死の議論の動向は，複雑である．アメリカの議論の影響を受けて，1970年代半ばから議論は続いていたが，1980年代に入り，特に上述の1984年のヴィティヒ事件連邦通常裁判所判決を契機に，議論が沸騰した[*17]．1990年には，世話法（Betreuungsgesetz）が成立し，民法改正に伴い，身上監護についても成年後見制度が開始された．

議論がより具体的になったのは，1994年9月13日のケンプテン事件連邦通常裁判所判決（BGHSt.40, 257ff.）であった．末期とはいえない意思決定能力のないアルツハイマー病の患者（70歳）から人工栄養補給を打ち切った行為について，連邦通常裁判所は，厳格な要件の下での推定的同意を根拠にして延命治療中止の正当化の余地を認めたのである[*18]．その後，いくつかの下級審判例が登場したが，2003年3月17日，重要な判例，リューベック事件連邦通常裁判所決定が登場した（BGHZ 154, 205ff.=NJW 2003, 1588ff.）．本件は，失外套症候群に罹患した患者の世話人に指定された息子が患者の事前指示に基づいて「ゾンデ送管による栄養補給」中止を求めた民事事件である．区裁判所およびラント裁判所は請求を却下したが，連邦通常裁判所は破棄差戻しの決定を下した．その論拠は，(i)患者に同意能力がなく不可逆的な経過を辿りはじめた場合は，「患者の事前指示」の意思表示に基づいて延命措置を中止すべきである，(ii)世話人は，医師や看護スタッフに対して自己の法的責任および民法1901条の基準に従って患者の意思を表現し，認めさせなければならない，というものであった[*19]．

これらの一連の判例に触発されて，ドイツ連邦医師会を中心に医学界にも変化が出てくる．ドイツ連邦医師会は，古く1979年に「臨死介助の指針」（Bundesärztekammer, Richtlinien für die Sterbehilfe）を出していた．それによれば，臨死介助は，不可逆的な過程の途上にあり，近いうちに死に至る不治の

疾病に罹患している患者の場合にのみ許容されるのであり，事前の書面を手掛かりに患者の推定的意思を顧慮しようとするものであった．そして，その後の状況および議論の変遷に対応すべく，1993年には，「医師による死の看取りのためのドイツ連邦医師会の指針」(Richtlinien der Bundesärztekammer für die ärztliche Sterbebegleitung) が出された．それによれば，「死にゆく人」とは，ひとつまたはいくつかの生命機能が不可逆的に不全し，死の到来が近いうちに予測されている患者であるという前提の下，延命処置の中止は，死の到来の引延ばしが死にゆく人の苦痛の過酷な引延ばしであり，原疾患の不可逆的な過程に影響を与えることがもはや不可能である場合に許容される，というものであった．「死の看取り」という言葉がこのころから使われ始めている点に留意する必要がある．

そして，前述のケンプテン事件判決の影響を受けて，1998年には，「医師による死の看取りのためのドイツ連邦医師会の諸原則」(Grundsätze der Bundesärztekammer zur ärztlichen Sterbebegleitung) が出された．それによれば，臨死介助は，不治の疾病に罹患しているが死への過程がまだ始まっていない患者でも，生命維持処置が苦痛を引き延ばすにすぎない場合には許容される．具体的には，①臨死介助は，患者の意思に合致しなければならない，②患者指示 (Patientenverfügung) は，医師の活動の「本質的な援助」であり，治療を必要とする具体的な状況に言及し，患者により撤回された示唆がないかぎり，拘束力を有する，という内容のものであった．これは，かなり支持を得ていたようである．しかし，前述のリューベック事件決定の影響を受けて，これに修正を加え，2004年に，「医師による死の看取りのためのドイツ連邦医師会の諸原則」の改定版を出した．それにより，①患者指示を定義し（「意思表示無能力となった場合に将来の治療についての承諾能力ある患者の文書または口頭の意思表示」），患者指示で述べられた意思が医師を拘束する，②栄養および液体の補給は必ずしも基本看護に含まれない，という具合に変更された．

この動向に触発されて，公的ルール策定の動きも始まった．2002年のドイツ連邦議会審議会答申「最終報告書」『現代医療の倫理と法』(Ethik und Recht der Modernen Medizin) は，「死の看取りと臨死介助」について問題提起をしていたが，2004年9月13日，『患者指示に関する中間報告』(Zwischenbericht der Enquete-Kommission Ethik und Recht der modernen Medizin, Patientenverfügungen) を出した[*20]．そこでは，入念な検討と事前指示に関するいくつかの提言（少数意見付）が行われている．とりわけ患者の事前指示の射程範囲

を，基本疾病が不可逆的であり，医学的な治療にもかかわらず死に至る事案に限定し，基本看護を患者指示によって除外することはできない，と提言している．しかも，有効条件として，書面主義を堅持すべきだとしている．

他方，2004年6月10日，司法大臣ツィプリウス (Zyprius) が設置した「末期における患者の自主性」を検討する作業部会が「報告書」(Patientenautonomie am Lebensende – Ethische, rechtliche und medizinische Aspekte zur Bewertung von Patientenverfügungen. Bericht der Arbeitgruppe "Patientenautonomie am Lebensende")[21] を出している．そこでは，終末期医療における自己決定権の尊重が説かれ，とりわけ推定的意思の尊重にウェイトが置かれている．これを受けて，2004年11月1日に司法省第三次世話法改正法参事官草案が作成されたが，棚上げになった．

さらに重要なのが，2005年6月2日に首相直属の国家倫理評議会 (Nationaler Ethikrat) が出した「患者指示——自己決定のひとつの道具立て」(Patientenverfügung – Ein Instrument der Selbstbestimmung) である[22]．問題点の入念な検討後，立法提言も含む14の勧告を出している[23]．こうした法曹界，医学界および政界の動きに触発されて，2006年には，ドイツ刑法学会でも，刑法改正を含む新たな「死の看取り法対案 (Alternativ-Entwurf Sterbebegleitung)」が24名の学者から提言された (GA 2005, S.553ff.)[24]．しかし，前述の1986年の「臨死介助法対案」に次ぐ立法化の提言ではあるが，これも否決された．

ところが，2009年6月18日，「世話法の第3次改正法（患者の指示法）」が可決され，2009年7月31日に公布，同年9月1日より施行された[25]．この改正法により，民法1901a条および1901b条が新設され，1904条も改正された．かくして，自己が同意能力を喪失した場合に備え，特定の医療行為を受け入れるか否かについて患者の事前指示に基づき世話人がこの指示を実現しなければならないことになった（1901a条1項）．また，患者の指示が存在しないか，または患者の指示が実情に合わない場合には，世話人が被世話人の治療の希望もしくは推定的意思を確定し，医療措置への同意または拒絶を決定しなければならないことになったが，その際，被世話人の過去における口頭または書面による発言，倫理的または宗教的信念およびその他の個人的価値観も考慮されることになった点も重要である（同2項）．

この「患者の指示法」を正面から受け止めたのが，2010年6月25日の弁護士プッツ事件連邦通常裁判所刑事判決であった（BGH Urt. 25.Uni.2010, NJW

2010, 2963ff.=NStZ 2010, 630ff.)*26. 事案の概要は，以下のとおりである．2002年10月以来，脳出血により深昏睡状態にある患者（1936年生まれ）は，話すこともできず，老人ホームで介護を受け，PEGゾンデを通して人工栄養補給を受けていた．2006年に骨折して左腕を切断され，体重も40kgまで衰え，改善の見込みは期待できなかった．2002年9月末に確認したところ，人工栄養補給・呼吸といった延命措置をとってほしくない旨を娘に述べていた（文書による記録なし）．2007年8月，娘と息子は母親の世話人に指名され，彼らは，ゾンデが取り外されて母親が尊厳をもって死ぬことができるよう希望していたとして，主治医にその旨を伝えた．主治医はそれを支持したが，療養所および療養所職員はこれに反対したため，話合いがもたれ，職員は狭義の看護行為のみを行い，子どもらは栄養補給を中止し，必要な緩和ケアを行い，死にゆく母親を援助すべきである，ということで合意した．2007年12月20日には，娘が，ゾンデを通した栄養補給を中止し，溶液補給も軽減し始めた．ところが，翌日，全体計画の業務管理者が人工栄養補給再開を指示したため，娘ら世話人は，終末期医療専門のプッツ（Wolfgang Putz）弁護士に相談したところ，同弁護士は，チューブを直接2つに折るよう助言した．この助言に従い，娘ら世話人は，チューブを直接2つに折ったが，数分後に看護師に発見され，警察も介入し，検察官の指示で母親は病院に連れていかれ，そこで新たなPEGゾンデが取り付けられ，人工栄養補給が再開されたが，2008年1月5日に母親は疾患のため自然死した．

弁護士と世話人たる娘が故殺罪で起訴され，第1審は，娘を無罪にしたが，弁護士を有罪にした．弁護士が上告して争ったところ，2010年6月25日，連邦通常裁判所は，患者指示法（民法1901a条以下の諸規定）を刑法の解釈でも尊重すべきであるという立場を鮮明にして，次のように述べて弁護士に無罪を言い渡した．すなわち，治療中止は，個々の行為が作為か不作為かということで適否が判断されるべきではなく，積極的行為と消極的行為を包摂した，しかも客観的な行為の要素と並んで行為の主観的な目的設定をも包摂する「治療中止」というひとつの規範的評価的上位概念に統合すること，そしてすでに開始された治療措置を患者の意思により全体として中止すること，もしくはその範囲を本院または世話人の意思に応じてその都度指示された看護および介護の要件の尺度に従って減じることが有意義であり，かつ必要でもある，と．また，治療中止の上述の諸原則は，患者の主治医ならびに世話人および代理人の行為に限定されるのではなく，意見を求められた支援者（弁護士）にも適用される，とも述べている．

本判決は，従来，人工延命治療の中止について，個々の行為が作為か不作為か（前者ならば可罰的，後者ならば不可罰）という硬直した議論の壁を打破し，それに固執せず，客観的な行為の要素と並んで行為の主観的な目的設定をも包摂する「治療中止」というひとつの規範的評価の上位概念に統合することにより，関係者（特に担当弁護士）を無罪にした点に意義がある．しかも，患者の事前の意思表示と世話人の役割を重視しつつ，2009年の第3次改正事前指示法を受けた民法1901a条以下の諸規定の効力を多分に考慮している点も重要である．ここには，民法の規定を重視した刑法の解釈という姿勢が看取される．しかし，本件での患者の事前指示の時期が適切か否かは，慎重に検討すべきである．いずれにせよ，成年後見制度を活用したドイツの方向性は，2010年11月10日の連邦通常裁判所決定（BGH, Beschluss vom 10.11.2010, FamRZ 2011, S.108ff.）にも表れており，今後さらに定着していくであろう．そして，これは，膠着した日本の終末期医療をめぐる当面の問題の解決にも大きな示唆を与えるものと思われる．

[甲斐克則　早稲田大学大学院法務研究科教授]

3　フランス

　フランスにおいては，2002年に「病者の権利および保健制度の質に関する法律」[*27]（以下，2002年法）で病者の自己決定が尊重された．その後2005年に，"尊厳死"法として扱われる「病者の権利および終末期に関する法律」[*28]（以下，2005年法）で特に末期状態について規定が設けられた．2005年法については2008年に，評価団による「病者の権利および終末期に関する調査報告書」[*29]（以下，2008年報告書）が公表された．この節では，まず2005年法を概観し（3.1），次いで2008年報告書を検討する（3.2）．さらに生命倫理法改正に関する国務院（Conseil d'État）の報告（3.3）および2010年の法整備（3.4）を確認する．2005年法および2008年報告書については，背景となる事件を併せて紹介する．

3.1　2005年法——アンベール事件

　15ヵ条からなる2005年法は，「不合理な固執（obstination déraisonnable）」（無駄な延命治療）を避けることを主たる目的とする．それまでは「治療上の執拗さ（acharnement thérapeutique）」という語が用いられていたが，不明確であるとして変更された．

2005年法は，刑法典には触れずに公衆衛生法典を一部改正する．予防，診察またはケア（soins）の「行為は，不合理な固執によって続行されてはならない．これらの行為が無益，不均衡，または生命の人工的な維持という効果のみをもたらすに過ぎない場合には，これらの行為を停止または差し控えることができる」（公衆衛生法典 L.1110-5 条 1 項および 2 項）という規定は，医師の職業倫理規範（code de déontologie médicale）37 条から影響を受けている[*30]．その後，37 条は 2005 年法に準じて改正され，全国医師会（Conseil National de l'Ordre des Médecins）の提案に基づき同様の規定が公衆衛生法典 R.4127-37 条に設けられている[*31]（2010 年に改正される——後述）．

　間接的安楽死[*32]に関しては，「重篤かつ治療不可能な疾患が進行した，または末期の段階にある者の苦痛を和らげることができるのは，生命を短縮させる副作用をもちうる治療法の適用のみであると医師が確認した場合には，医師はそのことを」病者または受託者（personne de confiance）[*33]等に知らせなくてはならず，「遂行される手続は診療録（カルテ）に記載される」（公衆衛生法典 L.1110-5 条 5 項）．「二重の効果をもつ」治療は苦痛緩和のための処置であり，その目的は死ではないと論じられる．立法に際しては，「死なせる（faire mourir）のではなく，死ぬにまかせる（laisser mourir）」と繰り返されていた．

　立法に拍車をかけたのが，アンベール事件である．当時 19 歳だったヴァンサン・アンベール（Vincent HUMBERT）は，2000 年に交通事故に遭い，四肢麻痺，盲目および発声障害を伴うものの，意識は明確で苦痛を感じていた．彼がシラク大統領に宛てて送った死ぬ権利を要求する書簡は，2003 年に発刊されている[*34]．母親が致死量のバルビツール剤を注入し，その後，医師が呼吸器を外すことによってヴァンサンは死亡する．この事件にはフランス中が動揺し，翌月には「終末期の付添いに関する調査団」が設立された[*35]．国民議会議員かつ医師であるジャン・レオネッティ（Jean LEONETTI）が長を務めたこの調査団は，積極的安楽死[*36]を認める立法を既に行っていたオランダおよびベルギーを訪問している．レオネッティにより翌 2004 年に提出された法案が，国民議会および元老院において全会一致で採択され，2005 年法が成立した．

　この法律により，公衆衛生法典の法律の部第 1 部第 1 編第 1 章第 1 節が，2 つの款に分けられた．第 1 款では本人の意思表示に関する一般原則が，第 2 款では末期状態にある病者の意思表示に関する規定が設けられている．

3.1.1 病者の意思

2002年法により，公衆衛生法典に「すべての者は，保健専門家とともに，本人に提供された情報および勧奨を考慮に入れて，自らの健康に関する決定を行う」(L.1111-4条1項)という規定が設けられた．この背景には，エホバの証人輸血拒否事件という国務院の判例*37がある．

さらに2005年法により，治療の拒否または中止に関して，単なる「治療 (traitement)」という文言が「すべての治療」(L.1111-4条2項)に改正された．これは人工的な栄養補給も拒否できることを示す．次いで3つの手続的な措置が規定される．すなわち，「医師は医療チームの他のメンバーに相談することができる．あらゆる場合において病者は，合理的期間の後に決定を繰り返さなくてはならない．これは診療録に記載される」(同項)．

意識のない者に関しては，医師が合議による手続を遵守し(L.1111-13条)，受託者，家族またはそれらがいない場合には近親者の1人に相談し，かつ場合によっては本人の事前の指示書(directives anticipées)を参照することが必要となる．そうでなければ，生命を危険に晒す可能性のある治療の制限または停止は行うことができない(L.1111-4条5項)．

2002年法により「すべての成年者は，受託者を1人指名することができ，この者は親，近親者または主治医であり，本人が意思を表明することや，その目的のために必要な情報を受けることができなくなった場合に意見を求められる」(L.1111-6条)という規定が設けられた．書面によるこの指名は，いつでも撤回することができる．病者の希望に従い，その意思決定の過程に受託者は付き添い，診察に立ち会う．

3.1.2 末期状態にある病者の意思表示

死期が迫っている場合には，治療を制限または停止するという本人の選択の結果に関する情報を，医師は提供しなければならない(L.1111-10条)．時間の制約により，一般的に必要となる3つの手続のうち，診療録への記載以外は要求されない．

2005年法上，リビング・ウイル(testament de la vie)という語は用いられていない．意識がないからといって死期が切迫しているとは限らないが，「意思を表明できなくなる場合のために，事前の指示書を作成することができる」(L.1111-11条1項)という規定は，末期状態に関する款に置かれている．事前

の指示書は，意識不明の状態になる前の3年未満に作成されていることが要求される（L.1111-11条2項）．受託者の意見は，事前の指示書を除いた他のすべての非医療的な意見に優先する（L.1111-12条）．ただし，ここでも最終的な決定は医師が下す．

2005年法により，病者および周囲の者の意思ならびに診療録への記載に基づき，医師の行為は法的に正当化される．しかし，ヴァンサンとその母が願っていた積極的安楽死は認められていない．

3.2　2008年報告書――セビール事件

レオネッティは2008年11月28日付で，2005年法の評価団による調査報告書を国民議会へ提出した．この評価団には，2005年法の制定に関与した様々な政治的立場の代表者らが参加した．2008年報告書は，約300ページにわたる報告書部分と，約700ページにわたる聴聞部分の2巻から構成されている．

この報告書によると，2003～2004年の調査団では，終末期の問題が哲学的，人類学的，宗教的，社会的および法的な観点で捉えられていた．2008年の評価団では，病者，介護者，医師，近親者，患者団体の代表者，ボランティアおよび死ぬ権利の承認を求める活動家らの意見を聴き，緩和ケア等に携わる医療関係者らの経験を参考とする．多元性および実用性の重視により，医療活動に関する経済的および財政的な側面は，もはや覆い隠されていない．諸外国（ベルギー，オランダ，イギリスおよびスイス）における実践からも，議会で検討すべきことが得られるという[38]．

2005年法については，緩和ケアの不十分さ，患者の費用負担に関する批判，不適切な医療実務，法の適用に関する医療関係者の沈黙，「不合理な固執」の禁止と「診療報酬制（tarification hospitalière à l'activité）[39]」（以下，T2A）との間の財政的な矛盾等により，人々は現状に満足していないことが裏付けられる[40]．

2005年法が問題になったのは，シャンタル・セビール（Chantal SÉBIRE）という女性（当時52歳）が「尊厳のうちに人生を終わらせる」ことを請求した事件においてである．彼女は，顔および鼻腔の稀な腫瘍（不治かつ苦痛を伴うもの）に罹患しており，不可逆的な悪化に耐え続けなければならないことを拒否していた．欧州人権条約，民法典および公衆衛生法典に基づき[41]，セビールは，医師により処方されるチオペンタール[42]を服用することによって死の瞬間を選ぶことができるよう許可を求める．彼女は，公衆衛生法典L.1110-5条5項が適

用されることを拒んでいた.

　ディジョン大審裁判所は，2008年3月17日に次のような判決を下した. セビールの行動は人間的に理解できるものであるし，その身体的な悪化は共感に値するが，フランスの法状況では請求は棄却される. 欧州人権条約2条から死ぬ権利を導き出すことはできないし，請求は医師の職業倫理規範および刑法223-13条（自殺幇助に関する共犯）に反するという. 同月19日夜，セビールは自宅にて遺体で発見され，これにより終末期に関する討論が再燃する[*43].

　議論を明確にするために，調査団は，次の3点について報告書で言及する. すなわち，「2005年法が十分に適用されていないこと」「死ぬ権利の否定」ならびに「終末期の病者の利益および権利に対する考慮」が中心となる[*44].

　提言[*45]としては，まず，終末期の医療実務に関する監視所（Observatoire）を規則によって創設することが述べられている. この機関は，病者の権利および終末期ならびに緩和ケアに関する立法を伝え，終末期の医療現場の実態を研究するという2つの責務を負う（提言1号）.

　次いで，2002年法と2005年法との継続性において病者の権利を強化するために，合議による手続を求める権利を拡大させ，事前の指示書および受託者に対する医師らによる拒否を正当化することが述べられている（提言6号および7号）. 付添い休暇の制度も実験的に検討される（提言9号）.

　さらに，緩和ケアに関する倫理的な争点に医師らがよりよく対応できるよう，研修において熟考させ国家試験の際に問題を課すこと（提言10号），および医学部において講座を設置すること（提言11号）による教育が提唱されている. 患者の苦痛が評価できない場合の延命治療の停止に伴う，鎮静のための治療方法について，医師の職業倫理規範に詳述することも指摘されている（提言12号）.

　最後に，緩和ケア・システムを終末期の問題に適応させるため，自宅における緩和ケアに対する給与についてデクレを公布すること（提言15号），ならびにT2Aによる財政を整備すること（提言19号および20号）が言及されている. 報告書の提出を受けたフランソワ・フィヨン首相[*46]およびロズリーヌ・バシュロ＝ナルカン保健担当大臣[*47]は，緩和ケア発展のために，2012年までに2億2900万ユーロ投入することを確認した.

3.3　生命倫理法改正に関する国務院の報告

　国務院による報告「生命倫理法の見直し（La révision des lois de bioéthique)」*48（2009年5月6日）では,「終末期の付添い」についても提言がなされている. 終末期における付添いが保健システムによって保障されるための要件は, 生命倫理法では扱われておらず, 独立した法規定の対象となっている. しかし, これらは生命倫理と同じ性質の医療倫理の問題を引き起こすため, 国務院はこれらに取り組むことを望んでいる.

国務院の作業グループは, 緩和ケアに関する現行法および苦痛に対する費用負担が十分に適用されていないことを強調する. ケア・システムの人的および物的な弱体化が批判の主要な原因となっており, 医療の機能不全が終末期の人々の苦痛を増加させているという*49.

この報告では, 意思表示できない患者の治療停止の場合に, 合議による手続を求めることを確保するために, 公衆衛生法典 L.1111-4条5項を次のように改正することが提唱されている（提言20号）. すなわち,「受託者, 家族またはそれがいない場合には近親者は, この合議による手続を請求することができる. 治療の制限または停止に関する理由を付した決定, またはこのような行為の拒否は, 診療録に記載される.」〔下線部は筆者による〕と追記されている. 次いで, 緩和ケアに関する手続および教育を充実させ（提言21～23号）, 諸組織の使命と構成を規則により定義することが述べられている（提言24号）. 最後に, T2Aによる変動からは独立した評価を行い, 確認された状況に基づき場合によっては, 緩和ケアに適用される報酬を改定することが提唱されている（提言25号）.

生命倫理に関する改正法案は, 2010年10月20日付で国民議会へ提出された. しかし, それに先立ち法整備（後述）がなされており, この改正法案では終末期に関する事項は言及されていない.

3.4 2010年の法整備

2008年報告書の影響を受け, フランスでは2010年の1月から3月にかけて, 相次いで法律およびデクレが制定された. それらは, 付添い手当に関する法律, 合議に基づく決定に関するデクレおよび監視に関するデクレである.

「終末期の人のための付添い手当を創設する2010年3月2日の法律」*50 は, 社会保障法典（code de la sécurité sociale）L.168-1条等を改正し, 次のような規定を設ける. すなわち, 重篤かつ不治の疾患で末期の段階にある人に自宅で付き添う者を対象として, 要件が充たされている場合には, 終末期の人のための付添い手当が支払われる（1条）. 詳細は,「終末期の付添い手当に適用される法制

度に関する 2011 年 3 月 24 日の通達」[*51] により規定される.

「治療の制限または停止の決定を実現するための要件に関する 2010 年 1 月 29 日のデクレ」[*52] は, 医師の職業倫理について規定する公衆衛生法典 R.4127-37 条（患者に対する義務）を改正する. まず, Ⅱ の 1 項 1 号を次のように置き換える. すなわち,「公衆衛生法典 L.111-4 条 5 項および L.1111-13 条 1 項に規定される場合には, 施されている治療の制限または停止の決定は, 合議による手続が事前にとられていなければ, これを行うことができない. 医師は, 自ら進んで, この合議による手続を開始することができる. このことは, R.1111-19 条に規定される所持者によって示される患者の事前の指示書, または受託者, 家族もしくはそれがいない場合には近親者の 1 人の請求を検討して行われなければならない. 患者の事前の指示書の所持者, 受託者, 家族またはそれがいない場合には近親者の 1 人は, 合議による手続をとるという決定がなされた場合には, 直ちにそのことを通知される」(1 条). さらに, 同条に次のような Ⅲ を追加する. すなわち,「本条 Ⅰ および Ⅱ に規定される要件において, L.1110-5 条, L.1111-4 条または L.1111-13 条の適用により治療の制限または停止が決定される場合には, 医師は, たとえ患者の苦痛を脳の状態から評価することができないとしても, 本人に付き添うことを可能にするような特に鎮痛および鎮静の治療を, 諸原則に従い R.4127-38 に規定される要件において実施することができる. 医師は同様に, 患者の周囲の者が状況に関する情報を与えられ, 必要な支援を受けるよう配慮する」(2 条).

「終末期に関する国立監視所の創設に関する 2010 年 2 月 19 日のデクレ」[*53] は, 認識の改善のために, 終末期の状況および付添いの実践に関する国立監視所を保健担当大臣の下に創設する. この監視所は, 終末期の状況およびそれに関わる医療実務の研究に基づき, 公衆および保健専門家にとっての情報の必要性を指摘する (1 条). この監視所には, 12 名からなる運営委員会 (comité de pilotage) が設置される. その構成は, 委員長, 保健局長, 入院およびケア組織の部長, 社会活動局長（以上, 各 1 名), 緩和ケアために活動する団体または財団の代表者 (4 名), ならびに学識経験者 (4 名) となっており, 後 2 者は保健担当相のアレテにより選任される (2 条および 3 条). 運営委員会は, 監視所の方針および年間事業計画を決定して作業日程を調整し, 1 年に少なくとも 2 回召集され, 年次報告書を作成する (4 条). 委員長, 団体または財団の代表者および学識経験者の任期は, 運営委員会の最初の開催日から 5 年であり, このデクレの適用期限も

同様である (5条).

[本田まり　芝浦工業大学工学部准教授]

【注】　　　　　　　　　　　　　(インターネット情報最終閲覧日→2012年9月22日)
* 1　甲斐克則, 2003『安楽死と刑法』成文堂, 117-118頁参照.
* 2　甲斐・前掲＊1, 119頁以下参照.
* 3　甲斐・前掲＊1, 122-123頁以下参照.
* 4　ダイアン・プリティ事件判決 (Case of Pretty) の詳細については, 甲斐克則, 2008「終末期医療における病者の自己決定の意義と法的限界」飯田亘之・甲斐克則編『終末期医療と生命倫理』太陽出版, 25頁以下参照.
* 5　See Penney Lewis, Informal legal change on assisted suicide: the policy for prosecutors, Legal Studies, 2010, pp.1-16. 邦訳として, ペニー・ルイス, 甲斐克則監訳・福山好典・天田悠訳, 2011「自殺幇助に関するインフォーマルな法の変容：検察官のための指針」『早稲田法学』87巻1号, 205頁以下がある.
* 6　この時点までの動向については, 甲斐克則, 2004『尊厳死と刑法』成文堂, 264頁以下参照.
* 7　本件の詳細については, 甲斐・前掲＊6, 271頁以下, 三木妙子, 1995「イギリスの植物状態患者トニー・ブランド事件」『ジュリスト』1061号, 50頁以下参照.
* 8　House of Lords Select Committee, Report of the House of Lords Select Committee on Medical Ethics, H.L. Paper 21-1 of 1993-1994 (1994). この報告書の抄訳として, 町野朔ほか編著, 1997『安楽死・尊厳死・末期医療』信山社, 209頁以下〔西村秀二執筆〕がある.
* 9　British Medical Association (BMA), Withholding and Withdrawing Life-prolonging Medical Treatment ; Guidance for decision making, 1999.
* 10　British Medical Association (BMA), Withholding and Withdrawing Life-prolonging Medical Treatment ; Guidance for decision making, Third Edition, 2007.
* 11　General Medical Council, Treatment and care towards the end of life: good practice in decision making 2010.
* 12　この点の詳細については, 宮野彬, 1968「ナチスドイツの安楽死思想」『鹿児島大学法学論集』4号, 119頁以下, 同, 1967「生きる価値のない生命を絶つことの許容性—ビンディングとホッヘへの見解を中心に」同誌3号, 130頁以下, エルンスト・クレー, 松下正明訳, 1999『第三帝国と安楽死—生きるに値しない生命の抹殺』批評社参照.
* 13　詳細については, 甲斐・前掲＊1, 33頁以下参照.
* 14　詳細については, 甲斐・前掲＊1, 67頁以下参照.
* 15　詳細については, 甲斐・前掲＊1, 80頁以下参照.
* 16　詳細については, 甲斐・前掲＊1, 85頁以下参照.
* 17　詳細については, 甲斐克則, 2003『尊厳死と刑法』成文堂, 213頁以下参照.
* 18　詳細については, 甲斐・前掲＊17, 233頁以下参照.
* 19　詳細については, 武藤眞朗, 2005「人工栄養補給の停止と患者の意思」『東洋法学』49巻1号, 特に12頁以下参照.
* 20　邦訳として, ドイツ連邦議会審議会, 山本達監訳, 2006『人間らしい死と自己決定—終末期における事前指示』知泉書館がある.
* 21　http://www. bmj.de/share dDocs/Downloads/DE/pdfs/Patientenautonomie_am_

Lebensende.pdf?_blob=publ 参照.

*22 詳細については，カタリナ・ガウヘル，2006「患者の自己決定権と臨死介助の規制―自己決定の手段としての患者指示に関するドイツ国家倫理評議会の報告（翻訳と解説）」『生命と医療・法と倫理』Vol.1（早稲田大学）36 頁以下参照.

*23 詳細については，甲斐・前掲*4，36 頁以下，同，2007「ドイツにおける終末期医療をめぐる法的・倫理的議論の最近の動向」『年報医事法学』22 号，216 頁以下参照.

*24 邦訳として，吉田敏雄訳，2006『北海学園大学法学研究』42 巻 1 号 317 頁以下，42 巻 2 号 121 頁以下，42 巻 3 号 99 頁以下がある.

*25 詳細については，新谷一朗，2010「世話法の第 3 次改正法（患者の指示法）」『年報医事法学』25 号，201 頁以下，山口和人，2009「『患者の指示（リビング・ウィル）』法の制定」『外国の立法』240-2 号，10 頁以下参照.

*26 詳細については，甲斐克則，2011「ドイツにおける延命治療中止に関する BGH 無罪判決」『年報医事法学』26 号，212 頁以下参照.

*27 Loi n°2002-303 du 4 mars 2002 relative aux droits des malades et à la qualité du système de santé: JO n°54 du 5 mars 2002, p.4118.

*28 Loi n°2005-370 du 22 avril 2005 relative aux droits des malades et à la fin de vie: JO n°95 du 23 avril 2005, p.7089. 2005 年法制定までの状況に関しては，鈴木尊紘，2008「フランスにおける尊厳死法制―患者の権利及び生の終末に関する 2005 年法を中心として」『外国の立法』235 号，77-95 頁．本田まり，2008「病者の権利および生命の末期に関する 2005 年 4 月 22 日の法律 370 号」飯島亘之・甲斐克則編著『終末期医療と生命倫理』太陽出版，223-239 頁所載の文献を参照.

*29 <http://www.assemblee-nationale.fr/13/rap-info/i1287-t1.asp> <http://www.assemblee-nationale.fr/13/rap-info/i1287-t2.asp>

*30 <http://www.assemblee-nationale.fr/12/rapports/r1929.asp>

*31 Décret n°2006-120 du 6 févr. 2006, art.1: JO n°32 du 7 févr. 2006, p.1974.

*32 安楽死は，一般的に「純粋な安楽死／間接的安楽死／積極的安楽死／消極的安楽死」に分類される．「間接的安楽死」とは，鎮痛薬（モルヒネ等）の継続投与による苦痛緩和・除去の付随的効果として死期が早まる場合をいう．甲斐・前掲*1，3-5 頁.

*33 直訳すると「信頼された者」「信頼できる者」となるが，「信任人」「預信者」「受任者」等の訳語が挙げられる.

*34 ヴァンサン・アンベール，山本知子訳，2004『僕に死ぬ権利をください』NHK 出版.

*35 藤野美都子，2005「終末期：延命治療の拒否」『ジュリスト』1299 号，157 頁参照．"accompagnement" という語には「看取り」という訳も充てられる.

*36 殺害により病者の苦痛を除去する行為をいう．甲斐，前掲*1，3-5 頁.

*37 CE, 26 oct. 2001, SENANAYAKÉ: D.2001, IR p.3253. CE, 16 août 2002: JCP G 2002, II 10184; D.2004, p.692.

*38 Rapport n°1287, préc. note (29), tome 1, p.12.

*39 TAA とも略される．T2A の導入により，従来は二本立ての予算であった診療報酬と包括補助金のうち，包括補助金の交付がなくなった．厚生労働省，2009『世界の厚生労働 2009―2007 ～ 2008 年海外情勢報告』TKC 出版，162-163 頁.

*40 Rapport n°1287, préc. note (29), tome 1, p.13.

*41 欧州人権条約 2 条，5 条および 8 条，民法典 9 条，ならびに公衆衛生法典 L.1110-2 条，L.1110-5 条，L.1110-10 条，L.1111-4 条および L.1111-10 条に基づく.

＊42　バルビツール酸系静脈麻酔薬であり，別名をペントタールともいう．
＊43　Le Monde du 21 mars 2008.
＊44　Rapport n°1287, préc. note (29), tome 1, p.14.
＊45　Rapport n°1287, préc. note (29), tome 1, pp.237-240.
＊46　<http://www.gouvernement.fr/premier-ministre/remise-du-rapport-sur-la-fin-de-vie>
＊47　<http://www.sante-sports.gouv.fr/remise-du-rapport-d-evaluation-sur-la-loi-du-22-avril-2005-relatifs-aux-droits-des-malades-et-a-la-fin-de-vie-par-jean-leonetti.html>
＊48　<http://www.conseil-etat.fr/cde/media/document//etude-bioethique_ok.pdf>
＊49　CE, préc. note (48), p.85.
＊50　Loi n°2010-209 du 2 mars 2010 visant à créer une allocation journalière d'accompagnement d'une personne en fin de vie: JO n°52 du 3 mars 2010, p.4310.
＊51　Circulaire n°DSS/2A/2011/117 du 24 mars 2011 relative au régime juridique applicable à l'allocation d'accompagnement en fin de vie: <http://www.circulaires.gouv.fr/pdf/2011/04/cir_32843.pdf>
＊52　Décret n°2010-107 du 29 janv. 2010 relatif aux conditions de mise en œuvre des décisions de limitation ou d'arrêt de traitement: JO n°25 du 30 janv. 2010, p.1869.
＊53　Décret n°2010-158 du 19 févr. 2010 portant création de l'Observatoire national de la fin de vie: JO n°44 du 21 févr. 2010, p.3242.

【引用文献・参考文献】
［1］　甲斐克則，2003『安楽死と刑法』成文堂．
［2］　飯田亘之・甲斐克則編，2008『終末期医療と生命倫理』太陽出版．
［3］　ペニー・ルイス，甲斐克則監訳・福山好典・天田悠訳，2011「自殺幇助に関するインフォーマルな法の変容：検察官のための指針」『早稲田法学』87巻1号．
［4］　甲斐克則，2004『尊厳死と刑法』成文堂．
［5］　三木妙子，1995「イギリスの植物状態患者トニー・ブランド事件」『ジュリスト』1061号．
［6］　町野朔ほか編著，1997『安楽死・尊厳死・末期医療』信山社．
［7］　British Medical Association (BMA), Withholding and Withdrawing Life-prolonging Medical Treatment ; Guidance for decision making, 1999.
［8］　British Medical Association (BMA), Withholding and Withdrawing Life-prolonging Medical Treatment ; Guidance for decision making, Third Edition, 2007.
［9］　General Medical Council, Treatment and care towards the end of life: good practice in decision making 2010.
［10］　エルンスト・クレー，松下正明訳，1999『第三帝国と安楽死―生きるに値しない生命の抹殺』批評社．
［11］　武藤眞朗，2005「人工栄養補給の停止と患者の意思」『東洋法学』49巻1号．
［12］　ドイツ連邦議会審議会，山本達監訳，2006『人間らしい死と自己決定―終末期における事前指示』知泉書館．
［13］　カタリナ・ガウヘル，2006「患者の自己決定権と臨死介助の規制―自己決定の手段としての患者指示に関するドイツ国家倫理評議会の報告（翻訳と解説）」『生命と医療・法と倫理』Vol.1，早稲田大学．
［14］　甲斐克則，2007「ドイツにおける終末期医療をめぐる法的・倫理的議論の最近の動向」『年報医事法学』22号．

［15］ 新谷一朗，2010「世話法の第3次改正法(患者の指示法)」『年報医事法学』25号．
［16］ 甲斐克則，2011「ドイツにおける延命治療中止に関するBGH無罪判決」『年報医事法学』26号．
［17］ Loi n°2002-303 du 4 mars 2002 relative aux droits des malades et à la qualité du système de santé: JO n°54 du 5 mars 2002, p.4118.
［18］ Loi n°2005-370 du 22 avril 2005 relative aux droits des malades et à la fin de vie: JO n°95 du 23 avril 2005, p.7089.
［19］ 鈴木尊紘，2008「フランスにおける尊厳死法制—患者の権利及び生の終末に関する2005年法を中心として」『外国の立法』235号，77-95頁．
［20］ 本田まり，2008「病者の権利および生命の末期に関する2005年4月22日の法律370号」飯田亘之・甲斐克則編著『終末期医療と生命倫理』太陽出版，223-239頁．
［21］ <http://www.assemblee-nationale.fr/13/rap-info/i1287-t1.asp> <http://www.assemblee-nationale.fr/13/rap-info/i1287-t2.asp>
［22］ <http://www.assemblee-nationale.fr/12/rapports/r1929.asp>
［23］ Décret n°2006-120 du 6 févr. 2006, art.1: JO n°32 du 7 févr. 2006, p.1974.
［24］ 甲斐克則，2003『安楽死と刑法』成文堂，3-5頁．
［25］ ヴァンサン・アンベール，山本知子訳，2004『僕に死ぬ権利をください』NHK出版．
［26］ 藤野美都子，2005「終末期：延命治療の拒否」『ジュリスト』1299号，157頁．
［27］ CE, 26 oct. 2001, SENANAYAKÉ: D.2001, IR p.3253. CE, 16 août 2002: JCP G 2002, II 10184; D.2004, p.692.
［28］ 厚生労働省，2009『世界の厚生労働 2009—2007～2008年海外情勢報告』TKC出版，162-163頁．
［29］ Le Monde du 21 mars 2008.
［30］ <http://www.gouvernement.fr/premier-ministre/remise-du-rapport-sur-la-fin-de-vie>
［31］ <http://www.sante-sports.gouv.fr/remise-du-rapport-d-evaluation-sur-la-loi-du-22-avril-2005-relatifs-aux-droits-des-malades-et-a-la-fin-de-vie-par-jean-leonetti.html>
［32］ <http://www.conseil-etat.fr/cde/media/document/etude-bioethique_ok.pdf>
［33］ Loi n°2010-209 du 2 mars 2010 visant à créer une allocation journalière d'accompagnement d'une personne en fin de vie: JO n°52 du 3 mars 2010, p.4310.
［34］ Circulaire n°DSS/2A/2011/117 du 24 mars 2011 relative au régime juridique applicable à l'allocation d'accompagnement en fin de vie:<http://www.circulaires.gouv.fr/pdf/2011/04/cir_32843.pdf>
［35］ Décret n°2010-107 du 29 janv. 2010 relatif aux conditions de mise en œuvre des décisions de limitation ou d'arrêt de traitement: JO n°25 du 30 janv. 2010, p.1869.
［36］ Décret n°2010-158 du 19 févr. 2010 portant création de l'Observatoire national de la fin de vie: JO n°44 du 21 févr. 2010, p.3242.

第12章
オランダにおける安楽死・尊厳死

甲斐克則

はじめに

　オランダは，その評価を別として，ある意味で世界の安楽死問題をリードしてきた国である．それは，医師による積極的安楽死を認めるために裁判および立法により徹底してオープンな議論を展開してきたからであろう．自ら海を干拓して国土を作ってきた歴史から，国民の自律意識がきわめて高く，終末期の生命についても「自分のことは自分で決める」という精神的風土およびそれに基づく社会制度・法制度がオランダの土台を形成している．2001年4月，オランダの国会は，「要請に基づく生命終結および自殺幇助（審査手続）法（Termination of Life on Request and Assistance in Suicide (Review Procedures) Act）」（以下「安楽死等審査法」という）を可決した（施行は2002年4月）．筆者も，その前後からオランダの学者との学術交流をしているので，4度程オランダに調査に行った．オランダの専門家も，何度か来日して意見交換をした．本章では，その学術交流[*1]に基づき，このような歴史的社会的背景を踏まえて，オランダにおける安楽死と尊厳死について述べることにする．もっとも，法制度が整備されて注目を集めた点で，安楽死の問題の方に力点を置かざるをえない．

1　オランダにおける安楽死法制定までの判例の歴史

　(1) オランダでは，1970年代以降，安楽死に関する刑事法廷による多数の判決をめぐり広く議論がなされてきた[*2]．要請に基づく生命終結に関する公的論争は，1973年に始まり，ポストマ女医事件（Postma case）におけるレーワルデン地方裁判所判決によって活気づけられた．本件では，ポストマ女医が，自己の母親の生命を要請に基づいて終結したという理由で裁判にかけられることになっ

た．母親は，高齢であって身体的に耐え難いほど苦痛に苛まされていた．レーワルデン地方裁判所は，1973年2月21日，その医師を象徴的な執行猶予付き［1年間］の1週間の拘禁刑を宣告した（Leeuwarden District Court 21 February 1973, NJ 1973, no.183）．同裁判所は，もしそれが充足されれば，医師が刑の免除（impunity）を受けることになるであろう3つの条件を定式化した．すなわち，a. 医学上患者が不治の疾患であると考えられること，b. 患者が身体的もしくは精神的に耐えがたいかもしくは激烈なほどに苦痛に苛まされていること，およびc. 患者が事前に文書もしくは口頭で自己の生命を終結させて苦痛から解放してくれるようにとの明示的意思を表明していたこと．

その後も，がんに罹患したと思い込んだ（実際にはがんではなかった）患者の自殺を友人が幇助したケースに関する1984年11月24日のヴェルトハイム事件（Wertheim case）のロッテルダム地方裁判所判決では，被告人を6か月の拘禁刑に処するに際して，刑の免除を受けるために充足すべき相当の注意（due care）の要件として，a. 要請に基づく生命終結は，医師のみが行うことができるものとする，およびb. 医師は，患者に対して健康に関する予測，および要請に基づく生命終結に対する実行可能な代替案を十分に情報提供しなければならない，という2つを呈示した（Rotterdam District Court 24 November 1984, NJ 1985, no.63）．

(2) しかし，判例の方向性が固まるには，最高裁判所の判断が待たれた．1983年5月10日のスコーンハイム事件（Schoonheim case）判決では，95歳の障害を持つ女性の生命を彼女の要請に基づいて終結させた医師について，アルクマール地方裁判所は無罪とし（Alkmaar District Court 10 May 1983, Tijdschrift voor Gezondheidsrecht 1983, p.29），1985年11月12日に最高裁判所（Hoge Raad=Supreme Court）がついに本件安楽死について判断を示した（HR 12 November 1984, NJ 1985, no.106）．この第1の最高裁判所判例によれば，客観的な医学的見識に従う医師によって行われる生命終結は，義務衝突（conflict of duties）のゆえの緊急避難（necessity）の行為として考えてよく，そしてそれゆえに正当化される，という．すなわち，安楽死を行う場合，医師は，一方では，客観的な医学的見識，医の倫理規範，および医学的な専門的技術知識に合致した行為をすべき専門職上の義務と，他方では，刑法に従うべき市民としての義務，これらの義務の葛藤に直面する，と．そこで，緊急避難という抗弁が適用可能か否かという評価の中で，最高裁判所は，次のような質問を重要なものと考え

た.
1. 専門的な医学的知見によれば,絶えず品位が低下することと耐えがたいほどの苦痛のさらなる悪化は,どの程度まで案じられるべきか.
2. 患者がやがてもはや威厳を持った方法では死ぬことができないという可能性は存在するのか.
3. 苦痛を除去するための（他の）手段は残されていたか.

ペーター・タックによれば,「もし,質問1と3が即座に『ノー』という意思表示によって解答され,そして質問2が意欲的に『イエス』と解答されるならば,このことは,医師によって行われた安楽死が客観的医学的知見によれば緊急避難の行為と考えられうる可能性があることを意味する」[*3]. オランダ刑法40条は,「緊急避難によってやむをえず犯罪を行った者は,処罰されない.」と規定するが,これは,日本の緊急避難の規定（刑法37条1項）と異なり,要件が緩やかであり,また,違法性阻却事由（正当化事由）なのか責任阻却事由（免責事由）なのか,必ずしも明らかでない.しかし,刑法解釈論としては,不可抗力 (duress of circumstances) の場合は道徳的非難可能性が欠けるので責任を問えず免責されるが,あまりに重大な害悪を自己もしくは他者にもたらすであろう場合,犯罪者が客観的に最も大きな利益を促進し,他の利益を軽視することを選択するならば,彼の行為は正当化される,という.後者の場合,保護される利益は,犯罪行為を犯すことによって侵害される利益よりも重いものでなければならないし（比例性 (proportionality：法益権衡) の要件),その目的がもうひとつの,非犯罪的もしくは犯罪性のより小さい方法では達成されえなかったということでなければならない（補充性 (subsidiarity) の要件)[*4]. したがって,実質的には,日本の刑法解釈論と差異がないように思われるが,刑法40条に両方が含まれている点で,やはり日本と異なり,幅広さがある.いずれにせよ,要請に基づく生命終結の場合には,医師は,特殊な状況を考慮しつつ,医の倫理規範および彼が有していると思われる専門的意見に従って,衝突している諸々の義務および利益を注意深く衡量すれば,自己の行為が客観的に正当化されることが1984年の最高裁判所の判決以降確認されたのである.

第2の1986年10月21日の最高裁判所判決（HR 21 October 1986, NJ 1987, no.607）は,要請に基づく生命終結を行う医師が不可抗力によっても免責されるということを否定し,いわゆる保障人的地位 (*Garantenstellung*) の理論に

より不可抗力の抗弁を否定した．タックによれば，「この理論の中核は，一定の職業を持った人々，とりわけ医師は，不可抗力の場合に気弱になるようなことがあってはならないというものである．したがって，医師は，患者との専門的医学的関係において，この患者に対する個人的感情によって凌駕されるようなことがあってはならない．本判決は，最高裁判所が医療上の特例（exceptio medica）を拒否したという理由からも重要である．最高裁判所は，刑法293条はレーゲ・アルティス［医学準則］（lege artis）に則って専門的に行為する医師に適用しないという主張をきわめて明確に拒否したのである」*5．逆に，医療，上の特例を承認するということは，レーゲ・アルティスに則って要請に基づく生命終結を行う医師は，刑法293条が彼に適用できないがゆえにつねに処罰から免れるということを暗に意味することになるであろう．

　以上の2判決が，重篤で不治の疾患の患者，および生き続けたくないとの意思表示をしていた患者，さらには耐えがたい苦痛を経験した患者の生命の終結のケースを取り扱ったのに対して，第3の最高裁判所判決，すなわち，要請に基づく生命終結に関する1994年6月21日のシャボット事件（Chabot case）最高裁判所判決（HR 21 June 1994, no. 656）*6は，精神疾患に罹患した患者の事案を扱った．本件は，2,3年内に2人の息子を自殺と悪性腫瘍で亡くした50歳の女性に関するものであった．その女性は，夫のひどいアルコール問題と家庭内暴力が原因で離婚し，息子の死後の絶望感，婚姻中の暴力のエスカレート，そして彼女の自殺傾向の結果，精神科病院に入院したが，精神科の治療は，効果がなかった．自殺の試みも失敗し，ついに彼女は，数多くの調査の対話および他の専門家との相談［コンサルテーション］（consultation）の後，自己の生命を終結してくれる精神科医シャボット医師を見つけたのである．シャボット医師は，利用可能な精神科のいかなる治療も効果がないであろうとの結論に到達した．本件で最高裁判所は，肉体的に苦しんでいる患者ではなく，精神的に苦しんでいる患者，しかも末期でない患者の生命を終結させる医師について，緊急避難の抗弁がそれ自体排除されない，と明言した．もちろん，精神的苦痛の場合，緊急避難という実用的な抗弁が存在するかどうかを確認する調査に際して，特段の注意を払って手続を進めなければならないが，耐え難い不治の精神的苦痛がなければならない．タックの分析によれば，「一般に，精神疾患の患者の場合には，もしその苦痛を除去する現実の代替措置が患者によって完全に自由に拒絶されてしまえば，不治の苦痛などは存在しない．［原文改行］裁判所は，緊急避難の抗弁が承

認されるべきかどうかを評価するに際して特段の大きな注意を払わなければならないので，その患者を観察し，かつ診察したことのある独立した専門家の意見もまた取り込まなければならない．［原文改行］もし，独立した専門家のそのセカンド・オピニオンが利用できなければ，緊急避難の抗弁は，認められない」[*7]．

シャボット事件では，相当の注意（due care）の要件について，精神科医シャボット医師によって充足されていたが，もう1人の独立した専門の精神科医に相談してはいなかったので，緊急避難の抗弁は認められず，その精神科医は有罪とされた．しかし，その際，最高裁判所は，刑罰を科すことなく象徴的な有罪（刑法9a条）としたのである．

（3）これらの一連の最高裁判所判決の後も，友人によるエイズ患者の生命終結に関する1995年3月23日のフローニンゲン地方裁判所判決（District Court Groningen 23 March 1995, NJ 1995, no. 477）および1995年9月21日のレーワルデン控訴裁判所判決（Court of Appeal Leeuwarden 21 September 1995, NJ 1996, no.61）〔執行猶予付き拘禁2か月〕，生命終結を申告しなかった1997年4月8日のシャット事件（Schat case）レーワルデン地方裁判所判決（Leeuwarden District Court 8 April 1997）〔執行猶予付き拘禁6か月〕，生に疲れた86歳の元上院議員の生命を彼の要請に基づいて医師が終結した2000年10月30日のブロンガースマ事件（Brongersma case）ハーレム地方裁判所判決（Haarlem District Court 30 October 2000, www.rechtspraak, Nl E/50 no. AA 7962）〔無罪〕等が出された[*8]．

最高裁判所の判例法によれば，オランダでは，生命終結が許容される条件は，以下の3点に集約される[*9]．

1) それが，医学上不治と考えられる患者に関係する場合．
2) 身体的もしくは精神的苦痛が，患者にとって主観的に耐え難いかもしくは深刻である場合．
3) 患者が，文書もしくは口頭で，生命終結および苦痛からの解放という明示的意思を事前に表明していた場合．

そして，医師がある者の要請に基づいて生命終結を行う決定のための3つの重要な要素は，不治，苦痛の耐え難さ，および自由な意思である．これらの要件は，安楽死の立法化に向けて考慮されることになる．

2 オランダにおける安楽死法制定

(1) 上述の判例の流れに呼応して，オランダでは，1980年代のはじめから，法律に規定された諸要件が充足された場合に安楽死を非犯罪化するか非刑罰化する法改正を行う試みおよびそのような立法を行う試みがなされてきた．すでに1985年に安楽死に関する国家委員会の最終報告書[*10]が公表され，その中で安楽死と自殺幇助に関する刑法改正の勧告が出されていた．しかし，立法化に向けた大きな契機となったのは，1991年の安楽死に関するレメリンク医療実務調査委員会の報告書（以下「レメリンク委員会報告書」という）[*11]である．レメリンク委員会報告書は，一般に行われている安楽死実務と安楽死の発生について分析し，また，概して医師が生命終結の要請を取り扱う際にきわめて注意深く対処していることを明らかにし，しかも，保健医療資源の不足が安楽死を実施する動機となるものではないことも示した．そして，耐え難い苦痛，および尊厳をもって死にたいという自然な願望こそが，要請に基づく生命終結の主な理由であることを明らかにした点は，かなり各方面に影響を及ぼした．

その結果，司法大臣と福祉厚生文化大臣は，書簡で国会に対して，生命終結についての医学的決定に関する政府の見解を公表したが，「その見解の中心は，生命終結と自殺幇助の諸ケースを届け出ることに関する法的手続を決定する提案であった．この届出手続は，これらの行為に関して検察庁に情報を提供し，届出報告書において与えられた情報に基づいて検察官が安楽死もしくは自殺幇助という刑法上の犯罪を訴追すべきかどうかを決定することができる，というものである」[*12]．ここに，オランダ独自の工夫が如実に表れている．

(2) こうした動きの中で，1993年12月17日に，まず，遺体処理法（1993 Burial Act）が成立し，1994年6月1日に施行された．この法律は，安楽死を実施した場合に届け出ることを医師に義務づけ，適正な要件を充足した場合には刑事訴追をしないという性格のものである．特に同法10条は，届出手続（notification procedure）のための制定法上の基礎を提供しており，さらに同手続は，届出形式が勅令（Order in Council）によって発布されなければならない，と規定している．タックによれば，「届出手続は，要請に基づく生命終結，自殺幇助，および患者からの明示的な要請のない生命短縮のための積極的な医学上の干渉の場合における医療行為の洞察を行う構造を提供している．それはまた，報告された要請に基づく生命終結のケースが合法的であったかそれとも非合法的であった

か，そして訴追されるべきかどうか，ということを検察庁が評価する枠組をも提供している」[*13].

医師による届出報告書において仕上げられるべきリストは，5項目に分かれる．

第1項目は，患者の病歴（既往歴（anamnesis））に関する質問を含む．それは，診断，治療，付添医（attending physicians），患者の苦痛に関する情報，治療の見通し，疾患の経過，およびペイン・コントロールの諸可能性に関係する．

第2項目は，身体的疾患もしくは精神的疾患を持った患者のケースにおける安楽死もしくは自殺幇助の枠内での諸活動に関係している．ここでは，患者の要請の熟慮および持続性が，患者の要請の文書による意思表示の存在と同様に吟味される．さらに，患者がその要請の時点での自己の要請の諸々の結果を十分に知っていたかどうかを示すように求められる．また，要請時点での彼または彼女の身体的状況，および生命の終結ころに近親者がそばにいたかどうかが，この項目で報告されることになっている．

第3項目では，明示的要請のない生命終結に関する諸々の質問が行われる．とりわけ，生命終結行為の時点で要請がないことの理由が求められる．生命終結に関する患者の事前の意思表示可能性については，さらなる情報が要求される．また，医療上の意思決定（medical decision-making）および生命終結行為の時刻を確定した補足的諸考慮事項も求められる．

第4項目では，セカンド・オピニオンを得るための他の医師もしくは精神科医の助言が要求される．これらすべての重要項目は，相談を受けた医師が独立した意見を十分に提供することができるということを保障するのに役立っている．その相談［コンサルテーション］は，相談を受けた医師が患者を自ら往診することを強いることにならざるをえない．

最後に，第5項目は，生命終結の現実の行為についての質問に関係している．ここでは生命終結がどのような方法および手段で行われたか，生命終結時に誰がいたか，および看護人もしくは付添人が相談を受けていたかどうか，が示されることになる．

全体として，重要事項のリストは，生命終結の基礎になっていた熟慮の像，その決定が獲得された方法の像，およびその決定が実施された方法の像を創り出すに違いない一定の50の質問を含むものであった[*14].

これを契機として，オランダでは，安楽死についての評価調査（evaluation

research) が始まり, 5年に1度の割合で実施されており, 届出に基づく数値も正確に公表され, それにより議論がますますオープンになった. ちなみに, 安楽死および自殺幇助の件数は, 1990年から1995年までの間に2,700件から3,600件に増加しており, 明示的要請数は1995年に9,700件あったが, そのうちの6,000件以上は条件を充足していなかったという[*15]. また, 1994年に導入された申告手続は, 意思決定能力のある患者の生命終結の申告と意思決定能力のない患者の生命終結の申告とを区別していなかった等, 制度的不備もあった. それにもかかわらず, オランダの安楽死は, 着実に国民の中に定着していった.

(3) こうして, 1999年8月6日に安楽死等審査法案が国会に上程され, 生命終結に際して医師が「相当の注意 (due care)」を遵守していれば刑事責任を免除するという特別事由の定式化に向けた審議が始まった. 12歳から16歳までの少年の要請に基づく生命終結に強い批判が加えられ, この点については撤回された. 成案では, この場合, 患者の両親もしくは後見人が同意していることを条件に加えた (2条4項). 他の批判点は, 第1に, 健康であるか疾患があるかどうかにかかわらず, 生命は十分な保護に値するというものである. 第2に,「滑りやすい坂道論 (slippery slope argument)」である. 同法案を承認すれば, 重度の障害者, 昏睡状態の患者, もしくは重度の精神遅滞患者の生命終結を承認する途への第1歩になるであろう, というものである. 第3に, 人間はたとえその人の要請があったとしても, 第三者を殺害する道徳的権利を有していない, というものである. 法律で明示された条件に基づいて生命終結を認める法律であっても, そのような不道徳な行為を決して正当化できない, というわけである[*16]. これらの批判は, 一般的に浴びせられる批判でもある.

タックによれば,「政府は, これらの異議に対して詳細に亘り回答した. 政府が基本に置いたのは, 同法案は, 生命の保護をそのような影響を受けていない健全なものとして維持している, ということであった. きわめて限定的な条件の下でのみ, また厳格な保障の下でのみ, そして原則として患者の要請に基づいてのみ, 同法は, 患者の苦痛が耐えがたくなったときにひとつの方法を提供するにすぎないのである」[*17].

15か月に亘る審議の末, 2001年4月, 下院は, 賛成104票, 反対40票で安楽死等審査法を採択し, 上院も, 賛成46票, 反対28票で同法を採択した. 同法は, 2002年4月1日に施行されることになった[*18]. 同法は全24か条であり, その構成は, 第Ⅰ章「用語の定義」(1条), 第Ⅱ章「相当の注意の要件」(2条),

第Ⅲ章「要請に基づく生命終結および自殺幇助のための地域審査委員会」（3条～19条），第Ⅳ章「その他の法律の改正」（20条～22条），第Ⅴ章「終局規定」（23条～24条）である．

(4) 安楽死等審査法は，第1に，医師を訴追から免れさせることを保障するために，刑法293条2項に規定された「相当の注意（due care）」の要件として，医師が遵守すべき6つの基準を定式化する点に特徴がある（2条1項）．

a. 医師が，患者による要請が自発的で熟考されたものであることを確信していること．
b. 医師が，患者の苦痛が永続的なものであり，かつ耐えがたいものであることを確信していること．
c. 医師が，患者の病状および予後について患者に情報提供をしていること．
d. 医師および患者が，患者の病状の合理的解決策が他にないことを確信していること．
e. 医師が，その患者を診断しかつ上記aからdまでに規定された相当の注意（due care）の要件について書面による意見を述べたことのある，少なくとも別の1人の独立した医師と相談していること．および，
f. 医師が，相当の注意（due care）を尽くして生命終結を行うかまたは自殺幇助をしたこと．

第2の特徴は，要請に基づく生命終結および自殺幇助の事案の審査のために，地域審査委員会（regional review committee）を設けている点である．地域審査委員会は，5つあるが，構成メンバーは，奇数であり，委員長を兼任する法律専門家1名，医師1名，および倫理学・哲学の専門家1名を含んでいなければならない（3条2項）．任期は6年であり，再任1回が可能である（4条1項）．職務権限は，要請に基づく生命終結を行いまたは自殺を幇助した医師が，2条に規定する「相当の注意（due care）」の要件を遵守して行為していたか否かを，遺体処理法7条2項に規定する報告書に基づいて評価することにある（8条1項）．委員会は，6週間以内に理由を付した書面による審査結果を医師に通知する（9条1項）．その際に，2条に規定する相当の注意（due care）を医師が遵守していないと判断した場合，その審査結果を高等検察庁検事長会議（Board of Procurators General）および地域医療監督官に通知することになっている（9

条2項).高等検察庁検事長会議で起訴すべきか否かの判断を行うことにより,医師の濫用チェックをするシステムは,興味深いものがある.

3 オランダにおける安楽死等審査法施行後の動向

(1) 2002年の安楽死等審査法施行後の動向も,きわめて重要である.なぜなら,安楽死問題に同法が実際上どのように機能するかを検証することは,立法化の問題を検討するうえで不可欠だからである.そこには,2つの点が注目に値する.第1は,緩和的鎮静と安楽死との関係であり,第2は,安楽死等審査法の運用に関する評価結果である.第3は,海外への影響,特にベルギー(2002年の安楽死法)とルクセンブルク(2009年の安楽死・自殺幇助法)における立法化への影響である.ここでは,第1と第2の点について述べ,第3の点は,節を改めて次節で述べることにする.

(2) 緩和的鎮静(palliative sedation)は,日本では,純粋型安楽死ないし間接的安楽死の範疇に入れて議論することもあり,少なくとも刑法上,犯罪とする見解はあまりない.ところが,医師による積極的安楽死を許容するオランダでは,2003年に,重度の脳梗塞に罹患した77歳の男性患者に苦痛緩和措置(緩和的鎮静)を施していた若い医師が20ミリグラムの静脈注射と5ミリグラムの睡眠薬を投与して患者を死亡させたケースが刑事事件となった[*19].医師を刑事訴追すべきだという前述の高等検察庁検事長会議の決定および同会議議長の意見は,医学界に大きな波紋を投じた.なぜなら,緩和的鎮静は,近年オランダではますます利用されているからである.他方,保健大臣は,緩和的鎮静は通常の治療とみなされるべきであり,安楽死と同等ではない,という宣言を2003年8月21日に出したので,その懸念は減少したし,さらに,裁判所および地域医療懲戒委員会の決定によっても減少した.その医師は,第1審裁判所(2004年11月10日)および控訴裁判所(2005年7月19日)の両方によって謀殺罪について無罪とされた(District Court Breda, 10 November 2004, Medisch Contact 2004, pp.1876-1878 and Court of Appeal's Hertogenbosch, 19 July 2005, Medisch Contact 2005, p.1359).無罪の理由は,両裁判所が,本件においてその処置は呼吸困難に陥っている患者のための適切な治療行為であり,それゆえに適切な緩和ケアであった,という多くの医学専門家証言によって表明された意見を採用したからであった[*20].

この無罪の結論は，当然ともいえるものであったが，緩和的鎮静が検察により一種の安楽死として考えられた理由は，緩和的鎮静という現象の明確な定義が存在しないこと，および緩和的鎮静がもっぱら誰かの生命の末期段階で行われるという事実から生まれたようである．しかし，その後は，タックが指摘するように，「緩和的鎮静は，末期段階における鎮静，生命ケアの終局における鎮静，あるいは末期の鎮静（terminal sedation）とも呼ばれ，安楽死と同様，生命の終焉に関する医療上の決定の領域に属する」[*21]と考えられるようになった．2003年段階で，緩和的鎮静は，オランダでもかなり頻繁に行われるようになっていた（毎年の死亡者数約140,000人のうち約10％の割合）という報告もある[*22]．しかし，緩和的鎮静の定義が不明確であったことが混乱の一因であることは間違いなかった．

そこで，2005年12月にオランダ王立医師会（the Royal Dutch Medical Association: KNMG）は，緩和的鎮静のためのガイドラインを出した[*23]．このガイドラインにおいては，緩和的鎮静のための適応および諸条件が定式化されている．ここでは，タックの明快な分析を引用しつつ，その概略をみておこう．それによれば，「緩和的鎮静のための適応は，患者の耐え難い苦痛に至る疾患のひとつまたはそれ以上の医学的に不治もしくは制御し難い徴候，いわゆる難治性の徴候（refractory symptoms）が存在することである．ある徴候が難治であるといえるのは，一般に行われている治療のいずれもが徴候救済に効果がないか，またはこれらの治療が受け入れ難い副作用を有する場合である．その適応は，第一次的には医療上の決定であるが，当該患者の意見こそがきわめて重要である．ある患者が，自己のための治療があまりに絶え難いか効果がないという理由から，不治の疾患のための治療を認めない場合，このことは，緩和的鎮静の適応が存在するという医師の決定に影響を及ぼすかもしれない．

最も重要な難治性の徴候は，疼痛，呼吸困難（dyspnoea），および難治性の悲嘆（distress）もしくはせん妄（delirium）もしくは重大な心理学的苦痛と結び付いた重大な吐き気（nausea）ないし呼吸の低下といったような複合的徴候である．難治性の徴候がなければ，緩和的鎮静のための適応はない．

緩和的鎮静のための条件は，1週間ないし2週間以内に患者の死が予測されるべきこと，である．緩和的鎮静の事案においては，人工的な水分補給もしくは栄養分補給が何ら行われないであろうということが想定されている．患者の大多数は，緩和的鎮静が開始されて数日内に死亡する時点では，もはや飲食をしない

(3日以内が85％, 7日以内が98％).

　水分を飲み続ける患者は, 概してずっと後になって死亡する. 緩和的鎮静の下にある患者のための人工的な水分補給は, 意味のない治療と考えられている. なぜなら, 水分補給は, 苦痛を引き伸ばし, そして, 水腫 (oedema), 疼痛, 気管支分泌作用 (bronchial secretion) の増幅, 尿の生成ないし失禁の増幅による苦痛を増幅するかもしれないからである. その治療の対象と適用される手段との間には, もはや合理的な比例性 (reasonable proportionality) は存在しない. それゆえ, 水分補給をしないことは, 適切な治療であると考えられる」[*24].

　かくして, このガイドラインは, 緩和的鎮静を行う際に注意深く行うこと, および本人と近親者へのインフォームド・コンセントをしっかり確保することを条件に, 一般に承認されるに至っており, 何よりも, オランダ王立医学会と高等検察庁検事長会議とでガイドラインの扱いについて協議がなされ, しかも2007年3月15日に, 同検事長会議が, 緩和的鎮静に関するガイドラインにおいて定められた要件が充足されれば訴追を行わない, という見解[*25]を打ち出した点は, 政策的にみても参考になる. 日本でも, 人工延命措置の中止の問題等において, この手法をとることができるのではなかろうか.

　(3) オランダでは, 5年に1度ほど, 安楽死等審査法の評価に関する調査を行っている. ここでは, 2005年に実施された第4次評価の分析を中心に概略をみておこう[*26]. 個別の地域審査委員会の報告書とは異なり, オランダ全国の安楽死の実施状況が正確にわかる点で実に興味深い. ちなみに, タックの分析によれば, 2005年には, 5つの地域審査委員会が, 1,933件 (2006年は1,923件) の生命終結の申告を受理した. 1,765件 (2006年は1,765件) の申告が安楽死に関係するものであり, 143件 (2006年は132件) の申告が自殺幇助に関係するものであり, また, 25件 (2006年は26件) の事案においては, 申告は, 安楽死と自殺幇助の両方に関係するものであった. 申告のほとんどは, 一般医 (general practitioners) によってなされたものである (1,697件：2006年は1,692件). その内訳は, 170件 (2006年は151件) が病院勤務の専門医からのものであり, また, 66件がナーシング・ホームの勤務医からのものであった (2006年は80件). がんが群を抜いて安楽死を行う最も重大な疾患であることが判明しており, 1,713件 (2006年は1,656件) であり, 心臓および血管疾患が23件 (2006年は55件), 神経系疾患が85件 (2006年は106件), 肺疾患が29件 (2006年は64件), その他の (全) カテゴリーが83件 (2006年は42件) で

あった．1,585件（2006年は1,528件）というほとんどのケースにおいて，生命終結は患者の自宅で行われており，159件（2006年は145件）が病院で，72件（2006年は70件）が，例えば，ホスピス等のその他の場所で行われている．2004年には，1,886件の申告があり，そして2005年および2006年には，申告数が微増した[*27]．

さて，2005年に，要請に基づく生命終結の実践の第4回目の国家的規模の評価が実施されたが[*28]，その評価は，医療上の生命終結の意思決定，同法の機能および効果，同法の射程範囲に関する医師の意見，および様々な生命終結の意思決定の区別に焦点を当てたものである[*29]．

その評価調査から，タックは，2つの主な結論を導くことができるとしている[*30]．
1) 安楽死および自殺幇助のパーセンテージは，Box 1 および Box 2 で示されているように，著しく減少した．
2) 申告のパーセンテージは，明確に増加し，2005年には，すべての安楽死および自殺幇助の80.2%が報告された．第1次評価と第4次評価との間を比較して見ると，1990年の40.7%から1995年には40.7%，2001年には54.1%へと申告のパーセンテージが増加した．

表12-1　安楽死・自殺幇助・緩和的鎮静の割合

Box1　医療上の生命終結の意思決定	2001	%[*]	2005	%[*]
― 要請に基づく生命終結	3,500	2.6	2,325	1.7
― 自殺幇助	300	1.2	100	0.1
― 明示的要請のない生命終結	950	0.7	550	0.4
― 苦痛・症状緩和が副作用として死期を早める	29,000	21	33,700	25
― 延命治療の中止	28,000	20	21,300	16
Box2　緩和的鎮静（セデーション）	2001	%[*]	2005	%[*]
― 医療上の生命終結の意思決定を伴うもの	8,500	6.0	9,700	7.1
― 医療上の生命終結の意思決定を伴わないもの	なし		1,500	1.1

[*]オランダにおける全死亡の%

タックの分析によれば，この評価は，以下のようになる．
「安楽死の割合の増加は，医師たちが安楽死を行うことにより躊躇しているという事実の結果ではなく―安楽死の全要請の3分の1で医師はその要請に好意的に対応している―，疫学的要因の結果である．毎年の死亡者数は徐々に減少し

つつあり，また，80歳以上で死亡者の割合は増加しつつある．80歳以上の人々では，要請に基づく生命終結の割合は非常に小さい．さらに，緩和的鎮静のケースの増加は，安楽死の割合の減少と関係がある．〔緩和的〕鎮静は，事前に安楽死を要請した80歳以下のがん患者にとって，ほとんど共通に行われるものであった．

申告の割合の急激な増加は，部分的には，いかなる医療行為が生命終結として考えられるか，ということに関するより明確な見解の結果である．2005年に，バルビツール塩酸（barbiturates）のような神経・筋弛緩剤（neuro-muscular relaxants）を睡眠薬と組み合わせて用いる内容の医療の99％は，安楽死として申告されている．2001年にはこのカテゴリーで，74％しか申告されていなかったのである．

本調査は，初めて，申告されなかった理由に関するデータを提供している．すなわち，相当の注意（due care）の全基準を充足したか否か疑わしいがゆえに申告しない医師，および訴追を恐れているがゆえに申告しない医師は，ほとんどいないのである．

評価研究が明らかにするところによれば，医師の20％は，催眠剤（opiates）および鎮静剤（sedatives）を用いた医療が安楽死ではなく，苦痛緩和ないし緩和的鎮静であるがゆえに，要請に基づく生命終結を申告していないのである」[*31]．

かくして，オランダでは，諸外国から批判を受けた「滑りやすい坂道（slippery slope）」の懸念は事実に合致していないという認識が強い[*32]．さらに5年を経て，2010年にも5度目の国家的規模の評価が行われたが，結果はしばらく公表されていなかった．世界が注目しているので慎重に分析する必要があるというのが遅延の理由である．ようやく2012年夏にその評価結果が公表された．2012年8月21日から23日にかけての現地調査で確認したところによれば，任意的安楽死の数は，全死亡数の2.8％になった．ちなみに，2001年にはその割合は2.6％，2005年には1.7％であった．したがって，2001年当時に近づいたことになる．安楽死を要請する患者の割合は，2005年には全患者死亡数の4.8％だったのが，2010年には6.7％になっている．医師たちが安楽死を容認する割合も，2005年には37％だったのが，2010年には45％になっている．オランダでは，安楽死法の定着により，緩和的鎮静との選択が明確に可能となり，医師・患者間の信頼関係が強くなったとして，この結果を好意的に受け止めている．

4　ベルギーとルクセンブルクへの影響

　オランダの安楽死等審査法は，ベネルクスの他の国，すなわち，ベルギーとルクセンブルクにも大きな影響を及ぼした．簡潔に両国の法制度をみておこう．

　(1) ベルギーでは，オランダの動向に刺激を受けて，議会および生命倫理に関する連邦諮問委員会（Federal Advisory Committee on Bioethics）でわずか3年間議論しただけで，2002年5月28日に「安楽死法（La loi du 28 mai 2002 relative à l'euthanasie）」[*33]が成立し，同年施行された．2005年に1部補足され，3条の2が追加されたので，それを加えると，安楽死法は，全17か条に亘る条文から成っている．オランダとの共通点も多いが，異なる特徴点は，第3章に「事前の宣言（déclaration anticipée）」を認める規定を置いて4条で詳細に規定しており，患者の直近の明示的要請を要件としていない点が挙げられる．また，自殺幇助について規定していない点も特徴である．さらに，オランダは5つの安楽死地域審査委員会を置いているが，ベルギーは1つの全国審査委員会しか置いていない点も特徴である．なお，2002年6月14日に「緩和ケアに関する法律（14 JUIN 2002—Loi relative aux soins palliaifs）」[*34]も成立し，同年施行されている点も挙げておきたい．全10か条に亘るこの法律により，緩和ケアを受ける権利を保障しようというものであり，安楽死と緩和ケアとの関係を補完するものとして注目される．

　安楽死の届出件数は，2002年24件，2003年235件，2004年347件，2005年383件，2006年428件，2007年495年，2008年704件，2009年822件，という具合に増加傾向にあり，2012年8月20日の現地調査によれば，安楽死実施により医師・患者関係が良好であるという[*35]．

　(2) 他方，ルクセンブルクでは，やや遅れて，2009年3月16日に，「緩和ケア，患者の事前指示および死の看取りに関する法律（Loi du 16 mars 2009 relative aux soins palliatifs, à la directive anticipée et à l'accompagnement）」と「安楽死および自殺幇助に関する法律（Loi du 16 mars 2009 sur l'euthanasie et l'assistance au suicide）」が成立し，同年施行された．議論自体は20年間なされたが，アンリ（Henri）大公が拒否権を行使するなど，成立に時間がかかり，憲法改正にまで至ったという経緯がある[*36]．

　ルクセンブルク安楽死法は，全16か条に亘るが，その特徴は，4条3項にある．すなわち，安楽死の不可罰性は，当該要請が明示的である場合のみならず，

それが安楽死に関する患者の事前指示（"Disposition de fin de vie"）からもたらされた場合についても当てはまるのである．このことは，まず第1に，医師が重大な不治の疾患を確認することを前提としている．第2に，患者は，意識を喪失していなければならない．最後に，現在の学問水準に基づく意識喪失〔の状態〕に照らして，不可逆的な医学的症状が問題とならなければならない[*37]．本法は，まだ歴史が新しいので，その実態についての評価はなされていない．

5　オランダにおける尊厳死

(1)　オランダでは，安楽死論議が熱気をもって議論されたのに対して，人工延命治療の差控え・中止（尊厳死）の問題は，あまり議論されていない．裁判例としても，スティニッセン事件に関する1989年10月31日のアーネム高等裁判所判決[*38]があるにすぎない．本件は，スティニッセン（Stinissen）夫人（当時32歳）が，1974年3月30日，帝王切開のために入院中，手術のための麻酔不足とその後の致命的な低酸素症の結果，絶望的な昏睡状態に陥り，意識が回復しないままナーシングホームに滞在していたところ，1980年12月に深昏睡で植物状態と認定され，Gチューブにより栄養分・水分の補給を受けていたが，後見人たる夫が，妻の人工栄養・水分補給を中止するよう民事訴訟を起こしたという事案である．第1審は，原告の請求を認めなかった．原告の控訴に対して，第2審のアーネム高等裁判所は，医療専門職グループの間には不可逆的な昏睡患者に対する栄養・水分の人工的投与が医療行為として無意味であるということに関して支配的見解は存在せず，専門職的な医療的基準に従って判断すれば医療的に無意味な行為が語られる場合があるとしても，水分・栄養分の投与の中止は本件では許容されない，と判示した[*39]．もっとも，本判決では，「なるほど高裁はスティニッセンの治療に当たる主治医たちの生きている医学的見解に従えば，栄養と水分の中止を許容することはできないとしたのであるが，それは栄養の人工的な投与が医療行為に属するものか，それとも看護行為に属するものかについて支配的な医学的見解が確認できない状況では，『現実に患者を担当する医師たちの医療倫理的な判断』に委ねなければならないとした」ということであり，結局，1990年1月8日から夫人の人工栄養の投与は絶たれ，同年1月19日に死亡した[*40]．かくして，本判決は，「人工栄養の投与の中止問題に最終的な解決策を与えたわけではなかった」[*41]．

(2) スティニッセン事件を契機に，オランダでは，専門家の間でこの問題が相当に議論された．1991年にオランダ医師会は，『長期昏睡患者』という討議ノート（中間報告）を公表してこの問題に関する広い討議を喚起し，1994年には保健審議会が厚生大臣に対して『植物状態患者』と題する勧告書を提出したが，いずれも，「事情次第では栄養・水分の人工的な補給の中止も無意味な医療の中止として正当化され得るとした」[*42]．

その後，1997年に，オランダ医師会の最終報告書『意思無能力の患者の生命終焉をめぐる医療行為』[*43]が公表された．そこでは，詳細なデータ分析と法的・倫理的な検討に基づいた提言がなされている．その提言の骨子は，①医療技術の発展に照らして，医療の正当な目的があり，その手段が相当である場合には，「疑わしきは行え」の医療倫理原則に従って，最大限の治療を行う道徳的な根拠があるが，医療の本来の目的が実現できないときには，治療継続の根拠に欠ける．②持続的植物状態患者には意識的な体験も苦しみもないが，それだけの理由で治療を続行する正当性はなく，積極的な効果が将来的に期待できる場合には継続の正当性がある．③長期植物状態患者は人工的に延命されているのであって，本来は死の過程にあるものと考えられ，回復の不可能性が確証された場合の治療の中止は積極的な殺害と異なり，本来の死因は患者の病気である．④栄養・水分の人工的な投与は，他の生命維持治療と区別されず，これらの医療は，機能回復の有無など現実的な医療目的を達成する手段として利用できる場合にのみ正当化できる．⑤延命治療がもはや正当化されない時点として，非外傷では6か月，外傷では12か月が指針となる[*44]．

以上のオランダ医師会の最終報告書の提言は，賛否両論があったものの，一般的に受け入れられているようである[*45]．その後，特に大きな問題や事件も起きていないようである．もっとも，認知症患者をめぐる問題は，他の国々と同様，なお残されているようである[*46]．安楽死の問題と異なり，尊厳死の問題については，法律ではなく，ガイドラインで対応している点が興味深い．

おわりに

以上，オランダの安楽死と尊厳死について論じてきたが，特に安楽死の問題について，強力な自律意識に支えられて立法化を先駆け，しかも徹底した情報開示により透明性を維持しつつ実践していることが明らかになったと思う．もちろ

ん，それにもかかわらず立法化には，大きな問題があることは否定できないが，そのプロセスには学ぶべきところもある．今後も，オランダの動向を注視していきたい．

[早稲田大学大学院法務研究科教授]

【注】
*1 その主な成果として，ペーター・タック，甲斐克則編訳，2009『オランダ医事刑法の展開―安楽死・妊娠中絶・臓器移植』慶應義塾大学出版会を挙げておく．また，現代の状況については，長年の友人であるタック教授による情報のほか，ロッテルダムのエラスムス大学医学部アグネス・ヴァン・デル・ハイデ（Agnes van der Heide）准教授より，2度のロッテルダム訪問時および2度の来日の際に情報提供をしていただいた．特に，2012年3月27日（京都大学）および28日（早稲田大学）に開催された国際シンポジウム「ベネルクス3国安楽死法の比較検討」では，実に正確かつ質の高い議論が展開され，参考になった．なお，山下邦也教授の遺作『オランダの安楽死』（2006年・成文堂）も随時参照．

*2 以下の叙述は，Peter J. P. Tak, Essays on Dutch Criminal Policy, 2002, p.62ff. のChapter 3: Euthanasia（タック，甲斐編訳・前掲*1，第1章6頁以下「オランダにおける安楽死論議の展開」）による．各判決文および関連資料は，タック教授より以前に随時いただいたものである．また，山下・前掲*1，75頁以下に判例の詳細なフォローがある．なお，Raphael Cohen-Almagor, Euthanasia in the Netherlands: The Policy and Practice of Mercy Killing, 2004; Marc Groenhuijsen & Floris van Laanen, Euthanasia in the broader framework of Dutch penal policies, in Marc Groenhuijsen / Floris van Laanen (ed.) Euthanasia in International and Comparative Perspective, 2006, p.195ff.; Raphael Cohen-Almagor, Euthanasia in the Netherlands − The Policy and Practice of Mercy Killing, 2004 参照．いずれもオランダで出版された本であるが，後者の本では，私も日本の安楽死について寄稿している．See Katsunori Kai, Euthanasia in Japanese law, ibid. p.187ff.

*3 Tak, op. cit. note 2, p.63（タック，甲斐編訳・前掲*1，8頁）．
*4 Tak, op. cit. note 2, p.63f.（タック，甲斐編訳・前掲*1，8-9頁）参照．
*5 Tak, op. cit. note 2, p.64f.（タック，甲斐編訳・前掲*1，10頁）参照．なお，山下・前掲*1，90頁以下参照．
*6 Tak, op. cit. note 2, p.64f.（タック，甲斐編訳・前掲*1，11頁）参照．なお，山下・前掲*1，6頁以下参照．
*7 Tak, op. cit. note 2, p.65f.（タック，甲斐編訳・前掲*1，11-12頁）参照．
*8 Tak, op. cit. note 2, p.66f.（タック，甲斐編訳・前掲*1，12-13頁）参照．特にシャット事件については，山下・前掲*1，183頁以下参照．
*9 Tak, op. cit. note 2, p.67（タック，甲斐編訳・前掲*1，13頁）参照．
*10 Euthanasie, Rapport van de Staatscommissie, Staatsuitgeverij, 1985. この報告書の詳細については，山下・前掲*1，67頁以下参照．
*11 Medische beslissingen rond het levenseinde [Medical decisions concerning the end of life], Sdu, 1991.
*12 Tak, op. cit. note 2, p.72（タック，甲斐編訳・前掲*1，18頁）．

*13 Tak, op. cit. note 2, p.73（タック，甲斐編訳・前掲*1, 18頁）．
*14 Tak, op. cit. note 2, p.74（タック，甲斐編訳・前掲*1, 19頁）．
*15 Tak, op. cit. note 2, p.75（タック，甲斐編訳・前掲*1, 20頁）．詳細については，pp.75-77, 甲斐編訳・前掲*1, 20-23頁参照．
*16 Tak, op. cit. note 2, pp.85-86（タック，甲斐編訳・前掲*1, 32頁）．
*17 Tak, op. cit. note 2, pp.86（タック，甲斐編訳・前掲*1, 32-33頁）．
*18 安楽死等審査法の全訳については，タック，甲斐編訳・前掲*1, 40-48頁で翻訳しておいたので参照されたい．なお，山下・前掲*1, 233頁以下参照．
*19 本件および緩和的鎮静の問題については，Peter J. P. Tak, Palliative Sedation and Euthanasia in the Netherlands（タック，甲斐編訳・前掲*1, 第2章「オランダにおける緩和的鎮静と安楽死」49頁以下）による．
*20 タック，甲斐編訳・前掲*1, 51頁．
*21 タック，甲斐編訳・前掲*1, 52頁．
*22 G. van der Wal A. van der Heide, B.D. Onwuteaka-Philipsen, Medische besluitvorming aan het einde van het leven. De praktijk en de toetsingsprocedure euthanasie (Medical decisions at the end of life. Practice and review procedure euthanasia), Utrecht, De Tijdstroom, 2003, pp. 75-101.
*23 KNMG – richtlijn palliative sedatie (Guideline palliative sedation), Utrecht, December 2005. この報告書も，タック教授からいただいたものである．
*24 タック，甲斐編訳・前掲*1, 54-56頁．
*25 Directive of the Board of Prosecutors General on prosecution decisions related to termination of life on request, 15 March 2007, Staatscourant 2007, 46.
*26 この評価については，Peter J. P. Tak, Five Yars after the Adoption of the Dutch Termination of Life on Request and Assistance in Suicide (Review Procedure) Act（タック，甲斐編訳・前掲*1）第3章「オランダの要請に基づく生命終結および自殺幇助（審査手続）法採択から5年を経て」59頁以下）による．
*26 タック，甲斐編訳・前掲*1, 61-62頁．
*27 B. D. Onwuteaka-Philipsen et.al., Evaluation of the Termination of Life on Request (Review Procedures) Act, The Hague, May 2007, p.311ff. ただし，原文は未見である．
*28 See A. van der Heide et al., End of Life Practices in the Netherlands under the Euhanasia Act, The New England Journal of Medicine 356:19 (10 May 2007), p.1957-1965. この論文の要約として，石川悦久・飯田亘之，2008「安楽死法施行下における終末期医療（要約）」飯田亘之・甲斐克則編『終末期医療と生命倫理』太陽出版，270-273頁参照．その詳細については，ハイデ准教授に2度に亘り直接聞く機会があった．本稿では，タック教授の原稿とハイデ准教授の原稿および彼女からのヒアリングによる．
*30 以下の点は，表12-1を含めて，タック，甲斐編訳・前掲*1, 70-71頁による．
*31 タック，甲斐編訳・前掲*1, 70-71頁．
*32 タック，甲斐編訳・前掲*1, 72-73頁．ハイデ准教授も，前掲*1のベネルクス3国安楽死シンポジウムにおける講演「オランダとベルギーにおける安楽死と医師による自殺幇助（Euthanasia and physician-assisted suicide in the Netherlands and Belgium）」で，その旨を強調された．
*33 この法律の邦訳については，前掲*1のベネルクス3国安楽死シンポジウムにおいて配布された本田まり氏の訳参照．

*34 この法律の邦訳についても，前掲＊1のベネルクス3国安楽死シンポジウムにおいて配布された本田まり氏の訳参照．
*35 前掲＊1のベネルクス3国安楽死シンポジウムにおけるベルギー・ブリュッセル大学のリュック・デリエンス(Luc Deliens)教授の講演(福山好典・天田悠・甲斐克則訳)「安楽死：ヨーロッパおよびベルギーにおける態度と実務(Euthanasia:attitude and practices in Europe and Belgium)」において示されたデータおよび講演内容，さらには2012年8月20日の現地調査による．
*36 この経緯については，前掲＊1のベネルクス3国安楽死シンポジウムにおけるルクセンブルク大学のシュテファン・ブラウム(Stefan Braum)教授の講演(甲斐克則・天田訳)「ルクセンブルクにおける臨死介助—新法の成立，解釈および実務(Sterbehilfe in Luxemburg: Genese, Dogmatik und Praxis des neuen Gesetzes)」比較法46巻3号(2013)掲載予定参照．また，ルクセンブルク安楽死法の邦訳として，同シンポジウムにおいて配布された小林真紀准教授の訳参照．
*37 ブラウム，甲斐・天田訳・前掲＊36による．
*38 本件の判決文は未見であり，もっぱら，山下邦也，2003「持続的植物状態患者と人工栄養の問題—オランダにおける議論を中心に」『香川法学』17巻3号，1頁以下による．
*39 山下・前掲＊38，6-13頁参照．
*40 山下・前掲＊38，13-14頁参照．
*41 山下・前掲＊38，16頁．
*42 山下・前掲＊38，4頁．
*43 KNMG, Medisch handelen rond het leveseinde bij wilsonbekwame patienten. Commissie Aanvaardbaarheid levensbeeindigend handelen Koninklijke Nederlandsche Maatschappij tot bevordering der Geneeskunst, 1997. 本報告書については，山下・前掲＊38，39頁以下による．
*44 山下・前掲＊38，47-48頁．
*45 議論の詳細については，山下・前掲＊38，49頁以下参照．
*46 この問題の詳細については，山下邦也，1998「重度痴呆症患者の最期の生活段階における諸問題—オランダにおける議論と実際を中心に」『香川法学』18巻1号，1頁以下参照．

第13章

延命治療の中止に関する韓国大法院判決について

金　亮完

はじめに

　周知のように，2009年5月21日に韓国大法院は，延命治療の中止が認められるための要件—患者が回復不可能な死亡の段階に至っており，延命治療の中止を望んでいたという事前指示があるか，それがないにしてもその意思を推定することができる場合—を明らかにした．韓国においては，本件以前にも，脳浮腫により人工呼吸器を装着していたものの，治療を受ければ回復の可能性が高かった夫について，経済的負担を理由に退院を求めた妻が殺人罪で有罪とされ，妻の求めに応じた医師らが殺人幇助罪で有罪とされた，いわゆる「ボラメ病院事件」[*1]があった．医療界では，医療慣行上容認されてきた「医学的勧告に反する退院（discharge against medical advice：DAMA）」と延命治療の中止に関する区別が明確でないこともあり，延命治療の中止について消極的な立場をとっていた[*2]．本件とボラメ病院事件とは，事実関係が異なっており（前者は延命治療の中止，後者はDAMAに係る事案といえる），本件をボラメ病院事件の射程内と考えるには検討を有する（本章では立ち入らない）といえるが，生命の絶対的保護という価値基準から考えれば，本大法院判決も，患者に死をもたらすことになる延命治療の中止については，消極的な結論をとることも可能であったと考えられる．にもかかわらず，本大法院判決は，この種の問題を取り扱う立法のない状況の下，延命治療の中止を認めるための要件をはじめて明らかにした点で，大変重要な意義を有するものである．

　本章では，大法院判決に至る経緯（1節）および大法院判決（2節）の詳細を紹介するとともに，大法院判決の意義を検討する（3節）こととしたい．

1 大法院判決までの経過

1.1 事実関係

第1審および控訴審の認定した事実を総合すると，患者の状態および患者が生前に表明していた意思の内容は，下記のとおりである．

1.1.1 患者の状態

A（被上告人・被控訴人・原告）は，2008年2月18日，肺癌発症の有無を確認するため，F病院（上告人・控訴人・被告）において気管支内視鏡による肺腫瘍の組織検査を受けていたところ，出血多量による心停止が発生したため，医師らが心臓マッサージ等を実施し，心肺機能を回復させて人工呼吸器を付けた．同月22日頃に行われた検査では，自発呼吸および瞳孔反射がなく瞳孔不同（anisocoria）の発現が観察され，瀰漫性脳浮腫と診断された．同月25日頃に行われた神経学的検査では半昏睡状態（semicoma）と診断され，4月18日に行われた脳波検査でも深刻な瀰漫性脳機能異常の所見が出され，7月3日頃の検査ではAの意識状態が悪化しつつあると診断された．2008年10月頃に行われた鑑定では，瞳孔が収縮した状態で光に対する反応および自発運動がほとんどなく，痛みに対する収縮程度の反応が観察され，MRI検査の結果，瀰漫性脳損傷が観察された．また，他の医療機関で行われた鑑定においても，自発呼吸，刺激に対する腕と脚の反射以外に表情および眼球の反応がなく，バビンスキー徴候（Babinski sign）も両側が非正常であった．脳MRI検査の結果では，脳が全体的に著しく萎縮しており，大脳皮質が破壊されている上，脳幹および小脳も深刻な損傷により萎縮しているが，脳幹および視床の散発的な働きにより，瞬きと腕および脚の反射的な運動があると診断された．このようなAの容態について，Aの担当医は，Aが遷延性植物状態（Persistent Vegetative State：PVS）にあり，意識を回復する可能性は5％未満であるとの見解を示し，鑑定医らも，Aの意識回復の可能性は皆無に近いとの見解を示していた．

1.1.2 患者の生前の意思表示

入院する前のAは，敬虔なキリスト教信者として，2005年に同人の夫が心臓疾患により死亡するに際しても，数日間の延命を可能とする気管切開術を拒否して夫を自然に死に至らしめたことがあり，当時，家族に対しても，「私に万が一

のことがあっても呼吸器は付けないでほしい」「機械による延命は望まない」と述べ，さらに，テレビ等で患者が病床に伏して周りの者からの看病を受けながら生き延びる場面を視たときも，「あのように人にご迷惑をかけてまで生きたくない」と述べている．また，十数年前に交通事故により腕に傷跡が残ったときも，他人に見られることを嫌って真夏にも長袖の服を着ていた．

1.2　仮処分決定・第1審および控訴審判決

　Aおよび同人の子であるBないしEは，F病院に対し，医療過誤訴訟を提起する一方，Aは，Eを韓国民事訴訟法上の特別代理人[*3]として，意識の回復が不可能な状態にあるAに対して行われている治療は健康を増進させるものではなく，単に生の徴候を延長させるものにすぎない無意味なものであるところ，Aは，憲法の保障する人間としての尊厳と価値および生命権から導かれる自己決定権に基づいて治療の中止を決することができ，生前Aは延命治療を拒否して自然に死を迎えたいとの意思を表明していたとして，人工呼吸器の除去を求めた．BないしEは，Aに対する治療については家族であるBないしEの権利および利害関係をも考慮されなければならないところ，人工呼吸器を付け続けることは，Bらに大きな経済的・精神的苦痛を強いるものであり，人間としての尊厳と価値，幸福追求権，平等権，良心の自由，健康権および財産権等を侵害するものであるから，BないしEも，独自に人工呼吸器の除去を求める権利を有するとして，人工呼吸器の除去を求めた．他方，AないしEは上記の請求を本案として，人工呼吸器の装着，薬物投与および栄養供給などの一切の延命治療の中止を求める仮処分を申し立てた．

1.2.1　仮処分決定

　仮処分決定[*4]は，延命治療の中止に関する自己決定権について，「……医療行為における自己決定権，すなわち患者自らが医療行為の始期と終期を決定し，治療方法を選択する権利が認められるとしても，それがすでに進行している治療を中断するものとして，治療を継続しないことにより，単に患者の回復が遅れ，または生命に危険のない程度に容態が悪化するものと予測されるにとどまらず，患者が死亡し，または患者の生命を短縮させる可能性が相当程度高まる結果に至るような場合には，そのような自己決定権を認めることは，つまるところ生命に対する放棄権または処分権を認めるものと変わらないといえるところ，憲法の保障

する絶対的な生命保護の原則に鑑みたとき，そのような場合にまで医療行為に対する患者の自己決定権が無制限に認められるとみることはできない［中略］治療を中断すれば，患者が死亡し，または患者の生命を短縮させる可能性が相当程度高まるような場合にも，憲法上の生命権に基づいた自己決定権から，治療の中止を選択する権利が直接導かれるということはできない」と判示し，申立てを却下した．

1.2.2 第1審判決

　本案である第1審判決[*5]は，延命治療の中止に関する自己決定権について，「……人間の尊厳は，生命権をその基礎とするものではあるが，健常な状態で生存している間のみならず，その生を全うして死を迎える過程および死の瞬間にも具現されなければならない究極の価値であり，とりわけ医学の発達がもたらした医療装置による生体機能の維持および延命が可能となった今日においては，延命治療が，回復可能性のない患者に肉体的苦痛のみならず，植物状態に陥って意識のないまま延命されなければならないという精神的苦痛の無意味な延長を強いる結果をもたらすこととなり，かえって人間の尊厳と人格的価値を害し得るといえる．そのような場合には，患者において，生と死の境目において自然に死を迎えることが人間の尊厳と価値により符合し，死を迎える利益が生命を維持する利益よりもより大きいというべきである．したがって，意識不明の植物状態にあって人工呼吸器に依存して生命を維持している患者は，①治療を続けたとしても回復可能性がないために治療が医学的に無意味であり，②患者が事前にした意思表示，性格，価値観，宗教観，家族との親密度，生活態度，年齢，期待生存期間，患者の状態等を考慮して患者に治療中止の意思が推定される場合には……延命治療を望まず，人工呼吸器の除去を求める患者の自己決定権の行使は制限されず，医師はこれを拒否することができないとみるのが相当である（これによる人工呼吸器の除去行為は，救急医療を中断する正当な事由[*6]があるものとして，医師は民・刑事上の責任を負わないというべきである）」（傍点筆者）．そして，①の要件については，1.1.1で述べた患者の状態からすれば，Aは回復可能性のないものと認められるから，同人に対する人工呼吸器の装着は，医学的に無意味な治療であり，②の要件については，1.1.2で述べたAの意思表示の内容からすれば，延命治療をせず，自然に死を迎えたい意思表示をしたものと認められるとして，Aの請求を認容した（ただし，仮執行宣言は付していない）．とりわけ上記の傍

点部分は，延命治療の中止を求める法律上の根拠を，救急医療に関する法律 6 条 2 項にいう「正当な事由」に求めるものであるが，この点は 1.2.3 で述べるように控訴審で否定されることになる．

他方，B ないし E の請求については，「……患者の家族が当該患者に対する延命治療により経済的・精神的苦痛を被っているとしても，それに関する立法のない限り，他人の生命を短縮させる結果をもたらす治療の中止を求める独自の権利を有するとみることはできない」として，同人らの請求を棄却した．

1.2.3　控訴審判決

第 1 審被告の控訴の申立て（B ないし E は控訴していない．）を受けた控訴審判決[*7]は，延命治療の中止に関する法的根拠について，「……原審は，一般に，治療中止の根拠が患者の自己決定権にあるということを認めながらも，延命治療を受けている患者が当該治療の中止によって死に至る場合には，当該患者が救急患者に該当するということを前提に，救急医療を開始した医師は，『救急医療に関する法律』6 条の『正当な事由』がない限り，救急医療を中断することはできないが，自然に死を迎えることが人間の尊厳と価値により符合し，死を迎える利益が生命を維持する利益よりも大きいと認められるような場合には，例外的に同条項の正当な事由があるものとして，延命治療の中止に関する実定法上の根拠を救急医療に関する法律 6 条にいう『正当な事由』の有無に求めている．しかし，延命治療を受けている患者は，延命治療装置の装着により，いったん生命の急迫な危険から脱してもはや救急患者の地位にはおらず，以後は通常の医療行為の対象となったとみることができる．なによりも，回復可能性のない患者に対する延命治療の中止は，救急医療に関する法律 6 条にいう『正当な事由』によらずとも，上記のように人間の尊厳と価値に依拠した自己決定権の行使により可能であるというべきであるから，あえてその実定法上の根拠を同法に求める必要はないというべきである」と判示して，延命治療の中止に関する法的根拠は，憲法上の人間としての尊厳と価値から直接導かれるものであると解した（傍点筆者）．また，控訴審判決は，A に対する治療費が 1 億ウォンを超えている点にも言及している．

第 13 章　延命治療の中止に関する韓国大法院判決について　243

2　大法院判決

大法院判決[*8] は，医療契約に基づく診療義務の内容および延命治療中止の許容基準について述べているが，紙幅の制約上，後者のみを取り上げることとする．

2.1　多数意見
2.1.1　延命治療の中止の法的根拠

医学的に，患者に意識の回復の可能性がなく，命に関わる重要な生体機能の喪失も回復することができず，患者の容態に照らして短時間内に死に至り得ることが明白である場合（以下「回復不可能な死亡の段階」という）に行われる診療行為（以下「延命治療」という）は，その原因となる病状の好転を目的とするものではなく，病状の好転を事実上放棄した状況の下で専ら現状を維持するために行われる治療にすぎないから，それに至っていない場合とは異なる基準によって，治療中止の許否を判断しなければならない．［中略］既に意識の回復可能性を喪失し，もはや人格体としての活動を期待することができず，既に死の過程が開始したとみることのできる回復不可能な死亡の段階に至った後は，医学的に無意味な身体侵襲行為に当たる延命治療を患者に強要することが却って人間の尊厳と価値を害することになるから，そのような例外的状況において死を迎えたいという患者の意思決定を尊重し，患者の人間としての尊厳および価値ならびに幸福追求権を保護することが社会通念に符合し，憲法の精神にも反しないものというべきである．したがって，回復不可能な死亡の段階に至った後に，患者が人間としての尊厳および価値ならびに幸福追求権に基づいて自己決定権を行使するものと認められる場合には，特別の事情がない限り，延命治療の中止が許容され得る．他方，患者が回復不可能な死亡の段階に至ったか否かは，主治医の所見のみならず，事実の照会，診療記録の鑑定等に顕れた他の専門医の医学的所見を総合して慎重に判断しなければならない．

2.1.2　延命治療中止の意思表示がある場合

患者が回復不可能な死亡の段階に至ったときに備えてあらかじめ医師または医療機関に自己に対する延命治療の拒否ないし中止の意思を表明している場合（以下「事前医療指示」という）には，治療中止の時点における自己決定権の行使で

はないが，事前医療指示をした後に患者の意思が覆ったとみるべき特別の事情のない限り，事前医療指示により自己決定権を行使したものと認めることができる．もっとも，このような事前医療指示は，真正な自己決定権の行使とみるに足りる要件を満たさなければならない．したがって，意思決定能力のなる患者が，医師または医療機関から直接に十分な医学的情報の提供を受けた後，その医学的情報に基づき，自己の固有の価値観に従って真摯に具体的な診療行為に関する意思を決定しなければならず，このような意思決定の過程が，患者自身が医師または医療機関を相手方として作成した書面または患者を診療する過程で上記のような意思決定内容を記載した診療記録等により，診療中止時点において明確に立証することができてはじめて，事前医療指示としての効力を認めることができる．

2.1.3 延命治療中止の意思表示がない場合

他方，患者の事前医療指示がない状態で回復不可能な死亡の段階に至った場合には，患者に意識の回復可能性がないから，もはや患者自身が自己決定権を行使して診療行為の内容の変更や中止を求める意思表示をすることは期待することができない．しかしながら，患者の平素の価値観や信念等に照らし，延命治療を中止することが客観的に患者の最善の利益に符合するものと認められ，患者に自己決定権を行使する機会が与えられたとすれば延命治療の中止を選択したとみられる場合には，当該延命治療の中止に関する患者の意思を推定することができると認めることが合理的であり，社会通念にも符合する．

このような患者の意思の推定は客観的になされなければならない．そこで，患者の意思を確認することのできる客観的な資料がある場合には必ずそれを参考としなければならず，平素患者が日常生活の中で家族，友人等に対してしていた意思表示，他人に対する治療をみて患者が示した反応，患者の宗教，普段の生活態度等を，患者の年齢，治療の副作用，患者が苦痛を被る可能性，回復不可能な死亡の段階に至るまでの治療過程，疾病の程度，現在の患者の状態等客観的な事情を総合して，患者が現在の身体的状況において医学的に十分な情報を提供された場合には延命治療の中止を選択したと認められる場合でなければ，その意思を推定することはできない．

2.1.4 回復不可能な死亡の段階についての判断主体

患者側が直接裁判所に訴えを提起していない場合においては，患者が回復不可

能な死亡の段階に至っているか否かについては，専門医等から構成された委員会等の判断を経ることが望ましい．

2.1.5 本件への当てはめ

担当医，診療記録の鑑定医，Aの鑑定医等の見解によれば，Aは，現在遷延性の植物状態にあり，自発呼吸がなく人工呼吸器により生命が維持されている状態であるから，回復不可能な死亡の段階の段階に入っており，患者の日常生活における会話および現在の状態に照らすと，患者が現在の状況に関する情報を十分に提供されたとすれば，今行われている延命治療を中止したいという意思を推定することができる．

2.2 反対意見

2.2.1 延命治療の中止に関する大法官イ゠ホンフン・キム゠ノンファンの反対意見

生命に直結する診療における自己決定権は，消極的に当該診療ないし治療を拒否する方法により行使することはできても，すでに患者の身体に挿入・装着されている人工呼吸器等の生命維持装置を除去する方法により治療を中止するような積極的な方法により行使することは許されないものである．［中略］ただし，生命維持装置が挿入・装着されている状態であっても，患者が数時間または数日内というように比較的に非常に短い期間内に死亡するものと判断されるような場合には，当該患者が不可逆的に死の過程に入ったものであり，生命維持装置による治療がもはや医学的に意味をなさず，生命の維持・保全にも何ら役に立たないものであるから，このような場合には，生命維持装置を除去し，治療を中止することが許容される．

2.2.2 Aの意思の推定に関する大法官アン゠デヒ・ヤン゠チャンスの反対意見

担当医の意見によれば，患者が回復不可能な死亡の段階に至ったと断定することができず，患者が脳死状態に至っていない遷延性の植物状態であり，余命が少なくとも4ヶ月以上であるところ，このような場合，患者が不可逆的に死の過程に入ったとみることはできない．また，延命治療の中止を患者の自己決定権により正当化する限り，その「推定的意思」は，患者が現に有する意思を客観的な情況から推断できる場合にのみ肯定することができるものであり，多数意見の述べるような「仮定的な意思」のみでは，それを認めることができず，本件におい

ては延命治療の中止に関する患者の推定的意思を認めるだけの根拠が足りない．

2.3 手続きに関する大法官キム゠ジヒョン・パク゠イルファンの意見

　患者の事前指示がない状態で回復不可能な死亡の段階に至った場合，このような状態にある患者は，法律上心神喪失の常態にある者とみなければならない．民法上，心神喪失の常態にある者については，禁治産[*9]の宣告をすることができ，禁治産の宣告があったときは，後見人が置かれるところ［中略］患者の自己決定権による延命治療の中止が許容される場合であるといえども，後見人が禁治産者の生命に関する自己決定権それ自体を代理することはできないから，後見人の意思のみによって当該延命治療の中止が許容されるとはいえない．だとすれば，回復不可能な死亡の段階に至った場合になされる延命治療の継続が禁治産者である患者本人にとって無益であり，人間としての尊厳と価値を害するおそれがあるために，これを中止することが患者本人の利益を保護することになるとしても，このことは禁治産者である患者本人の生命保護に関する法益制限の問題を惹起させるおそれがあるから，民法947条2項[*10]を類推適用し，後見人は，医療従事者に延命治療の中止を求めることが禁治産者の自己決定権を実質的に保障する最善の判断であるか否かについて法院の許可を得なければならず，これについては，家事訴訟法，家事訴訟規則，非訟事件手続法等の規定に従って家事非訟手続により審理判断することができる．なお，このように非訟手続により延命治療の中止に関する法院の許可を得ることができるとしても，患者側が常に非訟手続による許可を得なければならないわけではなく，訴訟手続により既判力ある判決を求めることも可能である．

3　若干の検討

3.1　本判決の判断枠組み

　韓国における延命治療中止の法的根拠をめぐる議論は，大別して，憲法上の人間としての尊厳と価値から導かれる自己決定権のアプローチと，診療契約的アプローチがあり，さらに後者は，延命治療の中止を診療契約の解除の意思表示ととらえ，患者の明示的・黙示的意思表示を探求する考え方と，延命治療の中止による契約目的の不達成に基づく契約解除とみる考え方がある[*11]．契約目的の不達成に基づく契約解除とみる立場は，延命治療の拒否権と診療契約の解除権は性質

を異にするものであり，前者のみでは診療契約の解除を意味するものではないと説く*12．もっともこれらのような診療契約的アプローチをとった場合には，人間の尊厳の具現および自己決定権の尊重という観念は議論の余地すらなくなってしまうとの指摘がなされている*13．

　本判決の多数意見は，医療契約に基づく生命に関わる診療行為の許否と中止について，「自己決定権および信頼関係を基礎とする医療契約の本質に照らし，強制診療を受けなければならないなどの特別の事情のない限り，患者は自由に医療契約を解除することができるというべきであり，医療契約を維持する場合にも，患者の自己決定権が保障される範囲内においては，提供される診療行為の内容の変更を求めることができる［中略］患者がその診療行為の中断を求めた場合，原則として医療従事者はこれを受け入れ，他の適切な診療方法を講じなければならない．しかしながら［中略］患者の生命に直結する診療行為の中止の許否は，きわめて制限的かつ慎重に判断しなければならない」と述べ，自己決定権を契約解除の一事由であることを認める*14とともに，中止の法的根拠を自己決定権に求めている．とすれば，延命治療の中止という自己決定権と憲法上の生命保護原則とが対立することになるが，この対立を克服するための要件として本判決が打ち出したのが，患者が回復不可能な死亡の段階に至っており，延命治療の中止を望んでいたという事前指示がある場合，またはそれがないにしてもその意思を推定することができる場合，である．

3.2　要件の検討

　まず，Aが回復不可能な死亡の段階に至ったことについてであるが，Aは，大法院判決後の2009年6月23日に人工呼吸器が取り外されてから約6ヶ月近く生存し，2010年1月10日に死亡した．結果論ではあるが，アン゠デヒ・ヤン゠チャンス両大法官の反対意見の指摘するように，患者の回復不可能な死亡の段階に至ったとみることはできない事案であったように思われる．結局，「回復不可能な死亡の段階」に至ったことをいかに証明するかという点が問題として残されているといえる．

　また，意思の推定についても，本判決の多数意見の検討は不十分であるように思われる．多数意見は「患者が平素日常生活の中で家族，友人等に対してしていた意思表示，他人に対する治療をみて患者が示した反応，患者の宗教，普段の生活態度等を，患者の年齢，治療の副作用，患者が苦痛を被る可能性，回復不可能

な死亡の段階に至るまでの治療過程，疾病の程度，現在の患者の状態等客観的な事情」を総合して意思を推定する必要があると述べているが，1.1.2で述べたAの意思表示だけをもって延命治療の中止を真摯に求めていたと推定することに対しては，やはり疑問の残るところである．反対意見も指摘するように，Aの夫の延命治療についての発言だけが延命治療について直接言及したものであるといえるが，果たしてそれが自己の運命についての継続的かつ熟慮の末での結論であるかも，疑問の余地があろう．また，意思の推定はどこまで認められるか，それを認めるとして，当該意思の確認をどのような手続で行うか―民事訴訟によるべきか，非訟手続によるべきか―も今後の検討課題であると思われる．

3.3 本判決が残した課題

本判決の射程は，事案の重大性に鑑み，できるだけ制限的に考える必要があろう．この点からすると，まず，本件が意思能力を有していたが，その後それを失った成人患者に係る事案である点で，当初から意思能力を有しない，または不十分な患者には及ばないものであり，また，延命治療の中止の方法についても，人工栄養補給を中止したアメリカのクルーザン事件やシャイボ事件と違って，人工呼吸器の除去に限られるものと考えられる[*15]．

上記3.2で検討した問題のほかに，経済的弱者の保護に関する言及がない点も問題であるように思われる．控訴審判決は，患者の家族らの経済的負担を判決の中で言及しているが，そのような検討が必要であったかは甚だ疑問である．経済的負担のために死を急ぐこともあり得ることを考えれば，患者の家族の経済的負担は患者の意思を推定するための資料にはなり得ないのであり，経済的弱者に対する保護策が不十分であるといえる．

韓国の保健福祉部が一般国民1,000人を対象として2011年に実施した調査結果[*16]によれば，無意味な延命治療の中止に賛成する意見が72.3％とされる．その理由として，「家族にとって苦痛（69.4％）」，「苦痛だけを与える治療（65.8％）」，「経済的負担（60.2％）」が挙がっている．これに対し，反対の理由としては，「生命の尊厳からすると人為的に死に至らしめることはできない」とするものが54.5％と最も多かった．

さらに，韓国保健医療研究院は，各界の専門家と共同討論会を開催し，無意味な延命治療の中止に関する基本原則（以下「基本原則」と略する．）をとりまとめている[*17]．それは，「基本原則」・「医学的判断」・「自己決定権関連」・「病院倫

理委員会関連」の4つの部分からなる．「基本原則」では，①回復の可能性のない末期患者に対する，単に最期の瞬間を延長するだけの無意味な延命治療は中止され得る，②安楽死および医師の助力による自殺は許されない，③関連制度が着実に社会に定着するためには，社会保障制度の強化，ホスピス─緩和医療制度に対する支援など，社会・経済的支援の拡大が併せて行われなければならない，という3つの項目を定める．「医学的判断」では，④末期状態の判定は，担当医と当該分野の専門医等2名以上が行わなければならない，という1つの項目を定め，「自己決定権関連」では，⑤医師は，末期患者に対し，緩和医療の選択と事前指示書作成などについて説明し，相談に応じなければならない，⑥栄養・水液の供給と痛みの調節などの基本的な医療行為は維持されなければならない，⑦末期患者が事前指示書を通じて心肺蘇生術あるいは人工呼吸器に対する拒否の意思を明らかにしている場合には，中止され得る，⑧心肺蘇生術あるいは人工呼吸器以外の延命治療について，末期患者は事前指示書を通じて本人の意思を表示することができ，医療陣の医学的判断と患者の価値観を考慮して決定する，という4つの項目を定める．最後の「病院倫理委員会関連」では，⑨医学的判断および価値判断等における不確実性から生ずる問題を最小限にとどめるための安全装置として，病院倫理委員会の役割が重要である．各病院において，医療倫理及び生命哲学分野の外部の専門家等を含む病院倫理委員会が上記の役割を果たすことができるよう，支援，監督及び制度的地位の付与が必要である，という項目を定める．

　以上検討してきたことからすれば，本判決は，韓国における延命治療中止に関する議論に決着を付けたというより，新たな議論の始まりであると評することができよう．

［山梨学院大学法学部准教授］

【注】　　　　　　　　　　（インターネット情報最終閲覧日→2012年8月25日）
＊1　大法院2004年6月24日判決，ソウル高等法院2002年2月7日判決，ソウル南部地方法院1998年5月15日判決
＊2　ノ゠テホン「延命治療中断の許否および許容要件」177頁以下．
＊3　事実上意思能力喪失の状態にある者について訴えを提起する場合にも，特別代理人（旧韓国民事訴訟法58条）の選任を申し立てることができるとした大法院1993年7月27日判決を根拠とするされる（丁哲「尊厳死の法的争点」判例研究24輯1号57頁）．
＊4　ソウル西部地方法院2008年7月10日決定
＊5　ソウル地方法院2008年11月28日判決

*6 救急医療に関する法律6条2項　救急医療の従事者は，業務中に，救急医療の要請を受け，または救急患者を発見したときは，直ちに救急医療を実施しなければならず，正当な事由がなければ，これを拒否しまたは忌避することができない．
*7 ソウル高等法院2009年2月10日判決
*8 大法院2009年5月21日判決
*9 韓国民法の2011年3月7日の改正（法律第10429号・2013年7月1日施行）により，禁治産制度は廃止され，日本の成年後見に相当するような新しい後見制度が始まっている．
*10 2011年改正前の韓国民法947条2項　後見人が禁治産者を私宅に監禁し，または精神病院その他の場所に監禁し治療をするには，法院の許可を得なければならない．ただし，緊急を要する状態であるときは，事後に許可を請求することができる．
*11 ソク=ヒテ「延命治療の中断」医療法学10巻1号287頁以下，キム=チョンス「延命治療に関する契約法的考察」成均館法学21巻3号85頁以下各参照．
*12 キム=チョンス・前掲*11，88頁．
*13 ソク=ヒテ・前掲*11，294頁．
*14 自己決定権を契約解除の事由とした点については，間接適用説に立つものとみる立場がある．丁哲「延命治療中断判決の憲法的検討」法学50巻4号117頁．
*15 ノ=テホン・前掲*2，177頁以下．
*16 韓国保健福祉部「生命の分合い認識度調査」．この調査は，延命治療の中止だけでなく，臓器移植や代理出産などの問題についても，調査項目としている．
*17 韓国保健医療研究院ウェブサイト http://www.neca.re.kr

第14章

中国における安楽死の動向

劉　建利

はじめに

　中国の法学界において，以前は漠然と，安楽死は違法であり故意殺人罪が成立するが，社会的危害が大きくないため，処罰にあたっては軽い刑に処しうるとの見解が通説であった．活発に議論されるようになったのは，1986年6月に陝西省漢中市で起きた事件がひとつの大きなきっかけであった．また，中国では高齢化が進みつつある．最近の統計によれば，2005年につき，65歳以上の人口は1億55万人に達しており，全人口の7.7％を占めている[*1]．さらに，中国では，年間死亡者数は1,000万人弱である．そのうち100万人近くは，極端な苦痛（末期癌などの苦痛）を伴って亡くなっている[*2]．このような社会において，終末期医療の問題が必然的に大きなものとなっていくのは容易に予測できることである．

　とりわけ注目されるのは，最近マスコミが実施した一般世論調査の結果である．その結果によると，上海の老人の72.56％は安楽死に賛成である[*3]．北京では，91％の人が安楽死に賛成し，85％は安楽死について立法化すべきだと思っている[*4]．さらに，1994年以降，何度も安楽死の法制化を求める請願書が全国人民代表大会（日本の国会に相当）に提出されている[*5]．

　本章では，以上の実態を踏まえて，以下，まず，中国における安楽死の意義，形態および発展経緯を概観する．次に，中国の安楽死に関する法制度を紹介する．また，安楽死に関する判例を概観し，若干の考察を加える．さらに，学説の争いを検討し，続いて，安楽死立法化の提案および地方立法機関の意見表明について述べる．最後に，中国の安楽死の全体的な動きを分析し，その問題点を検討する．

1 中国における安楽死の意義，形態および発展経緯

1.1 安楽死の意義と形態

中国において，一般的に，「安楽死は，苦痛を緩和するために，本人あるいは近親者の要求または同意に応じて，適切な方法で，助かる見込みがない瀕死状態に陥った病者の死亡を促進する行為である」[*6]と定義される．

安楽死は，行為方式によって，「作為による安楽死」と「不作為による安楽死」[*7]あるいは，病者の要求の有無により，「自発的安楽死」と「非自発的安楽死」[*8]の2種類に分別されている．だが，安楽死に関する議論においては，論者によって，伝統的な態様のみならず，重度障害新生児，遷延性植物状態病者などという，明示的意思表示がもはや不可能な末期病者のケースも含めて議論されている．さらに，日本のような「尊厳死」という概念は定着しておらず，「医療放棄行為」が，主に「消極的安楽死」という範疇で議論されているといえる．また，中国では，平均的な医療水準が低く，医療保険制度が不十分であるため，「消極的安楽死」はしばしば行われており，法律上いまだ問題とされていない．もっとも議論されているのは，「自発的積極的安楽死」であると思われる[*9]．

1.2 安楽死の発展経緯

中国の敦煌には，唐の吐蕃時期（西暦781-847年）に書かれた「自己詣死」という壁画がある．ある老人が自分の寿命が終わる直前に，家族と告別し，自分で墳墓に行って安らかにこの世を去っていくという内容である．これは，中国で最初の安楽死に関する考え方であると指摘されている[*10]．

1979年，現代の中国において，いち早く安楽死論を紹介したのは，邱仁宗教授の論文「死亡概念と安楽死」である．当該論文は中国の安楽死に関する議論の始まりであるといわれている[*11]．

1986年6月，陝西省漢中市で中国初の安楽死事件が起きた．この事件は，現代的意味での安楽死に関する議論のきっかけになった．

1993年4月，王群などの人民代表大会代表（日本の国会議員に相当）は，初めて安楽死問題に立法で対応するように全国人民代表大会に提案した[*12]．

2003年，漢中市安楽死事件の被告人であった王明成は，末期胃癌の苦痛に耐えられず病院に安楽死を求めたが，拒否され，その後，すべての治療を放棄し，帰宅して間もなく死亡した．このことが報道されると，安楽死は再び社会的に大

きな関心を集めた*13.

2 安楽死に関する刑罰規定

中国では，安楽死に関しては，日本と同じように，これを許容または禁止する特別の法律や命令は存在しない．また，諸外国にみられるような，自殺関与罪および同意殺人罪に相当する規定も存在しない．

しかし，安楽死が行われたときに適用されるべき法律規定は存在する．すなわち，安楽死には，刑法典の定める「故意殺人罪」（232条）*14 が適用される．ただ，情状が軽く，危害が少ない場合には，刑法13条*15 の「犯罪の定義」に該当しないとして正当化を許容する規定との関係が問題となる．

以上の法的枠組みを踏まえて，次に，中国における安楽死に関する判例を分析してみよう．

3 安楽死に関する判例

3.1 陝西省漢中市1991年判決*16

3.1.1 事案の概要

1986年6月，陝西省漢中市の住民女性Hは，症状が悪化し，昏睡状態に陥った*17．6月28日9時頃，Hの息子Sおよび娘Dは，母親Hを安楽死させるように主治医であるAに求めた．Aは，最初頑なに拒否していたが，S，Dの頼みを断りきれず，100ミリグラムの睡眠薬「冬眠霊」の処方箋を作成し，実習看護師Cに，Hに注射するように指示した．さらに，Aは，引継ぎの医師Bに，Hが12時までにまだ呼吸があるならば，もう1本注射を打つように指示して交代した．午後14時頃にSとDの要請を受けたB医師は，100ミリグラムの「冬眠霊」の処方箋を作成し，看護師のDに注射を打たせた．29日午前5時頃，Hは病室で死亡した．

3.1.2 判決

1991年5月17日，漢中市裁判所は，「冬眠霊」は病者の昏睡の度を深め，死亡を促進したが，死亡の直接的原因ではないと認定したうえで，被告人SとAの行為は，被害者Hの生きる権利を奪う故意行為にあたるが，情状が軽く，犯

罪を構成しないとして，無罪を言い渡した．検察は上訴したが，1992年6月25日，陝西省漢中市中級裁判所は無罪を言い渡し，原判決は維持された．

3.2 河南省寧陵県1995年判決[*18]
3.2.1 事案の概要
1994年9月，河南省寧陵県の居民Hは，肝臓癌を患い，末期状態に陥った．同月8日夜，病状がさらに悪化し，激痛に耐えかねた末に，再び夫Kに「安楽死させてくれ」と要求した．Kは，愛する妻Hの苦痛を見ていて耐えきれなかったので，1ボトルの農薬を探してきて，Hに飲ませた．そのため，Hはまもなく死亡した．

3.2.2 判決
寧陵県裁判所は，1995年3月4日，Kの行為は刑法232条の故意殺人罪に該当するが，Hの真摯な要求があり，KもHを苦痛から解放するために安楽死行為を行ったと認定し，故意殺人罪の最低法定刑である有期自由刑3年の判決を言い渡した．

3.3 上海市2001年判決[*19]
3.3.1 事案の概要
2001年4月，上海市の住民である92歳のHは，脳溢血入院中に意識が戻らず，その生命は栄養液で維持されていた．この期間には，67歳の息子Kができるだけ親孝行をし，精一杯介護をした．5月31日，KはHを楽にさせたいと思い，悩んだ末に，電気ショックによって母Hを「安楽死」させた．そして，当日すぐに警察に出頭して自白した．

3.3.2 判決
2001年11月，上海市閔行区裁判所は，この事件を審理し，Kの行為は刑法232条の故意殺人罪に該当すると判断した．Kには，有期自由刑5年の刑が言い渡された．

3.4 江蘇省阜寧県 2005 年判決[*20]
3.4.1 事案の概要
　江蘇省阜寧県の農民 H は，2004 年 5 月に病状が悪化し，激痛によって連続何日間もまったく眠れず，妻にネズミ駆除剤を求めた．妻 K は断れず，ネズミ駆除剤を H に渡した．そのネズミ駆除剤は有効期限が切れていたため，1 時間経ったものの H は死ななかった．そこで，H は妻 K と自分を見舞いにきた友人 Y に，「首つりをしたいので手伝ってくれ」と頼んだ．K と Y は断りきれず，「H を苦痛から解放してやろう」と思い，首つりのためのひもを用意して，H の首を戸の枠にかけたひもにかけた．そして，H は体重をかけて倒れ込み，首をつって自殺した．

3.4.2 判決
　2005 年 7 月，裁判所は，K と Y が「H を助ける」目的で自殺幇助行為を行ったと認めたが，刑法 232 条の故意殺人罪に該当すると判断し，それぞれ K に有期自由刑 5 年，政治権利剥奪 1 年，Y に有期自由刑 3 年，執行猶予 4 年の刑を言い渡した．

3.5 判例の検討
　漢中市判決が被告人に無罪，寧陵県判決が被告人に有期自由刑 3 年，上海市判決が被告人に有期自由刑 5 年，阜寧県判決が被告人に有期自由刑 5 年と 3 年をそれぞれ言い渡したが，結局，上述の 4 つの判例は，有罪と無罪の結論に分かれて，一見相違しているように見える．だが，この 4 つの判例の結論は，著しく不均衡とはいいがたい．なぜなら，事実レベルでの相違があったからである．
　この 4 つの判決は，真正面から安楽死を認めたものとは思われない．だが，1 件が無罪であり，3 件が有罪としながら刑法 232 条の故意殺人罪の非常に低い刑を言い渡した．要するに，裁判所は，安楽死事件を一般の故意殺人と区別して，これを認容する方向にあると思われる．

4　学説の争い

　中国において，学説上の争点は，積極的安楽死の是非にあると思われる．安楽死に賛成する見解は大きく2種類に分けられる．ひとつは，現行刑法に基づいて解釈論のレベルで積極的安楽死を合法化しようとする見解である（形式的安楽死合法論）．もうひとつは，現行刑法において，積極的安楽死が違法であることを認めつつ，実質的違法性がないと主張し，立法によって積極安楽死を認めていく見解である（実質的安楽死合法論）．以下では，順次これら2つの合法論およびこれに対する反対論を述べる．

4.1　形式的合法説およびその批判

　形式的合法論は，現行刑法の枠内で，解釈論のレベルで安楽死の合法化根拠を見いだそうとするものである．その中には代表的な学説が3つあると思われる．

　1つ目の形式的合法説は，中国刑法3条[*21]後段を根拠に，安楽死が合法であると主張するものである．すなわち，「中国の現行刑法には，明文で安楽死を犯罪行為と規定し，処罰する条文が存置されていないため，安楽死の実行行為を犯罪と認定するには法律上の根拠が乏しい」[*22]．

　2つ目の形式的合法説は，安楽死が刑法232条の故意殺人罪の犯罪構成に該当しないと主張するものである．すなわち，「安楽死の犯罪構成」は，犯罪の客体，客観面，主観面，主体において，「故意殺人罪の犯罪構成」とは異なるので，安楽死は殺人罪に該当しないとされる[*23]．

　3つ目の形式的合法説は，安楽死は社会危害性がないため，合法であると主張するものである．この説は，前述の刑法13条の「但書」を，「ある特別の事情のもとで，ある行為が形式的には法律が定める犯罪概念および犯罪規定に該当しても，その情状が軽微で危害が一定の程度に達していないときは，犯罪が成立しない」ことを定めたものと解釈する．したがって，「安楽死の行為者が，故意殺人罪を犯したと認められるが，その情状が軽微で危害が大きくないときは，行為者に無罪判決を言い渡すべきである」[*24]とされる．

　中国の刑法学界においては，以上の3つの形式的安楽死合法論は，ある程度支持者を集めたが，いまだ少数に留まっていると思われる．確かに，中国刑法には，諸外国にみられるような自殺関与罪および同意殺人罪に相当する規定は存在しないが，しかし，多数説によれば，これは，安楽死という手段による故意殺人

を殺人行為に含めないことを意味するものではない．現行の医療衛生法規において，医療従事者が不治の病に冒されている病者に安楽死を行うことができるとする規定は見当たらず，実行した者は当然に違法となる[*25]．安楽死の合法化には，国家の立法機関による調査・研究に基づいて，法律を制定し，厳格な規制に基づく手続を確立しなければならないことから，形式的解釈論のみでは安楽死を合法化するのは困難であると思われる．

4.2 安楽死反対説および実質的合法説

実質的合法説は，安楽死反対説の議論を批判しながら，主に以下の5点を理由に安楽死には実質的違法性がないため立法で合法化すべきである，と主張する．

4.2.1 人道主義精神

安楽死反対説は，安楽死を犯罪として処理しないのならば，人道主義の基本原則に違反することになり，中国刑法の立法精神に合致しないことになると主張する[*26]．

これに対して，実質的合法説は以下のように反論する．確かに人間の生命を尊重することは，人道主義の要請であるが，これは一般的な状況においてのみいえることである．末期病者が耐えがたい苦痛に悩まされている状況下で，人間の生命が一番大切であるということだけを強調し，ひたすらに病者の生命を延長することは，病者の苦痛を延長させるだけである．それよりも，その要求に基づいて安楽死を行い，人間の尊厳を保ったまま死に至らせることの方が，より人道主義に合致するであろう[*27]．

4.2.2 医学の発展に対する影響

安楽死反対説によれば，安楽死を容認することは，「死にかかっている者を救助し，負傷者を世話する」という中国の医療業務の基本方針に反する[*28]．

また，安楽死を認めると，不治の病を患う病者を安楽死させることができるようになり，責任感があまりない医療従事者は，自己の責任を放棄し，新しい治療法や医薬品の開発をやめてしまう．これに対して，安楽死を許容しないのであれば，医学界の専門家は，研究活動に専念し，早いスピードで不治の病に効く新療法や新薬を開発できるであろう．医学を発展させるためには，安楽死を合法化し

ない方がよいといわれる*29.

　前者の論理はある程度理解されているが，後者の論理については，合法説論者から強く批判されている．確かに，医学の発展には，医師などの医学研究者の努力が欠かせないが，瀕死状態の病者を使役して，新しい治療法や新薬を開発することは，まさに違法な人体実験ではないかと解される．安楽死を合法化しても，現代医学の発展を妨げることはないというべきである*30.

4.2.3　自己の生命を処分する権利

　安楽死反対説は，人間には，自己の生命を処分する権利がないと強調する．すなわち，身体も髪も皮膚も両親から与えられたもので，勝手に処分するのは親不孝であるという伝統的な考え方がそれである．人間の生命は，社会的利益および国家的利益と密接に関係しており，個人に自己の生命を意のままに処分することを許してはならず，国家および社会の利益の保護という見地から，安楽死の合法化を提唱してはならないのである*31.

　これに対して，実質的合法説は以下のように反論する．確かに，一般的な状況において，人間は，自己の生命を自由に処分することはできない．しかし，特殊な条件のもとでは，人間は自己の生命を処分する権利を有するのではないだろうか．例えば，自動車レース，ボクシングなどの危険性が極めて高いスポーツにおいて，選手たちは，競技による損害・死亡については他人の責任を追及しないという承諾を行っている．スポーツの場にいる選手が，自己の生命および健康を処分することができるのに，なぜ，不治の病に冒された病者は，自己の生命を処分できないのだろうか*32.

　さらに，どんな状況でも安楽死が一切認められないとすれば，「法律は人に多大な苦痛をともなう『生』という悲惨な義務を強要しているともいえる」と指摘される*33.

4.2.4　社会的利益

　実質的合法説のうちもっともよく主張される根拠は，厳格な要件のもとでの安楽死は，社会に危害を加えるものではなく，社会にとって有益である，というものである．すなわち，安楽死を認めることで，①医療従事者は，効率的に他の病者に精力を注ぐことができるようになり，②家族や知人が介護や悲痛から解放され，通常の生活に戻れるようになり，③社会の負担を軽減でき，限りある財力お

よび資源を，他の多くの助かる見込みがある者のために使えるようになるのである．

また，中国には，「立派に死ぬよりは惨めにでも生きていた方がよい」というような，封建的で価値のない考えが根強く存在している．このような考えが存在することは，中国の国民にとってあまり望ましいとはいえない．積極的に「安楽死」を認めることは，このような状況に変化をもたらし，社会に有利になると主張されている[*34]．

4.2.5　濫用のおそれ

安楽死に反対する理由としてもっともよく挙げられるのは，安楽死の合法化を認めると，濫用されるおそれがあるというものである．とりわけ，病者の家族または医療従事者は，好ましくない動機および目的で，病者に対して，積極的安楽死を行うおそれがある．加えて，「末期状態」，「回復の見込みがない」などの医学的判断についても，判断ミスがないとは断言できない．

また，末期病者の安楽死を認めると，続いて植物状態病者，精神障害者，身体的に不自由な人に広がっていくことになりかねないという「滑りやすい坂道の理論（Slippery Slope）」も安楽死反対論者によって主張されている[*35]．

しかし，これに対しては，有力な反論がなされている．詳細な実体条件と厳格な手続のもとで限定的に安楽死を許容すれば，好ましくない結果が生じる可能性を抑制することができる．もちろん，社会情勢の複雑性により，安楽死が好ましくない結果を招く可能性を完全に否定することはできない．ただ，これは，安楽死それ自体に固有の問題であるとはいえない．また，医学的判断のミスについていえば，それは道徳的・法律的問題ではなく，単に医学の診療技術の問題である．科学的に厳格な要件と合理的手続を含んだ安楽死制度を厳格に法律で規定すれば，判断ミスと悪意による濫用は防止できるはずである[*36]．

5　安楽死立法化の提案

安楽死を肯定する立場は，安楽死の法制化を強く要請している．1998年以来，いくつかの安楽死法草案が学者により提示されてきた[*37]．

ほとんどの立法案は，安楽死の対象者を，不治の病に冒され，苦痛に苦しんでおり，死期が切迫している病者に限定している．だが，「苦痛」については，「精

神的苦痛」だけでも認めるべきか否かは，意見が分かれている．また，「安楽死の意思決定」に関しては，病者の明確な意思表示と家族の同意が両方必要という意見もあれば[*38]，病者本人の明示的または推定的同意があればよいとする見解もあり[*39]，そして，「植物状態病者」のように，病者本人の意思を求めることが不可能な場合には，近親者の代行判断で安楽死も認めるべきという案もある[*40]．

それから，すべての案は，厳格な手続や罰則条項を設けており，濫用を防止する意図が窺える．

6 地方立法機関の意見表明

2003年，広東省人民代表大会の教育科学文化衛生委員会は，安楽死議案を審議する際，「中国憲法の規定（45条：筆者）によると，公民は年老い，疾病を患い，または労働能力を失った時に，国家や社会からの物的援助を求める権利を有する．この権利を公民が享受できるように，国家は社会保障，社会救済および医療衛生事業を発展される．安楽死を認めることは，憲法規定に違反する」[*41]と判断した．

確かに，中国憲法45条によると，公民は困ったときに，国家に助けを求める物的幇助請求権を有する．そして，国家は，公民の要求に対応できるように努力する義務を負わなければならない．この憲法規定には全く賛成であるが，この規定から，直ちに立法による安楽死合法化が違憲であるという結論を導けるかは疑問である．権利である以上放棄できるものであり，行使するかどうかは公民の自由である．それゆえに，安楽死の合法化と憲法45条が矛盾しているとはいえない．逆に，この憲法45条の「物的幇助請求権」を拡大解釈すれば，安楽死合法化のひとつの論拠になるかもしれない．安楽死を真に必要とする死期の直前にいる病者は，激痛に耐えられないとき，「楽にしてくれ」という「物的幇助」を要求できるという理解も可能だからである[*42]．

7 中国の現状と今後の動向

以上述べたように，中国の裁判例は，真正面から安楽死を認めたとはいえない．だが，無罪にしたり，軽い刑で処罰したりしているため，安楽死を許容する方向に向いていると考えられる．学説において，反対派と賛成派は激しく論争を

第14章　中国における安楽死の動向　　261

繰り広げているが，どちらかといえば，安楽死の法制化を認める声が若干大きいと思われる[*43]．さらに，最新のアンケート調査によると，3万2,000名の調査参加者の74％が安楽死に賛成するのに対し，反対者は僅か26％である[*44]．以上のことから，中国では，安楽死を容認する方向で，社会のコンセンサスが形成されつつあると思われる．

では，なぜ中国において，安楽死の肯定論が盛んになってきたのか．この現状の背景として，以下の2点を指摘することができる．

7.1　社会的原因

中国においては，安楽死について論じる際，経済的負担の問題が必ず言及される大きなファクターであると思われる．中国はなお発展途上国であるため，社会福祉制度や医療保険制度は，いまだ十分に整備されておらず，85％の国民は健康保険に加入していない[*45]．広大な農村地域では，医療費全額を家族（とくに子ども）が負担しているのが現状である．また，「一人っ子政策」とともに非常に急速な高齢化が進んでいるため，弱っていく親の面倒をみる子どもの数が減少し，彼らに過度の負担がかかっている．そのため，子どもに迷惑をかけたくないという心情は，老人の思いやりであると共に，老人のプライドであり，これらが安楽死への願望と繋がりうるといえるであろう．

7.2　伝統文化の影響

中国の伝統的な文化といえば，儒教文化である．中国の儒教の始祖でもある孟子は，生と死を選択する際には，一般的には生の価値のほうが高いが，「生命」と「義」[*46]が衝突する場合には，「義」の価値は「生命」より遥かに高いので，「生命」を放棄し，「義」を選ぶべきであると述べた[*47]．つまり，儒教文化において，キリスト教と異なり，「生命」は絶対的で最高の価値を有しない．それは時に，放棄すべきものでもある．

さらに，儒教思想から，「個人よりも階層を重んじる」という考えがかなり昔から強い．中国では，「個人の発展より集団の発展の重視」という点が美徳として重視されている．つまり，個人の利益よりも社会の利益，国の利益が重視されるのである．そこから，他人に過度の迷惑をかけてまで生きていたくない，そこまでして生きてゆく価値はないという思想が生まれる．弱者の立場からの自発的安楽死への発想である．これも安楽死に対するアンケート調査と繋がるといえ

だろう.

最後に,中国の安楽死に関する動向について,私見を示しておく.

(1) 中国の現状に関して

現在,何らかのかたちで安楽死が許容されているのは,一般に,比較的経済・文化が発達していて,法制度が比較的整備され,各人の自由と権利意識が強く,医療水準も高い国である.例えば,世界中でいち早く安楽死を認めた国であるオランダでは,「ほとんどすべての住民(99.4％)が,医療保険に入っており,病気が長引いた場合のコストのために保険をかけている.病院,医師,あるいはナーシング・ホームが病者のケアをストップさせる財政上のインセンティヴは,存在しない」.そして,「一般医を選択するのは,その人の自由である.一般医は,病者が最も連絡をとっている医師であり」,相互の「信頼は厚い」[*48].これに対して,中国の経済発展はなお途上にあるといわざるをえないこと,法制度の整備の程度と,医療保障の水準や人々の権利意識と価値観念の低さも見逃すことはできないこと,安楽死合法化を支持する見解が「病者の家庭の経済的・精神的負担」や「社会の医療資源の合理的分配」を主な理由とすることから,現在の状況で立法に踏み切ることは危険性が高く,望ましくないと思われる.これから時間をかけて,全国民的に,議論を深めなければならないのである.

(2) 合法化理論について

中国においては,安楽死の合法説論者が,必ず言及する大きなファクターとして,「医療資源の適正配分」「家族の経済的負担」という社会的問題関心がある.この点につき,日本においては,あまり真正面から論じられていないように思われる.安楽死は,病者と医師だけの問題ではなく,家族と社会の問題でもある.日本においても,病者の医療費は医療保険によって100％カバーされるわけではなく,また,すべての者が無制限に最新の医療ケアなどの医療資源を享受できるとはいいがたい.今後,安楽死を議論する際に,病者の家族へのサポート,保険制度,医療システムといった社会的視点からの問題関心も考慮に入れる必要があるのではなかろうか.もちろん,いうまでもなく,この社会的問題関心は第一義的なものとなってはならない.病者の生命権を優先的に保護しなければならない.

また,中国において,特に「同情」,「社会的利益」は,安楽死合法論の重要な論拠となっている.この点,前述したような儒教思想の影響もかなり大きいと考えられる.しかし,日本の学者が指摘しているように,「同情」と「社会的利益」

は「殺す側の論理」となりうる[*49]．したがって，中国における安楽死論は死を望まない病者を巻き込む可能性が十分あると思われる．中国においては，1990年代後半に入り，「個人の人権」がようやく認められるようになったが，いまだその意識は弱いといわざるをえない．安楽死を容認するにしても否定するにしても，やはり「自己決定権」の観点は重要なファクターである．今後，中国における安楽死を議論する際，「自己決定権」の視点からの検討も入念に行う必要があると思われる．

さらに，現在の中国では，「尊厳死」という概念はまだ定着しておらず，「医療放棄行為」はあまり注目されていないように思われる．しかし，経済の発展とともに医療の幻想も確かに広まりつつあるため，将来的には，尊厳死問題も話題になる可能性が十分あると思われる．今後の動向を見守っていきたい．

[中国 東南大学法学院准教授]

【注】　　　　　　　　　　　　（インターネット情報最終閲覧日→ 2012 年 10 月 10 日）
* 1　李慧杰「中国人口老齢化問題的几点思考」http://www.china.com.cn/xxsb/txt/2007-04-09/content_8089053.htm 参照．
* 2　張田勘「乐死立法千呼万唤不出来」中国改革，2000 年第 3 期，58 頁．
* 3　北京青年報，2004 年 04 月 03 日．
* 4　健康報，2005 年 04 月 23 日．
* 5　張毅「安楽死論争与第三条路線の法律評価」刑事立法研究，2002 年 08 月，30 頁．
* 6　徐林＝張泽「安乐死合法化的法理探析」法制与経済，2009 年 06 月第 206 期，27 頁．
* 7　張明楷『刑法学』法律出版社，2007 年，637 頁．
* 8　翟晓梅「安乐死的概念問題」自然辩証法通讯，2000 年第 3 期，91 頁．
* 9　張小虎＝夏軍「也从大众传媒看公众对安乐死态度的转变—与单艳华，张大庆商榷」医学与哲学，2007 年第 342 期，79 頁．
* 10　赵建雄「我国早期的『安乐死』思想」健康報，1996 年 10 月 19 日．
* 11　单艳华＝张大庆「从大众传媒看公众对安乐死态度的转变」医学与哲学，2005 年第 287 期，60 頁．
* 12　谭盈科「安乐死能在我国实行吗」生活周刊，1994 年 12 月 11 日．
* 13　新華毎日电讯，2003 年 07 月 13 日，第 002 版．
* 14　「故意に人を殺した者は，死刑，無期自由刑または 10 年以上の自由刑，情状が比較的に軽いものは 3 年以上 10 年以下の自由刑に処する」．
* 15　「一切の国家主権，領地保全と安全に危害を及ぼし，国家を分裂し，人民民主専治の政権及び社会主義制度を転覆し，社会秩序及び経済秩序を破壊し，国有財産もしくは労働大衆の集団所有の財産を侵害し，またはその他の社会に危害を及ぼす行為で，法律に基づいて刑罰による処罰をしなければならない行為は，犯罪である．但し，情状が著しく軽く，危害が大きくない場合は犯罪とみなされない」．中国の裁判所はしばしば，刑法 13 条を用いて，行為の「正当化」（無罪判決）を図っている．ここにいう「正当化」は，日本刑法理論上の「違法性阻却」と「責任阻却」の両方を含むと思われる．

*16 宋慰林「『安楽死』与殺人罪」民主与法制,1987年08月,37頁以下。また,辻本衣佐「中華人民共和国における安楽死」法学研究論集(明治大学)4号(1996),215頁参照。
*17 本件では,安楽死を求めるH本人の明示的な意思表示がないようだが,H の息子Sによれば,Hは何回も自殺を失敗したという。科技日报,2003年08月20日参照。
*18 周启华「我国安乐死大事纪要」中国医学伦理学,1999年第1期,51頁。
*19 科技日报,2001年12月12日,第005版参照。
*20 农民日报,2005年09月17日,第004版参照。
*21 「法律が明文で犯罪として定めている行為は,法律に定めた罪に基づき処罰する。法律が犯罪として定めていない行為は,犯罪として認定し,処罰してはならない」。
*22 李惠「情与法的撞击:安乐死在中国的必然性与实然性研究」上海大学学报(社会科学版),2006年9月第13卷第5期,106頁。
*23 朱勇=崔玉明『新医疗处遇的法律问题与研究』中国经济出版社,2005年,151頁以下参照。
*24 魏东肖敏「安乐死合法化:基本分析和立法建议」国家检察官学院学报,2004年第12卷,44頁。
*25 林亚刚「关于安乐死的认识及立法思考」法学研究,1990年04月,27頁。赵秉志编『刑法学』高等教育出版社,2003年,471頁。张明楷,前揭*7,637頁。
*26 王作富=王勇「关于安乐死是否构成犯罪的问题的探讨」法学研究,1998年06月,73頁。
*27 李惠「安乐死与社会伦理探究」上海大学学报,2004年第11卷第2期,53頁。
*28 王作富=王勇,前揭*26,73頁。
*29 张鹏「安乐死不宜立法之我见」开封大学学报,2002年第16卷第2期,35頁。
*30 李惠・前揭*27,54頁。
*31 孟祥虎「由生命权看安乐死」http://www.law-lib.com/lw/lw_view.asp?no=1473
*32 邓河「论生命权的本质与安乐死的选择」晋阳学刊,2005年第3期,112頁。李明华「安乐死:生命的尊严」西南名族学院学报(哲学社会科学版),2000年10月,119頁以下。辻本衣佐・前揭*16,224頁参照。
*33 杨立新「重提安乐死」检察日报,2002年04月03日。
*34 徐忠田「安乐死的法律地位—与反对安乐死者的观点商榷」「贵州省社会学学会「民族,区域,社会研讨会」暨2002年学术年会论文集」208頁。辻本衣佐・前揭*16,225頁参照。
*35 王作富=王勇,前揭*26,73頁。李红「生命权与安乐死」中共中央党校学报,第7卷第2期,2003年5月,105頁参照。
*36 李江波「在中国实行安乐死的迫切性」西北人口,2009年第2期,90頁。辻本衣佐・前揭*16,226頁以下参照。
*37 祝世訥等「安乐死暂行条例(草案)(建议稿)」医学与哲学,1999年10月,第20卷第10期22頁以下。王作富=王勇,前揭*26,76頁。朱勇=崔玉明・前揭*23,117頁。陈绍辉「安乐死立法论纲」社会科学辑刊,2002年第5期,57頁以下。朱沛智「安乐死及其立法思考」科学・经济・社会,2002年第1期,79頁以下。辻本衣佐・前揭*16,226頁以下参照。
*38 朱沛智,前揭*37,79頁。
*39 王作富=王勇,前揭*26,77頁。
*40 陈绍辉,前揭*37,58頁。
*41 羊城晚报,2003年07月22日。
*42 雷瑾程,朱蕴丽「"安乐死有违宪法"析」医学与法学,2003年10月第24卷第10期,

29-30頁.
*43 莫妮「安乐死合法化初探」法理学・法史学，2004年第1期，85頁.
*44 張毅，前掲*5，30頁.
*45 田必耀「宪法关怀与社会公正－审视中国农村医疗保障体制的变迁」人大研究，2004年第8期，20頁.
*46 道理，条理，物事の理にかなったこと．人間の行うべきすじみち．
*47 孟子，1957『孟子文集』人民文学出版社．
*48 ペーター・タック，甲斐克則編訳，2009『オランダ医事刑法の展開―安楽死・妊娠中絶・臓器移植』慶應義塾大学出版会，2頁．
*49 町野朔，1996『犯罪各論の現在』有斐閣，27頁．

索引

事項索引

あ

アドバンス・ディレクティヴ……142, 144
アンベール事件……………………208
安楽死4条件………………………93
安楽死5要件…………………………6
安楽死6条件………………………92
安楽死声明…………………………50
安楽死法草案……………………259
安楽な死……………………………1
安楽死の定義と分類………………2
意思決定代行者…………………14, 15
意思決定能力……………………193
医師による自殺幇助(医師介助自殺)
……1, 4, 7, 163, 164, 166, 167, 175, 176, 199
射水市民病院(事件)……18, 89, 95, 128, 136
医療決定法…………………………7
インフォームド・コンセント
……………14, 17, 19, 86, 183, 193
ヴィティヒ事件…………173, 174, 203
エグジット………………………168
塩化カリウム………………3, 24, 111
縁起…………………………………73
延命至上主義…………………74, 138
延命措置……………………17, 19, 152
延命措置の差控え・中止…………138
延命治療の差控え・中止―方針決定のた
めのガイドライン…………200
延命治療の中止…………………241
「往生」……………………………77
オーストラリア北部準州…………7
オランダ安楽死法………6, 218, 223, 227
オレゴン州尊厳死法…………10, 165

か

カリフォルニア州自然死法………7, 184
川崎協同病院事件………3, 114, 132
看護師の告発………………………5
患者の権利…………………………19
患者の指示法……………………205
間接的安楽死……………………4, 9, 118
緩和…………………………………22
「義」……………………………261
救急医療…………………………152
救急医療における終末期医療に関する
提言(ガイドライン)……………151
QOL………………………………74
ギリシャ・ローマ文明……………1
キリスト教………………5, 44, 71, 72
筋萎縮性側索硬化症(ALS)……18, 25, 142
緊急避難……………………………33, 107
筋弛緩薬……………………………3
クインラン判決………………182〜185
「空」………………………………69
苦痛緩和のための鎮静に関するガイドラ
イン………………………………23
クルーザン(Cruzan)判決……184, 186, 187
経皮内視鏡的胃瘻造設術(PEG)………16
ケネディ倫理研究所……………182
国連憲章……………………………70
コンロイ判決………………143, 185

さ

サイケヴィッチ判決……………193
在宅医療…………………………101
自己決定権………138, 175, 203, 243, 249
自己決定法………………………15, 188
事前医療指示……………………243
自然死……………………………86, 127

事前指示……………………142, 153, 154, 187
持続的代理権…………………………187
死と医療特別委員会……………………4
死なせる義務……………………………8
死ぬ権利………7, 36, 54, 133, 191, 199, 211
死の医療化………………………………2
死の過程………………………………139
死の看取り……………………………204
慈悲殺…………………………… 4, 5, 11
シャボット事件………………………221
集中治療………………………………152
終末期医療のガイドライン…………102
終末期医療の決定プロセスに関するガイ
　ドライン………………… 129, 144, 150
終末期鎮静（セデーション）……………9
終末期に向けた治療とケア：意思決定に
　おける良き実践……………………201
終末期の付添い………………………212
儒教……………………………………261
消極的安楽死……………… 3, 4, 15, 119
浄土信仰…………………………………76
嘱託殺人罪……………………………108
人工栄養補給…………………………190
人工延命措置（治療）………127, 144, 145
心的外傷後ストレス障害………………9
心肺蘇生術………………………………13
滑り坂論（法）……………… 9, 27〜32, 225
滑りやすい坂道………………………231
生命至上主義………………… 10, 54, 58
世界人権宣言……………………………70
セカンド・オピニオン………………222
積極的安楽死………3, 4, 21, 75, 108, 112, 199
積極的安楽死違法説…………………114
積極的安楽死適法説…………………116
セビール事件…………………………210
遷延性植物状態………………………200
遷延性意識障害…………………………98
臓器移植…………………………………91
尊厳死………………55, 86, 203, 233, 252
尊厳死の定義……………………………4
尊厳死の歴史…………………………12

た

ダイアン・プリティー事件判決………199

代行判断………………………… 143, 185
大乗仏教…………………………………67
高瀬舟…………………………… 92, 106
招魂（たまよばい）………………………18
知…………………………………………69
地域審査委員会………………………226
治療行為の中止………………… 14, 130
鎮静………………… 21, 38, 227〜229, 231
通常手段…………………………………47
ディグニタス………………… 168, 200
テリー・シャイボ事件………13, 104, 194
東海大学病院事件……………3, 112, 129
東海大学病院事件判決………112, 127, 130
動物の安楽死……………………………19
冬眠霊…………………………………253
特別手段…………………………………47
突撃隊……………………………………10

な

名古屋高裁判決…………………… 5, 109
ナチス…………………………………202
二重効果原則（二重結果の原則）
　………………………… 10, 51, 53, 55
日本学術会議……………………………4
日本尊厳死協会…………………………87
人間の尊厳………14, 70, 72, 137, 142, 143
妊娠中絶…………………………………46
認知症……………………………………90
脳死…………………………… 18, 91, 160

は

ハッケタール事件……………… 175, 202
パーディー事件………………………199
羽幌病院事件……………………………18
パレンス・パトリエ…………………193
悲嘆………………………………………9
ビハーラ…………………………… 75, 76
不殺生戒…………………………………66
仏教…………………………… 65, 69, 72
プッツ事件……………………………205
プライバシー権……………… 183, 184
ヘイスティングス・センター………182
ポストマ医師（女医）事件…………6, 218

ま

マルティノ・アスピルクエタ………… 46
三島由紀夫切腹事件………………… 5
無益な医療……………………………191
殯宮(もがりのみや)………………… 18
モンタナ州最高裁……………………167

や

山内事件……………………………… 92
輸血拒否………………………… 17, 138
ユダヤの戒律………………………… 16
横浜地裁判決………………………… 5

ら

来迎思想……………………………… 77
リスボン宣言………………………… 14
リビング・ウイル
　………… 86, 93, 153, 182, 184, 187, 188
良質の医療…………………………… 13
臨死介助……………………………204
臨終行儀……………………………… 77
レメリンク委員会報告書……………223
連邦良心的忌避法…………………… 10

わ

和歌山県立大学病院紀北分院事件…… 18
ワシントン州尊厳死法…………… 1, 166

人名索引

アクィナス, トマス………………… 47
アスクレピオス……………………… 2
アダムス医師………………………198
アムンゼン…………………………… 46
ヴィトリア…………………………… 47
ウイリアムス, S. D.………………… 5
ウェーバー, マックス……………… 44
太田典礼……………………………… 89
オスラー, ウィリアム……………… 2
カラン, チャールズ………………… 44
カント………………………………139
キヴォーキアン(ケボルキアン)医師…8, 164
キオウン, J.………………………… 30
キューブラー＝ロス, エリザベス……182
クインラン, カレン・アン…… 43, 86, 185
空海…………………………………… 2
クーゼ, ヘルガ………………… 24, 26
クルーザン, ナンシー………………186
源信…………………………………… 77
コックス医師………………………198
コンロイ………………………… 138, 143
西行…………………………………… 85
サイケヴィッチ, ジョセフ…………193
シャイボ……………………………194
シャボット医師……………………221
親鸞…………………………… 73, 77
ズッキア, パオロ…………………… 44
ストラー, ジョン…………………193
ソクラテス…………………………… 2
ソト………………………………… 48
チザム, R. M.……………………… 28
デカルト………………………… 10, 67
道元………………………………… 76
ドロシー, イッサン………………… 76
ニュートン………………………… 67
バクスター, リチャード…………… 44
バニェス, ドミニク…………… 12, 48
パレ………………………………… 46
バン・デル・ブルク, ウイルブレン……28
ピウス(ピアス)12世…… 12, 50, 55, 182
ヒポクラテス………………………… 2
ブッシュ…………………………… 10

仏陀……………………………… 66
プラトン………………………………2
ブランド，アンソニー(トニー)………200
フレッチャー，ジョセフ‥56〜60, 181, 182
ベーコン，F.…………………5, 10, 67
法然………………………………… 77
ポストマ………………………… 6, 218
マシア，ホアン…………………55, 59
宮川俊行………………………… 70
モア，T.…………………………5
孟子………………………………261
森鴎外……………………… 92, 106
ヨハネ・パウロ2世………………13, 52
リルハマー，H.………………… 30
ルイス，P.……………………… 36
ルゴ，ホアン・デ………………… 49
ルター，マルティン……………46, 47
レーガン………………………… 10
レメリンク………………………223

シリーズ生命倫理学 第5巻
安楽死・尊厳死

平成24年11月30日　発　　　行
平成27年 4 月30日　第3刷発行

編　者　シリーズ生命倫理学編集委員会

責任編集　甲　斐　克　則
　　　　　谷　田　憲　俊

発行者　池　田　和　博

発行所　丸善出版株式会社
〒101-0051 東京都千代田区神田神保町二丁目17番
編集：電話(03)3512-3264／FAX(03)3512-3272
営業：電話(03)3512-3256／FAX(03)3512-3270
http://pub.maruzen.co.jp/

© Katsunori Kai, Noritoshi Tanida, 2012

組版印刷・株式会社 日本制作センター／製本・株式会社 松岳社

ISBN 978-4-621-08482-3 C3347　　　Printed in Japan

JCOPY 〈(社)出版者著作権管理機構 委託出版物〉
本書の無断複写は著作権法上での例外を除き禁じられています．複写
される場合は，そのつど事前に，(社)出版者著作権管理機構（電話
03-3513-6969, FAX03-3513-6979, e-mail：info@jcopy.or.jp）の
許諾を得てください．

シリーズ生命倫理学・全20巻

- 第 1 巻　生命倫理学の基本構図（今井道夫・森下直貴）
- 第 2 巻　生命倫理の基本概念（香川知晶・樫　則章）
- 第 3 巻　脳死・移植医療（倉持　武・丸山英二）
- 第 4 巻　終末期医療（安藤泰至・高橋　都）
- 第 5 巻　安楽死・尊厳死（甲斐克則・谷田憲俊）
- 第 6 巻　生殖医療（菅沼信彦・盛永審一郎）
- 第 7 巻　周産期・新生児・小児医療（家永　登・仁志田博司）
- 第 8 巻　高齢者・難病患者・障害者の医療福祉（大林雅之・德永哲也）
- 第 9 巻　精神科医療（中谷陽二・岡田幸之）
- 第10巻　救急医療（有賀　徹・手嶋　豊）
- 第11巻　遺伝子と医療（玉井真理子・松田　純）
- 第12巻　先端医療（霜田　求・虫明　茂）
- 第13巻　臨床倫理（浅井　篤・高橋隆雄）
- 第14巻　看護倫理（浜渦辰二・宮脇美保子）
- 第15巻　医学研究（笹栗俊之・武藤香織）
- 第16巻　医療情報（板井孝壱郎・村岡　潔）
- 第17巻　医療制度・医療政策・医療経済（今中雄一・大日康史）
- 第18巻　医療事故と医療人権侵害（池田典昭・加藤良夫）
- 第19巻　医療倫理教育（伴　信太郎・藤野昭宏）
- 第20巻　生命倫理のフロンティア（粟屋　剛・金森　修）

（カッコ内は責任編者）